W0210005

Kohlhammer

Hermann Delbrück

Lungenkrebs

Rat und Hilfe für Betroffene und Angehörige

4., überarbeitete Auflage

Verlag W. Kohlhammer

Wichtiger Hinweis: Der Leser darf darauf vertrauen, dass Autor und Verlag mit großer Sorgfalt gearbeitet und den medizinischen Wissensstand bis zur Fertigstellung dieses Buches berücksichtigt haben. Bei Angaben von Mengen muss jeder Leser sorgfältig prüfen oder prüfen lassen, dass die gegebenen Hinweise nicht von den tatsächlichen Empfehlungen abweichen. Es wird deshalb empfohlen, von jeglicher Selbstbehandlung Abstand zu nehmen und immer den Behandler des Vertrauens zu Rate zu ziehen. Jede Dosierung oder Anwendung erfolgt auf eigene Gefahr des Benutzers.

4., überarbeitete Auflage 2007

Umschlag: Data Images GmbH
Gesamtherstellung:
W. Kohlhammer Druckerei GmbH + Co. KG, Stuttgart
Printed in Germany

ISBN 978-3-17-019643-8

Inhalt

Vorwort des Verfassers

Oft kann von den Krankenhausärzten nicht die nötige Zeit aufgebracht werden, um ausführlich auf die vielen Fragen der Krebspatienten einzugehen. Dieser Ratgeber soll eine Hilfe für diese häufig unter Zeitdruck stehenden Ärzte darstellen.

Er soll die Patienten jedoch auch dazu ermuntern, Fragen zu stellen, damit sie ihre Krankheit besser begreifen, ihr Schicksal meistern und bessere Vorsorge treffen können. Gerade auf den Lungenkrebspatienten und seine Familie kommen zu Hause zahlreiche Probleme zu. Nur bei Kenntnis der Probleme und der Hilfen lassen sich diese frühzeitig verhindern, lindern oder gar beseitigen. Mein Wunsch ist, mit diesem Ratgeber einen Beitrag dazu zu leisten, aus Behandelten Handelnde zu machen.

Dieses Buch enthält viele Fragen zur Krankheit und zur Krankheitsprophylaxe, die mir die Betroffenen in meiner bisherigen Tätigkeit immer wieder stellten. Es behandelt auch viele Fragen, die die Patienten in der Nachsorge erfahrungsgemäß nicht stellen, sei es aus Unwissen, einer unbewussten Verdrängung, mangelndem Mut, sei es auch, weil die Betroffenen den Arzt hierfür nicht zuständig halten. Dieser Ratgeber soll die vielen sozialen und beruflichen Hilfen an die Betroffenen weitervermitteln, die unsere Gesellschaft den Behinderten gesetzlich zu geben bereit ist.

Dieser Ratgeber enthält einige für manche Pharmahersteller und Ärzte unangenehme und für manche Patienten auch wahrscheinlich verunsichernde Fragen und Antworten. Dies trifft insbesondere auf gewisse »Alternativtherapien« zu. Ich habe dies trotz der möglicherweise auf mich zukommenden Schwierigkeiten gewagt. Allzu häufig nämlich musste ich während meiner bisherigen Tätigkeit die Erfahrung machen, dass verzweifelte Patienten nicht nur »Haus und Hof« für Therapien mit fraglicher Wirksamkeit verloren, sondern dass durch diese Therapien wirksamere Behandlungen versäumt wurden.

Bei der Abfassung dieses Ratgebers bin ich mir der Schwierigkeiten und

der zu erwartenden Kritik bewusst gewesen. Die Kritiken werden sich möglicherweise weniger auf das Inhaltliche beziehen als auf die Tatsache, dass überhaupt ein derartig differenzierter, in die Einzelheiten gehender Ratgeber denjenigen in die Hände gegeben wird, die nach Meinung mancher Kritiker ihre Erkrankung eher vergessen sollten.
Ohne die möglichen Vorteile einer Verdrängung bei Krebspatienten leugnen zu wollen, bin ich jedoch der Meinung, dass eine derartige Verdrängung aus mehreren Gründen heute im Gegensatz zu früher nicht sinnvoll ist. Die meisten Patienten möchten und müssen über ihre Diagnose aufgeklärt werden; hieraus ergeben sich zahlreiche Fragen, auf die eingegangen werden muss. Es ist besser, wenn die Betroffenen und Angehörigen durch diesen Ratgeber als durch die »Regenbogenpresse« oder »Gesundbeter« oder Geschäftemacher aufgeklärt werden. Die Schulmedizin bietet heute mehr Möglichkeiten, als viele annehmen. Diese Möglichkeiten sollten ebenso genutzt werden wie die zahlreichen medizinischen, psychischen, sozialen und beruflichen rehabilitativen Hilfen, die die Überlebensqualität verbessern helfen.

Prof. Dr. Hermann G. Delbrück
Wuppertal-Ronsdorf

Im Frühjahr 2007

Geleitworte

Geleitwort der Deutschen Krebsgesellschaft

Eines der Hauptanliegen der Deutschen Krebsgesellschaft ist es, das Wissen über bösartige Erkrankungen in der Gesellschaft zu mehren. Gesunde und Betroffene sollen einbezogen werden in einen Dialog, der es ihnen ermöglicht, wissende Partner im Kampf gegen diese Erkrankungen zu sein. Geht es für die einen darum, das Wissen über Prävention und Früherkennung zu vergrößern, so steht vor den anderen die Herausforderung, als aufgeklärter Patient Verständnis und innere Sicherheit für die Erfordernisse von moderner Tumortherapie, Nachsorge und Rehabilitation zu gewinnen.
Es ist unbestritten, dass ein solcher Dialog zwischen Medizin und Gesellschaft eine wichtige Ebene für den Fortschritt in der Onkologie darstellt. Die Deutsche Krebsgesellschaft und ihre Arbeitsgemeinschaft für Rehabilitation, Nachsorge und Sozialmedizin (ARNS) widmen sich diesem Anliegen in besonderem Maße. Der Autor des nunmehr in der 4. Auflage vorliegenden Buches leistet dazu einen Beitrag an hervorragender Stelle. Er hat darüber hinaus schon mit gleichartigen Büchern zu anderen Tumorerkrankungen in kompetenter Weise zur Verwirklichung dieser Zielsetzung beigetragen.
Wir wünschen diesen Bemühungen weiter viel Erfolg und dem Buch eine gute Verbreitung.

Prof. Dr. Michael Bamberg
Präsident der Deutschen Krebsgesellschaft e.V.

Geleitwort der Deutschen Krebshilfe

Als Frau Dr. Mildred Scheel 1974 die Deutsche Krebshilfe ins Leben rief, verfolgte sie zunächst zwei Ziele. Sie wollte

1. das Krebsproblem, das trotz größter gesundheitspolitischer Bedeutung für die meisten Menschen kein Thema war, aus der Tabu-Zone holen und
2. darüber hinaus bei den Bürgern ein Bewusstsein für die Eigenverantwortung bei der Bekämpfung dieser Volkskrankheit wecken.

Seitdem sind Aufklärung der Öffentlichkeit, Information der Patienten und Förderung des Selbsthilfegedankens immer wesentliche Anliegen der Deutschen Krebshilfe gewesen und werden es auch weiterhin bleiben. Selbsthilfe setzt Wissen und Information voraus. Eigen- und Fremdverantwortung, wie sie in den Selbsthilfegruppen praktiziert werden, verlangen »mündige Patienten«. Aufgeklärte Patienten vermögen sich nicht nur selbst zu helfen, sondern auch Hilfe an andere weiterzugeben bzw. in die Wege zu leiten. Die Idee der Selbsthilfe schließt gegenseitige Hilfe mit ein.
Dieser Ratgeber für Betroffene mit ausführlichen medizinischen, sozialen, psychischen und beruflichen Hilfen ist wie immer zu begrüßen.
Natürlich soll der von Herrn Professor Delbrück ausgearbeitete Ratgeber niemals den professionellen ärztlichen Rat, die fachkompetente Hilfe des Sozialarbeiters, den beruflichen Beistand der Rentenversicherungen und Arbeitsämter ersetzen. Er soll vielmehr die Arbeit dieser professionellen Helfer erleichtern und unterstützen. Er soll bei den Patienten Verständnis für die notwendigen diagnostischen, therapeutischen und rehabilitativen Maßnahmen wecken und sie so zu kompetenteren und informierteren Gesprächspartnern machen.
Möge der Ratgeber ein Schritt in diese Richtung sein. Möge er auch den Selbsthilfegedanken fördern und den Betroffenen eine Hilfe bei der Bewältigung ihres Schicksals sein!

Prof. Dr. Dagmar Schipanski
Präsidentin der Deutschen Krebshilfe e.V.

1 Wie kommt es eigentlich zu Lungenkrebs (Lungenkarzinom)?

Fragen zu Ursachen und Verlauf der Erkrankung

1. Hat die Lungenkrebshäufigkeit zugenommen?

Man rechnet mit etwa 35 000 bis 40 000 neuerkrankten Patienten, jährlich in der Bundesrepublik Deutschland (Stand 2006). Die Anzahl der sich in der Nachsorge befindlichen Patienten, die früher einen Lungenkrebs hatten, ist jedoch wesentlich größer. Man schätzt sie auf über 150 000.

Kein anderer Tumor hat in den letzten 50 Jahren so beängstigend zugenommen wie das Lungenkarzinom, und der Trend hält noch weiter an. Im letzten Jahrhundert war das Lungenkarzinom noch eine Rarität. Heute ist es die häufigste zum Tode führende Krebserkrankung. Die Zahl der Erkrankten soll sich laut statistischen Vorausberechnungen bis zum Jahre 2030 sogar noch verdoppeln. Anders als bei den Männern wird insbesondere bei den Frauen eine erhebliche Zunahme erwartet. Dies ist auf den wachsenden Anteil rauchender Frauen zurückzuführen. Bei den Männern findet derzeitig eher eine Häufigkeitsabnahme statt.

Die plötzliche Häufigkeitszunahme dieser Krebsform begann zwischen den beiden Weltkriegen; zuerst in England, wo das Zigarettenrauchen um die Jahrhundertwende unter König Edward VII. in Mode gekommen war. Durch die maschinelle Großserienfertigung der Zigaretten wurde das Rauchen vergleichsweise billig und für jeden Bürger erschwinglich. Aus diesen Beobachtungen folgert man u.a. erstens, dass Zigarettenrauchen offensichtlich einen entscheidenden Einfluss auf die Entwicklung eines Lungenkarzinoms ausübt, und zweitens, dass das Zigarettenrauchen nicht etwa sofort, sondern erst nach etwa 15 bis 25 Jahren zum Lungenkarzinom führt.

2. Bestehen eigentlich geografische Häufigkeitsunterschiede?

Übereinstimmend wird weltweit das Zigarettenrauchen als entscheidende krebsfördernde Ursache angesehen. In den Ländern, in denen am meisten Zigaretten geraucht werden, ist die Häufigkeit daher besonders groß.
In städtischen Regionen und in den sozial schlechter gestellten Gesellschaftsschichten (in denen stärker geraucht wird) sind mehr Menschen vom Lungenkarzinom befallen. Besonders häufig ist der Lungenkrebs bei der sozial unterprivilegierten schwarzen Bevölkerung der USA oder bei den Maoris in Neuseeland. Niedrige Raten hingegen finden sich im Senegal und in Indien. In Europa sind Schweden und Norwegen die Regionen mit der geringsten Häufigkeit. Deutschland nimmt eine Mittelstellung ein.

3. Warum ist der Lungenkrebs bei Kindern und Jugendlichen so selten?

Die zu Lungenkrebs führenden Einflüsse müssen längere Zeit einwirken, bis es schließlich zu der Krebsmanifestation kommt. Man schätzt mindestens 15 bis 30 Jahre.

4. Gibt es Zusammenhänge zwischen der seelischen Verfassung und dem Krebserkrankungs- bzw. Wiedererkrankungsrisiko?

Wissenschaftlich eindeutige Aussagen hierzu gibt es nicht, obwohl die psychische Verfassung immer wieder in Zusammenhang mit dem Ausbruch einer Krebserkrankung gebracht wird.
Psychologische Merkmale, die zur sogenannten »Krebspersönlichkeit« zusammengefasst werden, gelten eher als Reaktionen auf die Erkrankung als deren Ursache. Die Behauptungen, dass es eine »Krebspersönlichkeit« gibt, sind niemals bewiesen worden.
Wenn überhaupt, dann spielt die Psyche verglichen mit den anderen Einflussfaktoren nur eine geringe Rolle. Allerdings gibt es sicherlich Zusammenhänge zwischen der Psyche und dem Rauchen.

5. Welche anderen Risikofaktoren gibt es neben dem Rauchen? Welche Rolle spielt Asbest?

Die Abbildung 1.1 zeigt schematisch die wesentlichen derzeit bekannten Einflussfaktoren, die zur Entstehung des Lungenkarzinoms führen. In ca. 85% wird der Tabakrauch als Ursache angesehen. Der Anteil der anderen Faktoren wird auf nicht mehr als 10 bis 20% geschätzt.
Unter den Berufsstoffen mit lungenkrebsfördernder Wirkung ist vor allem *Asbest* zu nennen. Asbest ist ein natürlich vorkommendes Fasermaterial, das sich durch seine chemisch-physikalische Beschaffenheit besonders zur Wärmedämmung und zum Brandschutz eignet. Durch Bearbeitungs- und Verschleißvorgänge kann es in die Umwelt gelangen (z.B. durch Zuschneiden oder Verwitterung von Asbestzement, Abrieb

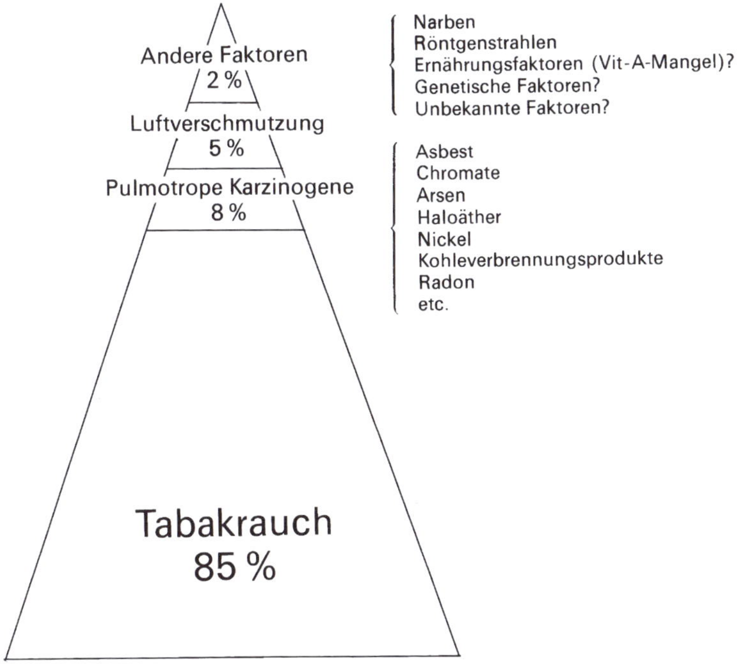

Abbildung 1.1: Für die Entstehung des Bronchialkarzinoms verantwortliche Faktoren

von Bremsbelägen und Demontage von Fußbodenbelägen). Die Asbestfasern gehen durch die Atemluft tief in die Bronchien bis in das Lungengewebe hinein, von wo sie wegen ihrer Sperrigkeit nicht mehr ausgehustet und abtransportiert werden können. Ein Teil dieser Fasern gelangt jedoch auf dem Lymphwege ans Rippenfell und verursacht dort Reizungen. Die Folge kann ein Karzinom in den Bronchien (Lungenkarzinom) oder – häufiger – am Rippenfell oder Bauchfell (Mesotheliom) sein. Die Zeit zwischen Asbestexposition und Auftreten des Mesothelioms beträgt im Mittel etwa 30 Jahre.

Das Krebsrisiko erhöht sich um ein Vielfaches, wenn zum krebsfördernden Asbest der Risikofaktor Rauchen hinzutritt.

Da bei sehr vielen Mesothelerkrankungen ein Zusammenhang zwischen beruflicher Asbestexposition und Erkrankung anzunehmen ist, muss grundsätzlich jeder Mesotheliomerkrankte und jeder Lungenkrebspatient mit früherer Asbestexposition der Berufsgenossenschaft gemeldet werden.

Eine erhöhte Gefährdung wurde auch bei Exposition gegenüber *polyzyklischen aromatischen Kohlenwasserstoffen* wie Benzol, Ruß und Teer beobachtet. In dieser Hinsicht gefährdende Berufe sind Gaswerkarbeiter, Kohleverflüssiger, Stahlkocher, Hochofenarbeiter, Dachdecker und Asphaltkocher. Arbeiter in Chrom- und Nickelraffinerien, Beschäftigte in der Chrom-Pigmentherstellung und Arbeiter mit beruflichem Kontakt gegenüber Arsen, Vinylchlorid, Haloäther, N-Lostverbindungen, Beryllium sowie Dichlordimethyläther gelten ebenfalls als gefährdet.

Arbeiter in Uranbergwerken unterliegen aufgrund der dort herrschenden Strahlung einem erhöhten Lungenkrebsrisiko (Schneeberger Lungenkrebs). Über die genaue Höhe des Lungenkrebsrisikos nach verstärkter Radonexposition herrscht in der Fachwelt noch keine Einigkeit. Radon befindet sich in natürlichen Baumaterialien wie Sand, Kies und Kalkstein. Eine erhöhte Strahlenbelastung geht von industriellen Abfallprodukten aus, die z. B. als Chemiegips oder Flugasche unseren Baustoffen vermehrt zugesetzt werden.

6. Ist Passivrauchen gefährlich?

Die Frage der Gefährlichkeit des »Passivrauchens« hat in den letzten Jahren erheblichen Wirbel verursacht. »Passivrauchen« ist nach neueren Studien gefährlich, erhöht das Lungenkrebsrisiko und sollte vermieden werden. Das Wiedererkrankungsrisiko und die Lebenserwartung »geheilter Lungenkrebskranker« werden u.a. auch dadurch beeinflusst, ob in der Gegenwart des Patienten geraucht wird und ob der Betroffene Rauch passiv einatmen muss.

Nichtraucher atmen in einem rauchgeschwängerten Zimmer, z.B. einer Kneipe, während einer Stunde soviel Benzpyren (eine lungenkrebsfördernde chemische Substanz, die im Zigarettenrauch enthalten ist) ein, als hätten sie selber in dieser Zeit vier Zigaretten geraucht.

7. Ist Lungenkrebs vererblich?

Beim Lungenkrebs sind bislang keine eindeutigen vererblichen Faktoren bekannt geworden. Dennoch ist davon auszugehen, dass einige Menschen schon von Geburt an ein größeres Erkrankungsrisiko haben als andere.

8. Welche Rolle spielt die Immunabwehr bei der Lungenkrebsentstehung?

Zusammenhänge sind vorstellbar, jedoch nicht erwiesen. Wenn überhaupt, dann sind es immunologische Störungen sehr lokaler Art, die auf die Zellen der Lunge beschränkt sind und die zu einer Entartung dieser Zellen führen. Es gilt als sehr unwahrscheinlich, dass eine generelle Schwächung des Immunsystems zu einer Lungenkrebserkrankung führt. Dies widerspricht allerdings der Beobachtung, dass bei Menschen mit erworbener Immunschwäche (AIDS) besonders häufig Lungenkrebs entsteht.

Die lokale Schwächung der Immunabwehr in der Lunge kann altersbedingt sein; sie kann auch als Auswirkung einer Einwirkung von Schadstoffen und einer ständigen Überforderung auftreten.

9. Bei mir wurde der Krebs zufällig anlässlich einer Routineuntersuchung festgestellt. Glücklicherweise war es ein Frühkarzinom, das vollständig entfernt werden konnte. Wie lange hätte es wohl noch bis zum Beschwerdeeintritt gedauert, wenn ich nicht zufällig die Röntgenuntersuchung hätte machen lassen? Welche Beschwerden wären wohl eingetreten?

Ob und wann es zu Beschwerden kommt, hängt von der Größe, der Ausdehnung, der Wachstumsgeschwindigkeit und vor allem von der Lokalisation des Tumors ab. Der Zeitpunkt des Beschwerdeeintritts kann völlig unterschiedlich sein. Manchmal kommt es schon sehr frühzeitig zu Symptomen, nicht selten jedoch auch erst sehr spät, wenn der Tumor schon weit fortgeschritten ist und nicht mehr operiert werden kann.
Manche Beschwerden sind durch einen Verschluss der großen Bronchialwege bzw. durch einen Rückstau des Bronchialsekrets bedingt. Hustenreiz mit oder ohne Auswurf ist dann häufig. Staut sich das Sekret, so können sich Bakterien in den Bronchien sehr schnell vermehren und zu einer Lungenentzündung führen. Gelegentlich hat der Tumor ein Blutgefäß befallen, sodass es zu Bluthusten kommt. Diese Beschwerden können schon sehr frühzeitig und völlig unabhängig von der Ausbreitung und Größe des Tumors auftreten. Manchmal wächst der Tumor in der Lungenperipherie und verschließt – wenn überhaupt – nur die kleinen Bronchialäste. Die Beschwerdesymptomatik ist dann sehr gering. Manchmal führen erst die Tumorabsiedlungen in anderen Organen zu Beschwerden, und bei einem Arztbesuch wird der Lungentumor schließlich erkannt.

10. Welchen Einfluss hat die Ernährung auf die Entstehung von Lungenkrebs?

Manche Ernährungsforscher vermuten, dass das Lungenkrebsrisiko nach reichlichem Verzehr gesättigter Fettsäuren höher sei. Angeblich soll das Erkrankungsrisiko von Rauchern durch hohen Obst- und Gemüseverzehr reduziert werden können. Insbesondere Karotten und grünes Blattgemüse, die beide viel Beta-Karotin enthalten, sollen schützen.
Dem Vitamin A und den Karotinoiden, dem Vitamin E und Vitamin C sowie Selen soll eine gewisse Schutzfunktion für Bronchialzellen (Epi-

thelschutzfaktor) zukommen. Besonders die zellulären Immunabwehr- und Selbstreinigungsmechanismen der Lunge sind auf eine ausreichende Verfügbarkeit dieser Vitamine angewiesen.

11. Welchen Einfluss hat die industrielle Luftverschmutzung?

Wenn man einen Raucher nach dem größten Krebsrisiko fragt, wird er häufig die Luftverschmutzung anführen. Dabei ist der krebsfördernde Einfluss des Rauchens zigfach größer. Die industrielle Luftverschmutzung darf in ihrer Bedeutung jedoch keineswegs bagatellisiert werden. Sie ist einer von mehreren Einflussfaktoren, die die krebsfördernden Auswirkungen anderer Stoffe nicht nur addieren, sondern potenzieren. In bestimmten Regionen Chinas z. B. gilt die dort hochkonzentrierte Holzkohlenverbrennung in den Haushalten als stärkerer Risikofaktor als das Zigarettenrauchen.
Im Verdacht stehen Verbindungen desselben Schadstofftyps wie im Zigarettenrauch, so z. B. die sogenannten polyzyklischen aromatischen Kohlenwasserstoffe (PAH). Sie stammen aus den Schloten und Kohleöfen vorwiegend privater Haushalte. Dadurch, dass die Fabrikschlote heute höher gebaut werden, wird die Konzentration der Schadstoffe in ihrer direkten Umgebung zwar vermindert, in weiter entfernten Regionen jedoch erhöht. So kommt es, dass ehemals als völlig schadstoffarm geltende Gebiete möglicherweise Schadstoffe in fast ebenso hoher Konzentration wie Industriegebiete haben.

12. Ich bin wegen einer Bronchitis früher häufig geröntgt worden. Können diese zahlreichen Röntgenuntersuchungen einen Einfluss auf die Entstehung des Lungenkrebses gehabt haben?

Dies ist zwar theoretisch möglich, jedoch in der Praxis sehr unwahrscheinlich. Bislang gibt es keinen einzigen dokumentierten Fall, der von einem solchen Vorkommen berichtetet. Auf jeden Fall ist das Risiko fataler Folgen nach einer unterlassenen Röntgenuntersuchung zigfach höher als das eines Röntgenschadens.

13. Wie hoch wird das Bronchialkarzinomrisiko bei Rauchern eingeschätzt?

Das Risiko des Rauchers, ein Bronchialkarzinom zu entwickeln, ist – in Abhängigkeit von der Anzahl der gerauchten Zigaretten – ca. 10- bis 20-mal höher als das des Nichtrauchers. Bei Zigarren- und Pfeifenrauchern ist das Lungenkrebsrisiko gegenüber Nichtrauchern nur minimal erhöht, es sei denn, dass der Rauch inhaliert würde. Die Inhalation steigert das Risiko erheblich.
Das Risiko verringert sich, je länger nicht mehr geraucht wurde. Nach 25 Jahren ist es nur noch minimal höher als bei Nichtrauchern. Das Rauchen von Filterzigaretten verringert das Risiko um etwa die Hälfte im Vergleich zum Rauchen von Nichtfilterzigaretten. Schwarze »naturreine« Zigaretten gelten als besonders gefährlich, wenn inhaliert wird.

14. Warum gibt es eigentlich keine Vorsorgeuntersuchungen, dank derer der Lungenkrebs frühzeitiger erkannt werden könnte

Es gibt Vorsorgeuntersuchungen in Form von Röntgen- und Schirmbildreihenuntersuchungen sowie routinemäßigen feingeweblichen Untersuchungen des Hustenauswurfs (Sputumzytologie). Dort, wo diese Vorsorgeuntersuchungen im größeren Stil durchgeführt wurden, konnte das Lungenkarzinom tatsächlich bei vielen Patienten frühzeitiger erkannt werden. Der Prozentsatz der noch operativ behandelbaren Tumoren war dank dieser Vorsorgeuntersuchungen bei diesen Patienten höher.
Leider haben diese Vorsorgeuntersuchungen jedoch bislang nur einen begrenzten Wert. So hat z. B. die Sputumzytologie nur eine Aussagekraft bei zentral gelegenen Tumoren und ist ohne Wert bei peripher gelegenen Lungentumoren. Auch lässt sich bei Röntgenuntersuchungen ein Nachweis des Karzinoms erst ab etwa 1,5 cm Durchmesser erbringen. Dies ist eine Größe, bei der möglicherweise schon Fernabsiedlungen erfolgten. Die Vorstellung, durch Blutuntersuchungen (Tumormarker) Lungentumoren frühzeitiger erkennen und behandeln zu können, ist nach wie vor ein Traum. Wenn überhaupt, dann haben diese Tumormar-

ker nur einen Sinn in der späteren Überwachung und Nachsorge, nicht jedoch bei der Früherkennung und Vorsorge.
Wichtiger als die Vorsorgeuntersuchungen ist die Entstehungsverhütung, also die Prävention. (Hierzu gehört in erster Linie der Verzicht auf das Inhalationsrauchen!)

2 Welche Arten von Lungentumoren gibt es?

Fragen zu den unterschiedlichen gut- und bösartigen Tumoren

1. Ich habe gehört, dass sich hinter der Bezeichnung »Lungentumor« die verschiedensten bösartigen, aber auch gutartigen Lungenerkrankungen mit völlig unterschiedlichen Eigenschaften und Verläufen verbergen können.

Es gibt in der Tat gutartige und bösartige Tumoren der Lunge (Tabelle 2.1), die nur bei der feingeweblichen Untersuchung – und selbst dies häufig nur schwierig – voneinander unterschieden werden können. Einige Tumoren befallen bevorzugt das Brustfell (Mesotheliom), andere die Bronchien (Lungenkarzinom) oder das Lungendrüsengewebe (Adenokarzinom) oder die Lungenbläschen (Alveolarzellkarzinom). Gelegentlich treten Tumoren auch im Gefolge anderer Organtumoren auf (Metastasen).

Die Krankheit »Lungentumor« ist also ein sehr weitläufiger Begriff und schließt Tumoren unterschiedlichster Gut- und Bösartigkeit, Herkunft, Verhaltensweisen und daraus ableitend auch verschiedener Therapienotwendigkeiten ein. Viele Missverständnisse, fehlerhafte Therapien und Verhaltensweisen von Patienten erklären sich mit der falschen Pauschalisierung des Begriffs Lungentumor.

Jeder Lungentumor ist anders, jeder Tumorpatient bedarf daher einer individuellen Therapie und besonderer Berücksichtigung in der Nachsorge und Rehabilitation!

2. Welche bösartigen Lungenkrebserkrankungen gibt es?

Die Lungenkarzinome werden je nach Gewebeaufbau unterschieden. Am häufigsten sind *Plattenepithel-*, *Adeno-* und *großzellige* sowie *kleinzellige Bronchialkarzinome.*

Gelegentlich kommen im gleichen Tumor sowohl Adenokarzinomzellen oder Plattenepithelkarzinomzellen als auch kleinzellige oder nicht klein-

zellige Areale vor. Das macht die Entscheidung, welche Therapie einzuschlagen ist, besonders schwer.
Viele der Lungenkarzinome sind zentral im Bereich großer Bronchien lokalisiert. Die Lungenoberlappen sind häufiger betroffen als die Lungenunterlappen, der rechte Lungenflügel aufgrund seines größeren Volumens statistisch häufiger als der linke.
Der Grad der Bösartigkeit ist je nach Herkunft, Gewebeaufbau und Lokalisation unterschiedlich. Einige dieser Tumoren wachsen eher lokal und verdrängend, andere hingegen breiten sich vorwiegend auf dem Lymph- oder auf dem Blutweg aus und bilden weit entfernt gelegene Tochtergeschwülste (Metastasen).

3. Welche gutartigen Lungentumoren gibt es?

Gutartige Tumoren (Tabelle 2.1) machen weniger als 10% der Lungentumoren aus. Häufig werden sie zufällig festgestellt, da sie meist nur wenig Beschwerden bereiten.
Dennoch werden sie häufig operiert. Dies tut man deswegen, weil die Gutartigkeit erst bei der Operation mit Sicherheit bestätigt werden kann. Ein weiterer Grund hierfür ist durch die Erfahrung begründet, dass manche von ihnen mit der Zeit bösartig werden können.

Tabelle 2.1: Die häufigsten Lungentumoren je nach Gutartigkeit und je nach Gewebeart

Gutartige Lungentumoren	Bösartige Lungentumoren
• Fibrome • Leiomyofibrome • Chondrome • Lipome • Hamartome • Angiome • Myxome	• kleinzellige Karzinome • Plattenepithelkarzinome • Adenokarzinome • Alveolarkarzinome • großzellige Karzinome • Lymphome • Mesothelkarzinome • Sarkome • Karzinoidtumore

Die häufigste Form der gutartigen Lungentumoren ist das *Hamartom*. Diese Tumoren stellen sich röntgenologisch häufig als scharf umschriebene Rundherde dar und enthalten manchmal Kalk.
Fibrome können, wenn ausschließlich geröntgt und bronchoskopiert wird, häufig nicht von Karzinomen unterschieden werden. Sie müssen immer operiert werden, denn erst dank der feingeweblichen Untersuchung des gesamten Tumors lässt sich eindeutig sagen, ob es sich um ein gutartiges Fibrom oder um bösartiges Tumorgewebe handelt.
Chondrome sind aus Knorpeln aufgebaute Tumoren. Sie sind ebenso wie *Lipome* oder *Leiomyome* relativ selten.
Karzinoide wurden früher ebenfalls zu den gutartigen Lungentumoren gezählt. In seltenen Fällen können sie allerdings Fernabsiedlungen bilden, weswegen diese Tumoren heute zu den bösartigen Geschwülsten gezählt werden.

4. Was versteht man unter einem Adenokarzinom?

Adenokarzinome findet man bei Frauen besonders häufig. Auch haben bestimmte Berufsgruppen (z. B. Zimmerer, Möbelhersteller, Maler) ein erhöhtes Risiko einer Adenokarzinomentwicklung. Ein spezieller Subtyp eines Adenokarzinoms ist das broncheoalveoläre Karzinom, bei dem – im Gegensatz zu den anderen Lungentumoren – das Rauchen so gut wie gar keine Rolle spielt.
Adenokarzinome machen einen steigenden Anteil (zur Zeit 20%) aller Lungentumoren aus. Wegen der anfänglich geringen Beschwerden werden sie häufig relativ spät erkannt und haben sich dann meist schon auf dem Blutwege (hämatogen) ausgebreitet.

5. Was versteht man unter einem Plattenepithelkarzinom?

Das Plattenepithelkarzinom tritt gehäuft bei Männern und Rauchern auf. Es macht etwa 50% aller bösartigen Lungentumoren aus.
Es nimmt von den oberflächlichen Zellen in den Bronchien seinen Ausgang und breitet sich gerne auf dem Lymphwege (lymphogen) aus. Im Gegensatz zu den Adenokarzinomen liegt das Plattenepithelkarzinom häufig zentral in der Lunge. Die Metastasierung erfolgt im Gegensatz zu den kleinzelligen Karzinomen eher spät.

6. Was versteht man unter kleinzelligen Bronchialkarzinomen?

Sie werden auch small cell carcinoma, Haferzell-Karzinome, oat cell carcinoma oder Intermediärzelltypen genannt. Mindestens 15 bis 25% aller bösartigen Lungentumoren sind kleinzellige Karzinome. Bei Inhalationsrauchern treten sie gehäuft auf.
Diese Tumoren breiten sich vorwiegend auf dem Blutwege (hämatogen) aus und führen – wenn unbehandelt – sehr rasch zum Tode.
Ein weiteres Charakteristikum solcher Tumoren ist die relative Häufung von gleichzeitigen Hormonstörungen (paraneoplastische Störungen). Diese können sich an den Muskeln, den Nerven, der Haut, ja sogar psychisch bemerkbar machen. Wird der Tumor erfolgreich behandelt, so verschwinden auch gleichzeitig die Hormonstörungen.
Verglichen mit den nicht kleinzelligen Tumoren, zeichnet sich diese Tumorform durch eine hohe Empfindlichkeit für Chemo- und Strahlentherapie aus. Deshalb werden diese Patienten seltener operiert und stattdessen mit Chemo- oder Strahlentherapie behandelt.

7. Was versteht man unter einem Mischtumor?

Diese Tumoren sind vom Gewebe her schwer einzuordnen. Häufig enthalten sie sowohl kleinzellige als auch nicht kleinzellige Elemente.

8. Was versteht man unter einem Karzinoid?

Diese Tumoren gehören zu den Bronchialadenomen. Sie wachsen so langsam, dass sie früher als gutartig galten. Da sie sich jedoch sowohl in der Lunge als auch in fernen Organen ausbreiten können, werden sie heute zu den bösartigen Lungentumoren gezählt.
Zumeist gehen solche Tumoren ohne Beschwerden einher und werden zufällig anlässlich einer Routineröntgenuntersuchung festgestellt. Allein durch eine Operation können diese Patienten geheilt werden. Selbst bei schon erfolgter Fernmetastasierung haben die Patienten noch eine gute Langzeitprognose.

9. Was versteht man unter einem Mesotheliom?

Diese bösartigen Tumoren gehen vom äußeren oder inneren Brustfell, also nicht vom Lungengewebe aus.
Häufig handelt es sich um eine Berufskrankheit. Bei den meisten Betroffenen kann nämlich eine Asbestexposition während der beruflichen Tätigkeit nachgewiesen werden. Die Mesotheliome manifestieren sich meist 30 bis 50 Jahre nach der Asbestexposition.
Während am Anfang häufig nur geringfügige Beschwerden in Form von vorzeitiger Ermüdbarkeit und bei Belastung auftretender Atemnot bestehen, tritt mit fortschreitender Erkrankung die Schmerzsymptomatik zunehmend in den Vordergrund. Die Behandlung dieser Tumore unterscheidet sich von der bei den anderen Lungentumoren angewendeten Therapie. Einen gewissen therapeutischen Fortschritt bedeutet die Einführung des Enzym-Hemmers (Pemetrexed = Alimta®), einem vor allem bei Mesotheliomen wirksamen Medikament. Pemetrexed hemmt drei getrennte Enzyme, die für die Bildung und das Wachstum von Krebszellen bedeutsam sind.

10. Als Diagnose steht auf meinem Entlassungsbericht »Adenokarzinom der Lunge pT1, N1, M0, G1, R0«. Was bedeutet dies?

Mit der näheren Bezeichnung »T«, »N« und »M« wird der Tumor in seiner Größe und Ausdehnung beschrieben. T bedeutet Tumor, und die Zahlen hierzu geben die Größe des Tumors und seine Beziehung zum Nachbargewebe wieder. »N« heißt Lymphknoten, und die Zahlen spiegeln in etwa die Lokalisation und die Entfernung der befallenen Lymphknoten vom Tumor wider. »M« bedeutet Fernmetastasen, und die Zahlen hierzu sagen aus, ob ein Befall oder Nichtbefall von Organen außerhalb der Lunge stattgefunden hat.
Mit »G« wird die Ausdifferenzierung (Grading) des Gewebes beschrieben. Man unterscheidet G1 bis G3 oder G4. Je höher die G-Einteilung, desto weniger ist das Tumorgewebe ausgereift bzw. differenziert. Mit »R« wird etwas über die Vollständigkeit der Tumorentfernung ausgesagt. »R1« oder »R2« besagen, dass bei der Operation noch Tumorreste verblieben sind. »R0« heißt, dass der Operateur und der das Tumorge-

webe untersuchende Pathologe annehmen, dass alles Tumorgewebe entfernt wurde.
»p« heißt »postoperativ« und besagt, dass die Stadienzuordnung aufgrund operativer Befunde erfolgte.
T1 bedeutet also, dass der Tumor kleiner als 3 cm und noch von Lungengewebe umgeben ist. N1 besagt, dass lediglich die Lymphknoten um den Bronchus herum und noch nicht die entfernteren Lymphknoten befallen waren. M0 bedeutet, dass noch keine Fernabsiedlungen in anderen Organen auszumachen sind. G1 besagt, dass es sich um hochdifferenziertes Tumorgewebe handelt (Tabellen 2.2, 2.3, 2.4 und 2.5).

11. Welche Bedeutung hat die Einteilung in T, N und M?

Sie gibt die Ausbreitung des Tumors wieder (Tabelle 2.2). Neben der besonders in Europa üblichen TNM-Klassifikation gibt es auch eine in anderen Ländern praktizierte Einteilung in die Stadien I, II, III, IVA und IVB.
Für den Chirurgen und auch für den nachsorgenden Mediziner ist die Kenntnis des TNM-Stadiums insofern wichtig, als sich hiernach sein Vorgehen bei der Therapie und der Nachsorge richtet. Auch lässt sich bei Kenntnis des TNM-Stadiums mehr über den weiteren Verlauf und die Heilungschancen des Karzinoms sagen.

12. Auf meinem Entlassungsbericht steht »kleinzelliges Bronchialkarzinom, limited disease«. Was bedeutet »limited disease«?

Während man bei den nicht kleinzelligen Karzinomen zur Beschreibung der Tumorausdehnung gerne die TNM-Klassifikation benutzt, unterscheidet man die kleinzelligen Karzinome je nach »limited disease« oder »extensive disease«. Einige Kliniker benutzen auch statt »limited disease« die Bezeichnung Stadium I bis III und für »extensive disease« die Bezeichnung Stadium IV.
»Limited disease« bedeutet, dass der Tumor auf eine Lungenhälfte beschränkt geblieben ist, und »extensive disease« besagt, dass schon Organe außerhalb der Lunge befallen sind.

Tabelle 2.2: TNM-Klassifikation der Lungentumoren

T-Stadien (Ausbreitung des Tumors):

pT1	Tumordurchmesser ist kleiner als 3 cm und hat den Hauptbronchus nicht befallen.
pT2	Tumordurchmesser ist größer als 3 cm oder hat den Hauptbronchus befallen.
pT3	Tumor hat Brustwand/Zwerchfell/Herzfell/inneres Brustfell befallen.
pT4	Tumor hat mittleres Brustfell/Herz/große Blutgefäße/Luftröhre/Speiseröhre/Wirbelkörper befallen oder Tumorabsiedlung im gleichen Lungenlappen oder bösartiger Erguss in der Brusthöhle.

N-Stadien (betroffene Lymphknoten):

pN0	Kein Befall von Lymphknoten.
pN1	Befall von Lymphknoten im gleichen Lungenlappen oder Lymphknoten um die Bronchien herum.
pN2	Lymphknoten im gleichen Lungenflügel am Mittelfell befallen.
pN3	Befall von Lymphknoten im anderen Lungenflügel oder Lymphknoten in der Schlüsselbeinregion.

M-Stadien (Tochtergeschwülste):

pM0	Keine Fernmetastasen feststellbar.
pM1	Fernmetastasen nachweisbar.

Tabelle 2.3: Stadiengruppierung

Stadium I	entspricht T1, N0, M0 und T2, N0, M0
Stadium II	entspricht T1, N1 und T2, N1, M0 und T3, N0, M0
Stadium III	entspricht T3, N1, M0 und T1–3, N2, M0 und T1–3, N3, M0
Stadium IV	entspricht jedem T, jedem N, M1

Tabelle 2.4: Grading (Differenzierung des Tumorgewebes)

G1	gut differenziert
G2	mäßig differenziert
G3	schlecht differenziert
G4	undifferenziert

Tabelle 2.5: Die R-Klassifikation

RX	Das Vorhandensein von Tumorresten kann nicht beurteilt werden.
R0	Kein restliches Tumorgewebe feststellbar.
R1	Restliches Tumorgewebe lässt sich bei der mikroskopischen Untersuchung feststellen.
R2	Restliches Tumorgewebe kann mit dem bloßen Auge festgestellt werden.

13. Ich verstehe meinen Befundbericht (Entlassungsbericht) nicht.

Jeder Patient hat das grundsätzliche Recht, vom behandelnden Arzt über die Krankheit und ihren Verlauf aufgeklärt zu werden. Allerdings fehlen vielen Patienten die für das Verständnis erforderlichen Fachkenntnisse, und deshalb sind sie im direkten Gespräch mit dem Arzt überfordert. Wenn Sie etwas nicht verstehen, fragen Sie ruhig nach. Das Nächstliegende ist, alles für Sie Unklare in dem Arztbrief zu kennzeichnen oder aufzuschreiben und den Arzt um Erklärungen zu bitten. Ärzte können nicht bei jedem Patienten erkennen, wie viel Informationen gewünscht sind. Deswegen ist es günstig, wenn Fragen vorbereitet werden, z. B.:

- zur Lokalisation des Tumors,
- zur Ausdehnung der Erkrankung (Stadium),
- zu Therapiestrategien, therapeutischen Möglichkeiten, Therapieentscheidungen,
- zu Therapienebenwirkungen,
- zu Heilungsaussichten (Prognose),
- zu Auswirkungen der Erkrankung und der Therapie auf Familie, auf Beruf, auf Hobbys etc.

3 Welche Therapiemöglichkeiten gibt es?

Fragen zu den verschiedenen Therapien und deren Wirkung

1. Wieso wurde bei Frau X. nur der eine Lungenlappen entfernt und nicht, wie bei Herrn M., der ganze rechte Lungenflügel? Bei einer Bekannten wurde zusätzlich eine Strahlentherapie durchgeführt. Wieso bekomme ich eine zusätzliche Chemotherapie? Liegt das daran, dass mein Krebs möglicherweise schlimmer ist?

Eine Krebstherapie, die pauschal bei allen Lungenkrebserkrankungen zu empfehlen ist, gibt es nicht. Was für den einen Patienten gut ist, kann für einen anderen schlecht sein. Es handelt sich beim Lungenkrebs nämlich um sehr verschiedene Formen unterschiedlicher Bösartigkeit mit unterschiedlichem Rezidivrisiko (Rückfallrisiko), die jeweils einer völlig andersartigen Therapie bedürfen. Häufig kann der Chirurg vor der Operation noch nicht einmal genau sagen, wie viel und wie ausgedehnt er operieren muss. Dies entscheidet sich mitunter erst während der Operation, ja möglicherweise erst nach der feingeweblichen Untersuchung (Schnellschnittuntersuchung) des herausgenommenen Gewebes. Die Entscheidung, ob eine zusätzliche Strahlen-, Chemo- oder Hormontherapie durchgeführt werden soll, basiert auf der Kenntnis zahlreicher Details. In der Regel wird über die notwendige Therapie interdisziplinär entschieden, d.h., onkologisch erfahrene Ärzte der verschiedenen Disziplinen besprechen in einer gemeinsamen Konferenz die für den Patienten jeweils beste Behandlung. Die Therapieentscheidung basiert auf Kenntnissen über die Tumorausdehnung, den feingeweblichen Differenzierungsgrad, die Größe und Tiefe des Tumors und die bisherige Wachstumsgeschwindigkeit, das Alter des Patienten, eventuelle Zweiterkrankungen, seine Lungen- und Herzfunktion und nicht zuletzt den Allgemeinzustand (Karnofsky- oder ECOG-Index).

Erst nach Kenntnis all dieser Faktoren kann der Therapeut die individuell auf den Patienten zugeschnittenen, optimalen Therapien vorschlagen. Wenn der Therapeut eine zusätzliche Chemo- oder Strahlentherapie empfiehlt, so heißt das nicht zwangsläufig, dass der Tumor

bösartiger wäre. Dies kann sogar ein optimistischer Hinweis dafür sein, dass der Tumor zu den therapieempfindlichen Formen gehört, bei denen durch eine zusätzliche Chemo- oder Strahlentherapie bessere Erfolgsaussichten zu erwarten sind.
»Multimodale« Therapiekonzepte treten seit Jahren mehr und mehr in den Vordergrund. Hierunter versteht man kombinierte Behandlungen unter Einschluss von Chemo-/Strahlentherapie und Operation. Neuerdings kombiniert man auch Zytostatika mit zielgerichteten Medikamenten (signalhemmende Therapien).

2. Seit wann werden eigentlich Lungenoperationen durchgeführt?

Die erste erfolgreiche chirurgische Entfernung von Lungengewebe erfolgte schon 1863 durch Riffier, 1931 wurde zum ersten Mal von dem Chirurgen Nissen eine komplette Lungenhälfte entfernt (Pneumonektomie); 1940 erfolgte die erste Lungensegmentresektion durch Overholt. Die Operationen werden mit der Zeit immer radikaler und gleichzeitig differenzierter.

3. Wann werden die verschiedenen Operationen, die Lobektomie, die Bilobektomie und die Pneumonektomie durchgeführt?

Eine *Pneumonektomie,* d.h. die Entfernung eines ganzen Lungenflügels, wird dann durchgeführt, wenn der Tumor die Lappengrenzen so weit überschritten hat, dass auch durch eine Bilobektomie eine ausreichende Tumorentfernung in Frage gestellt ist.
Mit *Lobektomie* bezeichnet man die Entfernung eines oder eventuell auch zweier Lungenlappen *(Bilobektomie)* (Abbildung 3.1 a). Bis in die 1960er-Jahre hinein war noch die Pneumonektomie die bevorzugte Operation bei Lungenkarzinompatienten. Sie machte 70 bis 80% aller Lungenoperationen aus. Heute haben sich die Auffassungen insofern geändert, als zumindest in den Frühstadien die Lobektomie als ausreichend gilt und sie technisch komplikationsloser durchgeführt werden kann. In der überwiegenden Mehrheit werden heute Lobektomien durchgeführt.
Wird nur der Tumor ohne umgebendes Gewebe entfernt, so spricht man von einer *Enukleation.*

Ausschließlich Lappenteilentfernungen, sog. Resektionen *(Keilexzisionen* oder *Segmentresektionen)*, werden bei Patienten mit sehr kleinen und peripher gelegenen Tumoren durchgeführt. Diese weniger aufwändige und die Patienten auch weniger belastende Operation bevorzugt man auch dann, wenn die Lungenfunktion schlecht ist oder die Patienten sich in einem schlechten Allgemeinzustand befinden.
Obwohl in den letzten Jahrzehnten mit der Chemotherapie, der Strahlen- und Lasertherapie zahlreiche, sehr wirksame Therapieformen entwickelt wurden, stellt die Operation nach wie vor die sicherste und erfolgversprechendste Therapie dar. Leider können jedoch nicht mehr als 20% aller Patienten operiert werden, da bei den anderen entweder das

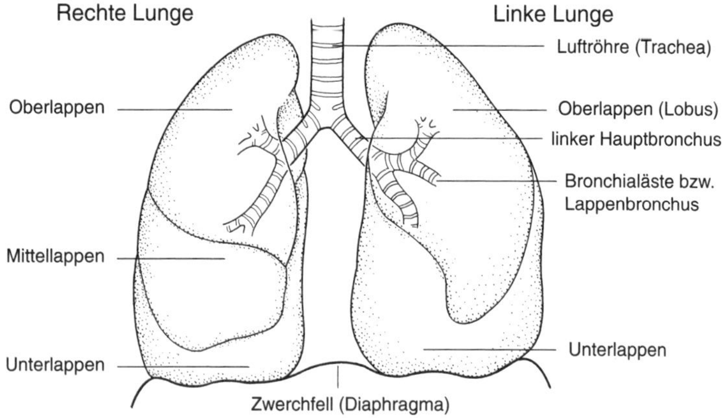

Abbildung 3.1 a: Die Hauptbronchien und die von ihnen versorgten Lungenlappen (Lobi)

Aus dem rechten Hauptbronchus gehen drei Lappenbronchien hervor, nämlich der rechte Oberlappen, Mittellappen- und Unterlappenbronchus. Diese wiederum versorgen die einzelnen Segmente, nämlich drei Oberlappensegmente (apikales, posteriores und anteriores Segment), zwei Mittellappensegmente (laterales und mediales Segment) und mehrere Unterlappensegmente (apikales, mediales, anteriores, laterobasales, posterobasales Segment). Der linke Hauptbronchus ist länger als der rechte. Er teilt sich in einen oberen und unteren Lappenbronchus, aus dem wiederum die einzelnen Segmente hervorgehen. Die linke Lunge hat also nur zwei Lappen.

Tumorleiden zu weit fortgeschritten ist oder der Gesundheitszustand, eventuelle Funktionseinschränkungen von Herz und Lunge oder andere Zweiterkrankungen eine Operation nicht mehr erlauben.

4. Wann wird ein ganzer Lungenflügel entfernt?

Das Ziel der Operation ist die komplette Tumorentfernung und die Verhinderung der Ausbreitung in besonders gefährdetes Lungengewebe und in Lymphknoten. Im Falle von T1-/T2-Tumoren ist die Lappenentfernung einschließlich der Lymphknotenentfernung im Mediastinum

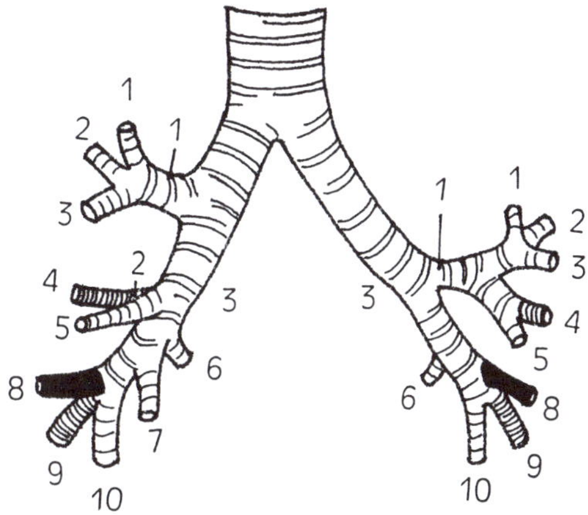

Abbildung 3.1 b: Die Haupt- und Nebenbronchien in der Lunge

Der Hauptbronchus, *Bronchus principalis,* teilt sich entsprechend den Lungenlappen, rechts in drei, links in zwei Lappenbronchien, Bronchi lobares A1, 2, 3 mit einem Durchmesser von je 8 bis 12 mm. Die erste Teilung rechts ist 1 bis 2,5 cm, die zweite Teilung rechts und die erste Teilung links sind etwa 5 cm von der Bifurkation entfernt. Aus den Lappenbronchien gehen zehn mit Nummern bezeichnete Segmentbronchien, *Bronchi segmentales,* hervor – rechts im Oberlappen die Segmentbronchi 1 bis 3, im Mittellappen 4 und 5, im Unterlappen 6 bis 10, links im Oberlappen 1 bis 5, im Unterlappen 6, 8 bis 10 (7 und 8 bilden links ein Segment). Die Segmentbronchien versorgen keilförmige, in ihrer Ausbildung variable Lungensegmente. Jeder Bronchus segmentalis teilt sich in zwei ebenfalls variable *»Rr. subsegmentales«.*

der Standardeingriff. Sitzt der Tumor allerdings zentral oder überschreitet er einen Lungenlappen, so müssen je nach Lokalisation eine Entfernung des Lungenflügels (Pneumonektomie) oder, im Falle rechtsseitiger Tumoren, eine obere oder untere Bilobektomie ausgeführt werden.

5. Können heute Lungentransplantationen durchgeführt werden?

In der Tat gibt es diesbezüglich inzwischen weltweite Erfahrungen. Allerdings wurden diese Erfahrungen bislang nahezu ausschließlich bei Patienten mit gutartigen Lungenerkrankungen und nicht bei Patienten mit bösartigen Tumoren gesammelt.

6. Der Arzt erklärte mir, dass ich nicht mehr operiert werden könne. Allerdings bedeute dies nicht, dass der Tumor weit fortgeschritten sei.

Voraussetzung für eine Operabilität ist nicht nur ein relativ begrenztes Tumorwachstum, sondern auch eine gute Funktionsfähigkeit des verbliebenen Lungengewebes. Die Funktion der Lunge lässt sich durch verschiedene Atemtests überprüfen, die Leistungsfähigkeit des Herzens durch die Ergometrie. Gar nicht so selten besteht die Situation, dass der Tumor noch sehr klein ist und technisch leicht entfernt werden könnte, die Herz- oder Lungenfunktion dies jedoch nicht mehr erlauben, da ansonsten mit erheblichen, die Lebensqualität und möglicherweise sogar die Überlebenszeit bedrohenden Komplikationen zu rechnen wäre.

7. Können Sie mir erklären, wie die Strahlentherapie wirkt?

Im Gegensatz zur Chemotherapie handelt es sich bei der Strahlentherapie – ähnlich wie bei der Operation – um eine lokale Therapie.
Ähnlich wie nach einigen Zytostatika (Alkylanzien) stören und verhindern die Strahlen die Teilung der in den Tumorzellen gelegenen Chromosomen. Hierdurch kommt es zu einem Absterben der Zellen.
Ebenso wie bei der Chemotherapie gibt es auch eine adjuvante Strahlentherapie. Hierunter versteht man die postoperative Strahlentherapie, die

das Risiko für die Entstehung eines Lokalrezidivs vermindern soll. Die Gefahr der Entwicklung von Fernmetastasen wird durch die Strahlentherapie allerdings nicht vermindert.
Die heute durchgeführte Strahlentherapie hat wesentlich weniger Nebenwirkungen als früher. Als Hauptnachteil wird allerdings angesehen, dass sie nur lokal wirkt und nicht die entfernter gelegenen Tumorzellen und Metastasen erreicht.

8. Ich habe gehört, dass eine Bestrahlung nur bei den »hoffnungslosen Fällen« durchgeführt wird.

Das stimmt nicht, obwohl man der operativen Tumorentfernung immer Priorität einräumen sollte. Es gibt viele Erfahrungen, die belegen, dass auch mit alleiniger Bestrahlung eine Ausheilung des Tumorleidens erreicht werden kann; dies trifft – wenn auch seltener – auch auf Patienten mit fortgeschrittenen Stadien zu.
Allerdings sind hierfür hohe Strahlendosen und ein großes Strahlenfeld notwendig. Dies ist mit nicht unerheblichen Nebenwirkungsrisiken wie z. B. einer Lungenfunktions- oder Herzleistungsstörung verbunden.

9. Was ist unter Kobaltbestrahlung zu verstehen? Wo liegen die Unterschiede zu Linearbeschleunigern?

Ca. um 1950 wurden die ersten Kobaltgeräte in Betrieb genommen. Diese Kobaltgeräte haben damals die Strahlentherapie revolutioniert. Bis zum heutigen Tag haben sie ihre Berechtigung behalten. Durch die Bestrahlung mit diesen Geräten hat der Strahlentherapeut eine Strahlenart zur Verfügung, die in der Lage ist, in der Tiefe des Körpers am Tumor etwas auszurichten. Dadurch werden die vor dem Tumor gelegenen Organe und vor allem die Haut weniger belastet.
Linearbeschleuniger stellen eine Weiterentwicklung der Kobaltgeräte dar. Die Strahlung hat oft noch bessere Eindringtiefen. Ein Vorteil der Beschleuniger ist die Lieferung einer weiteren Strahlenart, der Elektronenstrahlung, die für manche Bestrahlungstechniken von Vorteil ist.

10. Bei einigen Patienten wird nach der Operation und/oder der Chemotherapie eine zusätzliche Strahlentherapie durchgeführt, bei anderen nicht. Gibt es besondere Kriterien, die über die Notwendigkeit einer zusätzlichen Strahlentherapie entscheiden?

Meist handelt es sich bei der Strahlentherapie dieser Patienten um eine zusätzliche Sicherheitsmaßnahme, die das Risiko einer Wiedererkrankung vermindern soll. Einige Ärzte favorisieren eine derartige zusätzliche Sicherheitsbestrahlung dann, wenn z. B. die Lymphknoten befallen waren, das Risiko eines späteren Lymphknotenbefalls sehr groß ist oder der ursprüngliche Tumor sehr groß war. Andere Ärzte sind der Meinung, dass trotz Lymphknotenbefall eine zusätzliche Strahlentherapie im Bereich der ehemaligen Tumorregion und der Lymphabflusswege nicht notwendig sei.
Ähnlich unterschiedliche Auffassungen findet man auch bei der Frage, ob eine zusätzliche Sicherheitsbestrahlung des Gehirns notwendig ist. Die Befürworter einer derartigen prophylaktischen Therapie verweisen auf die Erfahrung, dass hierdurch bei kleinzelligen Karzinomen das Risiko von Hirnmetastasen reduziert werden kann. Andere hingegen sagen, dass man bei Auftreten von Hirnmetastasen immer noch bestrahlen könne.

11. Bei mir soll eine zusätzliche lokale Strahlentherapie mit dem Bronchoskop (Afterloading bzw. Brachytherapie bzw. endoluminale Hochdosis-Radiotherapie) erfolgen. Was ist hierunter zu verstehen?

Es handelt sich um eine Methode, um eine langanhaltende lokale Wirkung bei in die Bronchien hineinwachsenden Tumoren zu erzielen.
In der Nähe des Tumors wird eine Sonde platziert. In diese Sonde wird mit dem Bronchoskop radioaktives Material (Iridium 192) eingebracht. Hierdurch wird für eine begrenzte Zeit eine hochkonzentrierte Bestrahlung auf eine eng begrenzte Region ermöglicht.

12. Ich soll vier- bis fünfmal in der Woche über einen längeren Zeitraum bestrahlt werden. Kann man das nicht kürzer machen? Kann ich nicht zwischenzeitlich eine Pause einlegen?

Die Bestrahlung sollte zügig durchgeführt werden, da sich in längeren Pausen Tumorzellen wieder vermehren können. Ähnlich den gesunden Körperzellen verfügt die Krebszelle nämlich über die Fähigkeit sich zu erholen. Dies kann bei einer längeren Erholung den Therapieeffekt wieder aufheben. Ich würde von einer längeren Pause abraten.
Weltweit wird die Strahlung nur mit kleinen Einzeldosen über einen längeren Zeitraum durchgeführt. Das hat sich als die effektivere und nebenwirkungsärmere Methode erwiesen. Hohe Einzeldosen würden nicht nur mit dem Risiko einer Schädigung des gesunden Gewebes einhergehen, sondern möglicherweise auch eine geringere Tumorverkleinerung bewirken.
Hohe Einzeldosen setzt man daher nur dann ein, wenn ein sehr schneller Wirkungseintritt notwendig ist.

13. Bei mir soll eine Lasertherapie durchgeführt werden. Was ist das? Ist das gefährlich?

Die Lasertherapie gehört zu den großen Fortschritten in der Lungenkarzinomtherapie. Sie ist erst dank der flexiblen Bronchoskopie möglich geworden, mit der eine hohe Tumorvernichtungsenergie gezielt lokalisiert an den Tumor im Bronchus herangebracht werden kann. Mit dem Laser können problemlos Tumorverschlüsse binnen Sekunden geöffnet und so der Bronchus für die Luftzufuhr wieder durchgängig gemacht werden. Manchmal schließt sich an die Laserung eine äußere oder auch lokalisierte Bestrahlung an (Endobrachytherapie, Afterloading). Letztere geschieht, indem nach der Laserung eine Hohlsonde in den Kanal eingelegt und mit radioaktiven Trägern eingeführt wird. Es lassen sich dadurch hohe örtliche Bestrahlungsdosen erreichen, ohne dass das umliegende Lungengewebe, aber auch die Haut stärker belastet werden. Die Risiken der Lasertherapie sind wesentlich geringer als ihre Vorteile. Als Nebenwirkungen können Blutungen und insbesondere bei zusätzlicher lokaler Bestrahlung auch Geschwüre auftreten. Durch geeignete Vorsichtsmaßnahmen lassen sich diese Komplikationen weitgehend verhindern.

14. Sind in der Strahlentherapie Fortschritte zu verzeichnen bzw. zu erwarten?

Die Strahlentherapie hat sich in den letzten Jahrzehnten beträchtlich weiterentwickelt. Ein entscheidender Fortschritt ist z. B., dass im Gegensatz zu früher die Dosis am Tumor und in den gefährdeten Lymphknoten konzentrierter gegeben und gleichzeitig die Umgebung entlastet wird (z. B. durch intensitätsmodulierte Radiotherapie = IMRT). Eine moderne Strahlentherapieabteilung verfügt heute über Rechnersysteme, mit deren Hilfe individuelle dreidimensionale Bestrahlungspläne als Vorbereitung zur Bestrahlung angefertigt werden. Fortschritte haben sich sowohl in der Strahlenplanung als auch durch bessere Geräte (Kobalt, Linearbeschleuniger) ergeben.
Bedeutende Fortschritte konnten im Bereich der Dosimetrie erzielt werden. Heutzutage kann man die Strahlung genauso wie Medikamente sehr gezielt und dosiert einsetzen. Zu Nebenwirkungen kommt es heute daher seltener, obwohl die Strahlenwirkung selber beträchtlich verstärkt werden konnte.
Der Hauptfortschritt bei der Bestrahlung liegt jedoch in einer verbesserten individuellen Berücksichtigung der bestehenden Lungenfunktion durch Verwendung individualisierter, computertomographisch errechneter Bestrahlungspläne.

15. Bei mir konnte wegen einer Herzschwäche keine Operation, sondern nur eine Strahlentherapie durchgeführt werden. Kann ich dennoch Hoffnung auf Heilung haben?

Es gibt inzwischen viele Beweise dafür, dass durch eine alleinige Strahlentherapie prinzipiell auch eine Heilung erzielt werden kann.
Voraussetzung für eine Heilung nach alleiniger Strahlentherapie ist allerdings, dass 1. keine Absiedlungen außerhalb der Lunge vorliegen, dass 2. der Tumor strahlenempfindlich ist, 3. alle Tumorausläufer von der Strahlentherapie erfasst werden, 4. die Strahlendosis genügend hoch ist und 5. die Strahlenplanung so erfolgt, dass das gesunde Gewebe ausreichend geschont wird.

16. Wann wird eine Chemotherapie verabreicht?

Die Domäne der Chemotherapie stellen die *kleinzelligen Bronchialkarzinome* dar. Sie sprechen nämlich – verglichen mit den nicht kleinzelligen Bronchialkarzinomen – wesentlich besser auf Zytostatika an. Die Tumoren können nach einer alleinigen Chemotherapie völlig verschwinden.
Bei den nicht kleinzelligen Bronchialkarzinomen wurde in der Vergangenheit die Chemotherapie nur dann eingesetzt, wenn eine Operation nicht mehr möglich ist. Sie wird heute häufig mit der Strahlentherapie, zunehmend auch mit den zielgerichteten Medikamenten kombiniert.
Die simultane Radio-/Chemotherapie gilt als eine sehr effektive, allerdings aber auch sehr nebenwirkungsreiche Therapie. Zunehmend häufig wird eine Chemotherapie auch vor der Operation eingesetzt, denn durch die chemotherapeutisch bedingte Tumorverkleinerung wird manchmal eine Operation erst ermöglicht. Diese Chemotherapie, die die Operabilität verbessern soll, wird neoadjuvante Chemotherapie genannt.
Ein weiterer Grund, weswegen man bei kleinzelligen Bronchialkarzinomen bevorzugt die Chemotherapie einsetzt, ist deren Neigung zur raschen Ausschwemmung und Metastasenbildung. Durch eine Chemotherapie können selbst kleinste, dem bloßen Auge oder dem Mikroskop verborgene Fernabsiedlungen wirkungsvoll erfasst und vernichtet werden.

17. Können Sie mir erklären, wie die zytostatische Therapie wirkt?

Etwaige vor, während oder nach der Operation in die Blutbahn freigesetzte und in andere Organe abgeschwemmte Tumorzellen können gezielt durch bestimmte Substanzen in ihrem Wachstum gebremst oder sogar abgetötet werden. Diese Substanzen nennt man Zytostatika. Sie wirken am intensivsten auf rasch wachsende Zellen, zu denen die Krebszellen ja zählen. Auf die wesentlich langsamer wachsenden gesunden Körperzellen können Zytostatika allerdings auch einwirken. Besonders empfindlich sind diejenigen Organe, deren Zellen sich relativ häufig teilen. Dazu gehören zum Beispiel die Haare und das blutbildende Knochenmark. Aus diesem Grund muss die Wirkung der verabreichten Me-

dikamente immer an der Zahl der weißen Blutkörperchen im Blut gemessen werden. Sinken sie unter ein Minimum ab, so ist die Behandlung zu unterbrechen.
Die Wachstumshemmung in den Haarzellen kann zu einem zeitweisen Haarausfall führen. Bei einigen Zytostatika kann der Haarausfall durch Einschränkung der Durchblutung der Kopfhaut vermindert werden. Dies geschieht durch Auflegen tiefgefrorener Gelhauben oder mit einer Druckmanschette, die unterhalb des Haaransatzes am Kopf anliegt. Sobald die Zytostatika abgebaut sind, können sich allerdings die Haarzellen wieder normal vermehren, d.h., es kommt wieder zu völlig normalem Haarwachstum.
Bei der Behandlung von Lungenkrebs finden sehr unterschiedlich wirkende Zytostatika Anwendung. Das Spektrum der wirksamen Zytostatika ist beträchtlich und wird ständig erweitert. Ebenso wie bei den hormonell wirkenden Therapien und Immuntherapien arbeiten die wissenschaftliche Forschung und die Pharmaindustrie intensiv an der Weiterentwicklung von Substanzen, die bei geringeren Nebenwirkungen eine größere Wirksamkeit entfalten sollen.
Es werden ständig neue Zytostatika entwickelt, und auch die Chemotherapie wird zunehmend individualisiert, d.h. der individuellen Chemotherapieempfindlichkeit der jeweiligen Tumorzellen angepasst.
Ein onkologisch erfahrener Arzt zeichnet sich durch Kenntnis der tumorhemmenden Wirkungen, der neuesten therapeutischen Entwicklungen, der Nebenwirkungen und der unterstützenden Therapien (supportiven Therapien) aus. Vor einer Therapieentscheidung kann die Entscheidung für oder gegen eine bestimmte Chemotherapie nur von onkologisch erfahrenen Ärzten getroffen werden.

18. Was ist der Unterschied zwischen einer Mono- und einer Polychemotherapie?

Für mehr als zehn verschiedene Medikamente sind für das kleinzellige Bronchialkarzinom Remissionsraten von 30% und mehr beschrieben worden. Da mit einem einzelnen Medikament allein (mono) somit nur eine Erfolgschance um 30% gegeben ist und zudem die erzielten Remissionen manchmal nur kurz anhalten, ist in der überwiegenden Anzahl eine Kombinations-Chemotherapie angezeigt. Im Allgemeinen werden

zwei bis drei der bereits in der Monochemotherapie effektiven Substanzen in der Polychemotherapie kombiniert, um hierdurch die Remissionswahrscheinlichkeit und die Remissionsdauer zu verbessern.
Besonders häufig werden die in der Monotherapie sehr wirksamen Zytostatika wie Cisplatin, Carboplatin, Etoposid, Taxane (Taxol®, Taxotere), Vinorelbin und Gemcitabin miteinander kombiniert verabreicht. Hierdurch erhöht sich die Chance einer Tumorverkleinerung, leider jedoch auch das Risiko von Nebenwirkungen.

19. Welche Vorteile hat die Hochdosistheraphie?

Bei ihr werden Zytostatika in einer sehr hohen Dosierung verabreicht, was zu einer höheren Wirkung, aber auch zu einer höheren Nebenwirkungsrate führen kann. Insbesondere die Blutbildung im Knochenmark ist gefährdet, was jedoch heute dank der Anwendung von Wachstumsfaktoren (GCSF oder GMCSF) nicht mehr so problematisch wie früher ist. Die Effektivität von Hochdosistherapien mit und ohne Blutstammzelltransplantation ist keine Standardbehandlung. Sie ist experimenteller Natur und sollte nur experimentell in Therapiestudien erfolgen.

20. Reicht eine alleinige Chemotherapie aus?

Eine alleinige Chemotherapie wird manchmal bei den *kleinzelligen Karzinomen* durchgeführt und reicht hier aus. Bei den meisten Tumoren jedoch werden die Zytostatika nur in Kombination mit Operation und/oder Strahlentherapie eingesetzt. Häufig stellen sie nur eine Zusatzmaßnahme dar, da sie das Tumorwachstum zwar hemmen, jedoch nur selten völlig zum Verschwinden bringen können. Möglicherweise mag sich dies einmal ändern, wenn bessere Zytostatika zur Verfügung stehen. Zur Zeit lassen sich die meisten *nicht kleinzelligen Karzinome* nur durch Operation und/oder Strahlentherapie heilen.

21. Wann wird eine Immuntherapie verabreicht? Reicht eine alleinige Immuntherapie aus? Sind in der Immuntherapie Fortschritte zu verzeichnen bzw. zu erwarten?

Man unterscheidet Therapien, die die körpereigene Abwehr anregen (Immunstimulation), verändern (Immunmodulation) oder körpereigene Stoffe ersetzen sollen (Immunsubstitution).
Auch unterscheidet man Therapien, die die *spezifische* oder die *unspezifische Immunabwehr* beeinflussen.
Zu den unspezifisch wirkenden Immuntherapeutika zählen Mistelextrakte, Enzym- und Thymuspräparate, Schlangengifte, die Sauerstoff-Mehrschritt-Therapie, Lichttherapien, Symbioselenkung, Vitamine und viele andere. Obwohl die Lektine (= Misteltherapie) eine etwas spezifischere Wirkung entfalten, zählen auch sie zu der Gruppe der unspezifisch wirkenden Immunstimulanzien.
Wenn auch viele dieser Behandlungen eine messbare Veränderung der im Blut feststellbaren Immunabwehrzellen verursachen, so werden doch von den meisten Wissenschaftlern krebshemmende Wirkungen dieser Therapien angezweifelt. Auch betonen manche Wissenschaftler, dass durch derartige unspezifisch wirkende Therapien nicht nur die positiv, sondern auch die negativ wirkenden Immunzellen angeregt werden können.
Unter der spezifischen Immuntherapie versteht man Substanzen, die ganz bestimmte Immunzellen anregen sollen oder Antigene mit monoklonalen Antikörpern. Die Behandlung mit tumorspezifischen monoklonalen Antikörpern zielt in erster Linie auf die Blockierung tumoreigener Moleküle. Durch Kopplung von Antikörpern mit einem Radionuklid lassen sich immunologische und strahlentherapeutische Methoden koppeln.
Obwohl die spezifische Immuntherapie zu großen Hoffnungen berechtigt, hat sie doch bei Lungenkarzinompatienten bislang noch keine eindeutigen Vorteile gegenüber den klassischen Tumortherapien, wie Operation, Strahlentherapie und Chemotherapie, bewiesen. Auch sind die Nebenwirkungen nicht unbeträchtlich, weswegen eine derartige Therapie nur unter Aufsicht erfahrener Ärzte in größeren Zentren vorgenommen werden sollte.
Die Immuntherapie steckt – zumindest in der Behandlung von Lungenkarzinomen – noch in den Kinderschuhen. Obwohl große Hoffnungen

auf die spezifische Immuntherapie gesetzt werden und weltweit in diesem zukunftsreichen Gebiet emsig geforscht wird, gibt es zur Zeit kein einziges nachweisbar wirksames Immuntherapeutikum in der Lungenkarzinombehandlung. Die meisten von der Industrie derzeitig angebotenen »Immuntherapien« sind lediglich Zusatztherapien. Viele von ihnen werden von der Schulmedizin weder anerkannt noch von den Kassen bezahlt.

22. Lässt sich die Immunabwehr positiv beeinflussen?

Die körpereigene Abwehr kann von vielen Faktoren positiv bzw. negativ beeinflusst werden, z. B. von physischen, aber auch von psychischen Faktoren. Mit verschiedenen Entspannungsverfahren, wie autogenem Training, Gesprächstherapien, Selbstbeeinflussung, Meditation, künstlerischen Therapien, Yoga etc., wird versucht, die Körperabwehr durch psychische Verhaltensänderungen zu beeinflussen. Zu den physischen Einflussfaktoren zählen gesunde, d. h. vielseitige und frische Ernährung, körperliche Bewegung und Abhärtung.

Es kann kein Zweifel daran bestehen, dass Sie Ihre Immunabwehr durch falsche Verhaltensweisen auch negativ beeinflussen können. Hierzu gehören neben obigen Faktoren auch das Rauchen und der Genuss von hochprozentigem Alkohol.

Die meisten von der Industrie derzeitig angebotenen »Immuntherapien« – häufig auch biologische oder immunmodulierende Therapien genannt – sind lediglich Zusatztherapien. Viele von ihnen werden weder von der Schulmedizin anerkannt noch von den Kassen bezahlt. In der »biologischen Therapie« tummeln sich besonders viele Scharlatane und Geldmacher! Fragen Sie Ihren Arzt, oder setzen Sie sich mit dem Krebsinformationsdienst (KID), Im Neuenheimer Feld 280, 69120 Heidelberg, Telefon 08 00/4 20 30 40, in Verbindung, bevor Sie sich unsinnigen, ja möglicherweise sehr teuren und nebenwirkungsreichen Immuntherapien oder biologischen Therapien unterziehen!

23. Kann man Antikörper gegen Lungenkrebs einsetzen?

Die Antikörpertherapie zählt zu den sogenannten zielgerichteten Therapien, die im Gegensatz zu den Chemotherapien gezielt in Wachstum und Stoffwechsel der Tumorzelle eingreifen. Sie sind mit weniger Nebenwirkungen verbunden.

Therapieerfolge gibt es mit einem bei Darmkrebs und Brustkrebs eingesetzten Antikörper (Bevacizumab = Avastin®). Beim nicht kleinzelligen Lungenkrebs werden hiermit auch Therapiestudien durchgeführt. Dieser Antikörper wirkt wachstumshemmend auf den Tumor, indem er dessen Blutversorgung abschneidet. Tumorzellen senden nämlich Botenstoffe in ihre Umgebung ab, die den umliegenden Blutgefäßen signalisieren, »Sonderleitungen« zu legen, die den schnell wachsenden Tumor mit ausreichend Blut und damit mit Nährstoffen versorgen. Der Antikörper (Avastin®) unterdrückt die Aussendung dieser Botenstoffe. Es kommt zu einer Abkopplung des Tumors von der Blutversorgung. Der Tumor »verhungert«.

24. Was ist unter signalhemmenden Therapien zu verstehen?

Das Wachstum gesunder Zellen wird durch die Aktivierung von Wachstumsrezeptoren auf der Zelloberfläche initiiert. Diese Aktivierung setzt eine Signalkaskade in Gang, die das Signal von der Oberfläche bis zum Zellkern weiterleitet. Eine besondere Bedeutung kommt hierbei dem sogenannten epidermalen Wachstumsfaktor-Rezeptor zu, abgekürzt EGFR (englisch: epidermal growth factor receptor). Er befindet sich auf der Oberfläche der Tumorzelle, wo er in erhöhter Anzahl vorhanden und/oder fehlreguliert ist und hierdurch vermehrt Wachstumssignale in das Zellinnere weiterleitet.

Seit kurzem vermag die Industrie spezifische Hemmer (Inhibitoren) dieser Signalwege herzustellen (Erlotinib und Gefitinib). Sie wirken durch die zielgerichtete Hemmung oder Blockierung des intrazellulären Anteils der Rezeptoren bzw. anderer im weiteren Signalweg wichtigen Enzyme. Für diese Signaltransduktionshemmer gibt es mehrere Synonyma (Tabelle 3.1). Diese Medikamente haben sich als sehr wirksam herausgestellt; einige sind inzwischen auch in Deutschland zur Behandlung von nicht kleinzelligen Lungenkarzinomen zugelassen (Erlotinib =

Tarceva®). Leider hemmen sie das Tumorwachstum nur bei nicht kleinzelligen Lungenkarzinomen. Beim kleinzelligen Lungenkarzinom ist ihre Wirkung wesentlich geringer.
Im Gegensatz zur klassischen Chemotherapie wirken die signalhemmenden Medikamente spezifischer auf die Tumorzellen, weswegen sie weniger Schädigungen des gesunden Gewebes verursachen. Vorteilhaft ist, dass sie neben einer Krankheitsstabilisierung und Lebensverlängerung auch eine Lebenqualitätsverbesserung bewirken. Schon nach kurzer Zeit kommt es zu einer Verminderung der Lungenkrebssymptome wie z. B. Husten, Atembeschwerden und Schmerzen.

Tabelle 3.1: Synonyma für signalhemmende Substanzen und Therapien

- Signalhemmende Therapien (signal inhibitors)
- Molekulare Therapien (molecular therapies)
- Target-Therapien (targeted therapies)
- Multitargettherapien (multitarget inhibitors)
- Tyrosinkinase-Hemmer (tyrosinkinase inhibitors)
- Therapien mit kleinen Molekülen (small molecules, small drugs)
- Biologische Therapien (biological therapies oder new biologicals)

25. Haben die neuen signalhemmenden Arzneimittel auch Nebenwirkungen?

Wenn Ihnen jemand eine Tumortherapie anpreist, die angeblich nur Positives und nichts Negatives bewirkt, so seien Sie skeptisch. Zu befürchten ist, dass man Ihnen etwas Wirkungsloses verkaufen will oder dass der Sie Beratende sehr naiv ist oder zumindest keine Ahnung von der onkologischen Therapie hat. Wirksame Tumortherapien ohne Nebenwirkungen sind bislang ein unerfüllter Traum!
Richtig ist, dass die in der Lungenkrebstherapie eingesetzten Medikamente unterschiedlich starke Nebenwirkungen haben, dass die therapiebedingten Beschwerden sich völlig unterschiedlich manifestieren, dass die Beschwerden sich mehr oder weniger erfolgreich behandeln lassen und unterschiedlich lang anhalten können.

Die signalhemmenden Medikamente haben von allen beim Lungenkarzinom eingesetzten Tumormedikamenten die geringsten Nebenwirkungen. Sie sind weniger schwerwiegend als die bislang eingesetzten Zytostatika. Die durch diese Medikamente hervorgerufenen Nebenwirkungen lassen sich teilweise verhindern, zumindest jedoch reduzieren und sind nach Absetzen der Medikation rückläufig (Ausführlicheres zu den Nebenwirkungen siehe Kapitel 6). Die signalhemmenden Medikamente stellen somit auch einen wesentlichen Beitrag zur Verbesserung der Lebensqualität erkrankter Patienten dar.

26. Was ist von Naturheilverfahren zu halten?

Die Naturheilverfahren gebrauchen als Heilreize »genuine Naturfaktoren«, also Wärme und Kälte, Licht und Luft, Wasser und Erde, Bewegung und Ruhe, Ernährung und Nahrungsenthaltung, Heilpflanzen und heilsame seelische Einflüsse (Tabelle 3.2).

Tabelle 3.2: Anerkannte klassische Naturheilverfahren

- Hydrotherapie
- Balneotherapie
- Klimatherapie
- Lichttherapie
- Klassische Thermotherapie
- Bewegungstherapie einschließlich Trainings- und Massagetherapie
- Atemtherapie
- Inhalationstherapie
- Ernährungstherapie
- Phytotherapie
- Ordnungstherapie

Die Naturheilverfahren haben nichts zu tun mit den vielen »alternativen« oder »unkonventionellen« Heilmethoden, deren Wirkungen ärztlich-empirisch und wissenschaftlich nicht ausreichend belegt sind, die dafür aber nicht selten in geradezu marktschreierischer Weise angepriesen werden.

Die in der Naturheilkunde verwandten Heilmethoden haben zwar keinen Einfluss auf das Lungenkarzinomwachstum, sie haben aber dennoch in der Krebsbehandlung einen hohen Stellenwert, da sie mit zur körperlichen und seelischen Stabilisierung beitragen können. Grundsätzlich sollte jedoch der behandelnde Arzt um seine Zustimmung für diese Therapien nicht zuletzt auch deswegen gebeten werden, weil im Einzelfall Unverträglichkeiten mit anderen Medikamenten auftreten können. Die Kassen sind im Übrigen bei der Frage der Kostenerstattung im Gegensatz zu den alternativen Heilmethoden in der Regel großzügig.

27. Was ist von den alternativmedizinischen Heilmethoden zu erwarten?

Die Alternativmedizin wird häufig fälschlich mit der Naturheilkunde gleichgesetzt. Im Wesentlichen handelt es sich bei der Alternativtherapie um Therapieverfahren, die mit der Natur meist wenig zu tun haben. Ihre theoretischen Erklärungsansätze beruhen meist auf spekulativen Denkmodellen bzw. unbewiesenen physikalischen Theorien. Dies trifft z.B. auf die Elektroakupunktur nach Voll und auf die Bioresonanztherapie, aber auch auf zahlreiche andere alternativmedizinische Verfahren zu.

Bei naturheilkundlichen Heilverfahren werden hingegen solche nicht medikamentösen Therapien angesetzt, wie die Phytotherapie, die Physiotherapie, die Ernährungstherapie oder die Entspannungstherapie (Tabelle 3.2). Manche dieser Therapien haben durchaus einen Einfluss auf das subjektive Wohlbefinden und können auch Symptome lindern. Eine Verringerung des Tumorwachstums ist hingegen unwahrscheinlich, weswegen sie niemals ein Ersatz für den Standard der Tumortherapie sein können.

Da die Wirkungen der in Tabelle 3.3 aufgeführten Methoden nicht nachgewiesen sind, da zum Teil auch lebensgefährliche Komplikationen nach ihrer Anwendung auftreten können und da nicht zuletzt auch mit großen Schwierigkeiten bei der Kostenerstattung durch die Kassen gerechnet werden muss, sind diese alternativmedizinischen Behandlungen von Lungenkrebspatienten sehr kritisch zu beurteilen.

Verfolgt man als Therapieziel eine Verkleinerung des Tumors, so gibt es keine Alternative zur Operation, zur Bestrahlung oder der Chemotherapie. Insofern sind die Naturheilverfahren und alternativmedizinischen Methoden keinerlei Alternative zu den etablierten schulmedizinischen Standardverfahren.

Tabelle 3.3: Alternativmedizinische Methoden

- Akupunktur (vor allem außerhalb der Schmerztherapie)
- Angewandte Kinesiologie
- Aromatherapie
- Auramassage und magnetische Heilung
- Aurikulotherapie
- Autohomologe Immuntherapie (AHIT)
- Ayurveda
- Bachblütentherapie
- Biochemie nach Schüssler
- Bioelektrische Funktionsdiagnostik (BFD)
- Bioelektrik nach Vincent
- Bioresonanztherapie (MORA- oder Multicom-Therapie)
- Chelat-Therapie
- Colon-Hydro-Therapie
- Eigenbluttherapie
- Eigenurintherapie
- Elektroakupunktur nach Voll (EAV)
- Elektroneuraldiagnostik und -therapie nach Croon
- Farbtherapie
- Fußreflexzonenmassage
- Hämatogene Oxidationstherapie (HOT)
- Homotoxikologie
- Immunoaugmentative Therapie (IAT)
- Irisdiagnostik
- Kirlian-Fotografie
- Konservative Magnetfeldtherapie
- Midlasertherapie
- Moxibustion
- Neuraltherapie nach Huneke
- Nosodentherapie
- Ozontherapie
- Sauerstoffinfusionstherapie
- Sauerstoffmehrschritttherapie nach Ardenne (SMT)
- Softlasertherapie
- Spagyrik
- Symbioselenkung
- Thermoregulationsdiagnostik
- Wiedemannkur
- Zelltherapie
- Zytoplasmatische Therapie und Gegensensibilisierung nach Theurer
- Zytotoxologischer Lebensmittel-Allergietest

28. Woran sind unseriöse Therapieempfehlungen zu erkennen?

Dies ist für Laien häufig sehr schwer. Selbst manche Ärzte vermögen häufig nicht den Wahrheitsgehalt der Versprechungen zu erkennen. Dennoch sollten Betroffene ihren Arzt fragen, wenn in Illustrierten, Fernsehen und Rundfunk oder durch Bekannte Therapie- und Ernährungsempfehlungen gegeben werden. Auch der Krebsinformationsdienst in Heidelberg (Telefon 08 00/4 20 30 40) oder die Schweizerische Krebsliga (Effingerstraße 40, Postfach 82 19, CH-3001 Bern) erteilen bei Zweifel Auskunft.

Seien Sie sehr skeptisch, wenn »alternative« Behandlungen viel Geld kosten, wenn im Rahmen der Behandlung auf geheime Quellen hingewiesen wird, wenn Heilung versprochen wird und wenn man Ihnen den Rat gibt, andere Therapien zugunsten der »alternativen« Behandlung abzubrechen. Sie sollten ebenfalls vorsichtig sein, wenn die Vertreter der Schulmedizin mit weltanschaulichen oder sektiererischen Argumenten angegriffen werden.

Grundsätzlich sollten Sie bei alternativen Therapie- und Diätempfehlungen folgende Fragen stellen:

1. Ist die Methode einzigartig, unverständlich, geheimnisvoll, an bestimmte Orte oder Personen gebunden? (Je geheimnisvoller, desto unwahrscheinlicher ist eine Wirksamkeit!)
2. Soll die Behandlung gegen alle Krebsformen helfen? (Eine universelle, bei allen Tumoren wirksame Therapie gibt es nicht!)
3. Hat die Behandlung überwiegend »Erfolg«, oder sind auch Misserfolge bekannt? (Falls nur Erfolge versprochen werden, so ist Misstrauen geboten!)
4. Bekämpfen die Vertreter dieser Therapieempfehlung die »Schulmedizin«? (Angriffe und Verleumdungen ersetzen keine Beweise!)
5. Sind wissenschaftliche Studien zum Wirkungsnachweis bekannt? (Eine fehlende Bereitschaft zum Nachweis der Wirksamkeit ist verdächtig!)
6. Hat die Therapie auch eventuelle Nebenwirkungen? (Eine wirksame Krebstherapie ohne Nebenwirkungen gibt es nicht!)

29. Sind in Zukunft weitere Fortschritte in der Krebsdiagnostik und -therapie zu erwarten?

Die diagnostischen Möglichkeiten haben sich in den letzten Jahren wesentlich weiterentwickelt. Mittels molekularer Sonden beginnt man seit einiger Zeit, den genetischen Code zu entziffern und zu verändern. In wenigen Jahren wird die Diagnose einer bösartigen Erkrankung voraussichtlich auf der Grundlage genetischer Veränderungen gestellt werden. Diese molekulargenetischen Erkenntnisse werden schon bei anderen Tumoren eingesetzt und sicherlich auch bald bei der Lungenkarzinomtherapie genutzt werden. Die Analyse von spezifischen Gendefekten lässt für die Zukunft eine bessere prognostische Klassifikation von Lungenkarzinomen und eine angemessene Überwachungsstrategie für betroffene Angehörige erwarten.
Lange gab es neben der Operation und der Chemo-/Strahlentherapie so gut wie keine anderen wirksamen Waffen gegen bösartige Lungentumore. Dies hat sich durch die Einführung neuer Immuntherapeutika, der monoklonalen Antikörper, der signalhemmenden Medikamente, der Matrixmetalloproteinasen-Inhibitoren und der tumorspezifischen Vakzinierung mit antiidiotypischen Antikörpern geändert.
Die konventionelle Pharmakotherapie wird durch Eingriffe an Genen und Schaltstellen der Signalvermittlung ergänzt. Klinische Studien mit neuen Substanzen, den Signalhemmern (Erlotinib und Gefitinib) und den Angiogenese-Inhibitoren (Bevacizumab), haben bei vielen erfolglos vorbehandelten Patienten zu einer Stabilisierung des Krankheitsbildes geführt, sodass diese Medikamente (Erlotinib für nicht kleinzellige Lungenkarzinome und Bevacizumab für Darmkarzinome) nun im Handel sind.
Eine erhebliche Verbesserung erhofft man sich durch eine Kombination der beim Lungenkrebs wirksamen Medikamente, besonders der das Tumorwachstum hemmenden Signal- und Angiogenese-Inhibitoren mit Zytostatika. Zur Zeit werden weltweit diesbezügliche Therapiestudien durchgeführt, deren vorläufige Ergebnisse sehr verheißungsvoll klingen und Anlass zu großem Optimismus geben.
Große Chancen sehen Experten auch in einer zunehmenden Individualisierung der Therapie. Schon jetzt lässt sich vorher sagen, dass sich hinter den »Lungenkrebserkrankungen« völlig verschiedene Tumoren mit unterschiedlicher Therapieempfindlichkeit verbergen. Besonders die

Fortschritte auf dem Gebiet der Molekularbiologie werden die Erkennung weiterer Prognosefaktoren und damit eine bessere Individualisierung ermöglichen. Erst Forschungsergebnisse bestätigen die Vermutung, dass sich in Zukunft relativ gut voraussagen lässt, wer von einer bestimmten medikamentösen Therapie profitiert und bei wem sie besser unterbleiben sollte.

30. Mein Arzt bittet um meine Zustimmung zur Teilnahme an einer Therapiestudie. Ich zögere, da ich mich nicht als Versuchskaninchen fühlen möchte.

Ich verstehe Ihre Zurückhaltung, rate Ihnen aber aus mehreren Gründen, diese Vorurteile nicht zur Grundlage Ihrer Entscheidung zu machen:

- Es gibt zur Zeit noch keine Therapie, die eine Heilung des fortgeschrittenen Lungenkrebses verspricht. Neuartige Therapien und Therapiekombinationen müssen entwickelt und ihre Wirkung im Rahmen von Studien überprüft werden. Die Teilnehmer von Studien sind die ersten, die von neuen Behandlungsmodalitäten profitieren.
- Eine Therapiestudie darf vom Gesetzgeber her nur dann durchgeführt werden, wenn eine Ethikkommission ihre Zustimmung erteilt hat. Diese Ethikkommissionen sind in Deutschland extrem streng und erlauben eine Therapiestudie nur dann, wenn sie tatsächlich eine Verbesserung gegenüber der traditionellen Therapie verspricht. Sie sind also kein »Versuchskaninchen«.
- Erfahrungsgemäß werden die in den Therapiestudien betreuten Patienten aufmerksamer betreut als die anderen Patienten. Die Beobachtung, dass Teilnehmer einer Therapiestudie gegenüber den anderen Patienten einen klaren Überlebensvorteil haben, soll u.a. auf der besseren Qualitätskontrolle, der engmaschigeren Überwachung und auf der Erfahrung beruhen, dass bei einem Fortschreiten des Tumors schneller andere Therapiemöglichkeiten genutzt würden.

Das Wissen vieler Spezialisten fließt ein, um Therapiestudien zu gestalten, auszuwerten und zu begleiten. Die Therapie, die Sie erhalten, richtet sich immer nach den neuesten wissenschaftlichen Erkenntnissen.

Die Deutsche Krebshilfe hat zur Problematik und Notwendigkeit von Therapiestudien eine Informationsbroschüre erstellt, die Sie bei der Deutschen Krebshilfe kostenlos abrufen können (Adresse siehe Kapitel »Adressen«).

31. Entstehen mir Nachteile, wenn ich meine Teilnahme an einer Studie verweigere? Kann ich meine Teilnahmeerklärung später widerrufen?

Die Teilnahme an Studien ist strikt freiwillig. Wenn Sie Ihre Teilnahme verweigern, haben Sie dennoch einen Anspruch auf die derzeit beste Behandlung. Ohne Ihre schriftlich erklärte Zustimmung und ohne vorherige ausführliche Aufklärung darf keine Studie durchgeführt werden. Sie können jederzeit Ihre Zustimmung rückgängig machen und die Studientherapie abbrechen. Ihnen dürfen hieraus keinerlei Nachteile erwachsen, und Sie haben nach wie vor Anspruch auf die bestmögliche Standardtherapie.

32. Ich möchte an einer Therapiestudie teilnehmen. An wen muss ich mich wenden?

Nahezu jede größere onkologische Klinik ist Studienzentren angeschlossen oder weiß zumindest, wo welche Therapiestudien durchgeführt werden. Besprechen Sie Ihren Wunsch bzw. Ihr Einverständnis am besten mit Ihrem behandelnden Arzt. Sie sollten mit ihm folgende Fragen besprechen:

- Was ist das Studienziel? (Das Studienziel muss nicht unbedingt in einer Verlängerung der Überlebenszeit bestehen, sondern kann auch eine Lebensqualitätsverbesserung zum Beispiel in Form geringerer Nebenwirkungen zum Ziel haben.)
- Welche Behandlungen und diagnostischen Tests beinhaltet die Studie? (Manchmal sind es nur diagnostische Tests, die allerdings auch sehr belastend sein können.)
- Welche Vor- und welche Nachteile hat die Studientherapie im Vergleich zur Standardtherapie? (Nachteilig können zum Beispiel häufigere Arztbesuche sein.)

- Wie wird die Studie den Tagesablauf des Erkrankten beeinflussen? (Bei manchen Studien ist mit einer verlängerten Krankenhausaufenthaltsdauer zu rechnen.)
- Welche Nebenwirkungen können auftreten? (Nicht zu vergessen ist, dass bei Standardtherapien ebenfalls Nebenwirkungen auftreten.)
- Wie lange dauert die Studie?
- Wird die Studie stationär oder ambulant durchgeführt?
- Welche Kosten entstehen für den Betroffenen?
- Besteht eine Haftpflichtversicherung, falls es zu unerwünschten Nebenwirkungen und Komplikationen kommt?
- Ist die Studie mit Langzeitbeobachtungen und Untersuchungen verbunden?
- Gibt es im gegebenen Fall eine Verdienstausfallentschädigung?

33. Mein Arzt hat mir die verschiedenen Therapiemöglichkeiten mit all ihren Vor- und Nachteilen erklärt und überlässt mir jetzt die Entscheidung. Ich finde das unfair, denn wie kann ich als Laie überhaupt solch wichtige Entscheidungen treffen?

In der Tat empfinden viele Betroffene so wie Sie die Aufklärungspflicht und den Einbezug in den Entscheidungsprozess als eine sehr schwere Verantwortung, ja als unangenehme Last. Sie möchten die Entscheidungen nach wie vor dem Fachmann, also dem Arzt, überlassen.
Die Gesetzgebung, die Krankenkassen und die öffentliche Meinung denken da jedoch anders. Auch schätzt der Arzt einen gut informierten und aktiven Patienten, der mitdenkt und sich von den Nebenwirkungen nicht überraschen lässt. Eine wirksame Krebstherapie ohne Nebenwirkungen ist nämlich nach wie vor Illusion. Der moderne Onkologe fordert einen Einbezug des Patienten in die Entscheidungsprozesse.
Der Patient ist aufgefordert, sich zu informieren und aufgrund dieser Informationen seine Entscheidungen zu treffen. In der Regel kann der Arzt ihm nämlich nur Therapievorschläge unterbreiten; die Entscheidung trifft letztendlich immer nur der Patient. In Notsituationen bzw. bei Notoperationen ist dies nicht möglich, aber nur selten handelt es sich bei der Operation, der Chemo-, Strahlen- oder Immuntherapie bösartiger Lungenkrebserkrankungen um eine Therapie, die sofort durch-

geführt werden muss. In der Regel hat der Patient Zeit, sich über die Vor- und Nachteile einer Behandlung zu informieren.
Wenn Sie eine Therapieentscheidung treffen müssen, gilt als erste Regel, innezuhalten und nachzudenken. Sie können und sollten gegebenenfalls eine weitere (fachliche) Meinung einholen. Ein guter Arzt ist Ihnen deswegen nicht böse!
Vor der Entscheidung über das einzuschlagende Behandlungsverfahren sollten Sie zunächst Klarheit über die Zielsetzung erlangen. Eine Zielsetzung kann die einer endgültigen Heilung sein, eine andere die einer Überführung der Akutkrankheit in eine chronische Phase oder die einer Symptomlinderung und einer Lebensqualitätsverbesserung etc.
Sie sollten den Arzt auch danach fragen, welche Konsequenzen die Therapie für Ihren täglichen Lebensablauf hat (siehe auch Tabellen 3.5, 3.6 und 3.7 auf den Seiten 57 und 58). Können Sie z.B. Ihrer beruflichen Tätigkeit oder Ihren Hobbys nachgehen? Gibt es Auswirkungen auf die Ernährung oder auf die Sexualität? Wird die Krankenkasse alle Kosten übernehmen? Wie hoch ist die Zuzahlung bei einer ambulanten oder stationären Behandlung? Kann die Behandlung ambulant, oder muss sie stationär durchgeführt werden?

34. Wie kommt es, dass manche Patienten schon nach so kurzer Zeit, andere hingegen viele Jahre, ja Jahrzehnte, keinen Rückfall bzw. Metastasen bekommen?

Ob es zu einem Fortschreiten der Erkrankung kommt oder nicht, hängt von vielen Faktoren ab. Diese Faktoren nennt der Mediziner Risiko- bzw. Prognosefaktoren. Es gibt heute mehr als 100 Prognosefaktoren, die zur Vorhersage des individuellen Krankheitsverlaufs eines Lungenkrebspatienten hinzugezogen werden können. Zu ihnen zählen unter anderem die Tumorausdehnung (TNM-Einteilung), die Lokalisation des Tumors, die Ausreifung des Tumorgewebes (Grading), die Höhe der Tumormarker, die Zahl der Metastasen, das Alter des Patienten, sein Geschlecht, die Gewebeform, die DNA-Ploidie und nicht zuletzt die Art und Radikalität der durchgeführten Behandlung. Es ist ebenfalls von Bedeutung, ob gute oder schlechte Körperabwehrkräfte oder Zweiterkrankungen vorliegen. Die Therapie ist also nur einer von vielen Prognosefaktoren.

Statistisch haben diejenigen Patienten eine relativ gute Lebenserwartung, bei denen der Tumor operiert werden konnte, kleiner als 3 cm war und keine Absiedlungen gemacht hat. Ca. 80% von ihnen leben nach fünf Jahren noch tumorfrei.

35. Warum hat das Lungenkarzinom eine so schlechte Prognose?

Es gibt nur grobe Anhaltspunkte, die eine Aussage zur Prognose gestatten. Diese Faktoren nennt man Prognosefaktoren (Tabelle 3.4). Bei einem Tumordurchmesser unter 2 cm und ohne Lymphknotenbefall ist die statistische Überlebenserwartung recht gut.
Von großer Bedeutung ist bei nicht kleinzelligen Tumoren die Operabilität. Bei einer R0-Resektion, d.h. einer vollständigen Entfernung der Geschwulst, ist Optimismus absolut berechtigt. Grundsätzlich haben Operierte eine bessere Prognose als Patienten mit nicht operablen Tumoren. Bei den kleinzelligen Karzinomen hingegen ist die Operabilität von geringerer Bedeutung. Bei ihnen ist die Ausdehnung entscheidend. Tumore mit »Limited disease« haben eine bessere Prognose als »Extended-disease«-Tumore. Auch das Alter und Begleiterkrankungen spielen natürlich eine Rolle; jüngere Patienten haben eine bessere Chance als ältere.
Leider überwiegen bei den meisten Patienten die schlechten Prognosefaktoren, weil die Tumore meist erst im fortgeschrittenen Stadium er-

Tabelle 3.4: Prognosefaktoren bei Patienten mit bösartigen Tumoren der Lunge

Tumorausbreitungsstadien (TNM):	Je ausgedehnter der Tumor, desto schlechter die Überlebenszeiterwartung.
Grading (G):	Je unreifer das Gewebe, desto schlechter die Überlebenszeiterwartung.
Allgemeinzustand (AZ):	Je schlechter, desto schlechter die Überlebenszeiterwartung.
Tumormarker (CEA und/oder NSE und/oder SCC):	Je höher diese Blutwerte, desto schlechter die Überlebenszeiterwartung.
Lokalisation:	Die beste Prognose haben periphere Adenokarzinome.

kannt und dann nicht mehr operativ oder chemo-/strahlentherapeutisch erfolgreich behandelt werden können. Lungenkarzinomerkrankungen sind typische Erkrankungen im fortgeschrittenen Lebensalter, und häufig verhindern Begleiterkrankungen eine eingreifende Tumortherapie.

36. Ich werde von allen Seiten mit »guten Ratschlägen« bedrängt. Sie sind sicherlich alle gut gemeint, aber manchmal widersprechen sie sich.

So wie Ihnen geht es leider sehr vielen. Welcher Betroffene hat denn wirklich die Erfahrungen und das notwendige Wissen, um alle medizinischen und nichtmedizinischen Probleme zu kennen? Liegt nicht auch bei jedem Betroffenen die Problematik anders?
Für Sie gilt der Grundsatz, eine klare Linie zu verfolgen und den Empfehlungen des Arztes Ihres Vertrauens zu folgen. Lassen Sie sich nicht in die Auseinandersetzungen um »Schulmedizin – Naturheilverfahren« und damit in Konflikte hineinzerren! Misstrauen Sie grundsätzlich all denjenigen, die Patentrezepte anbieten! Gerade in der Krebsheilkunde gibt es keine Patentrezepte.
Lassen Sie sich nicht von ungeprüften, fragwürdigen Methoden und »Heilern« verführen. Besprechen Sie mit Ihrem Arzt diese Angebote sachlich, und informieren Sie sich eingehend über die schulmedizinischen Therapien. Die »Schulmedizin« eröffnet heute Möglichkeiten, die vor wenigen Jahren noch undenkbar waren.

37. Zu Hause bedrängen mich viele Fragen, die ich dann beim Arztbesuch bzw. bei der Arztvisite vergessen habe. Auch hat der Arzt ja immer nur eine begrenzte Zeit für mich übrig, weswegen ich ihn mit meinen Fragen nicht aufhalten möchte.

Niemand, erst recht nicht Ihr Arzt, nimmt es Ihnen übel, wenn Sie sich die Sie bedrängenden Fragen auf einem Merkzettel notieren. Dem Arzt sind gezielte Fragen sehr viel lieber, als wenn er diese von sich aus ansprechen müsste. Eine Auswahl häufig gestellter Fragen finden Sie in den Tabellen 3.5, 3.6 und 3.7). Suchen Sie sich die Fragen aus, die auf Sie zutreffen und auf die Sie eine Antwort haben möchten!

Tabelle 3.5: Fragen zur Erkrankung und zu den Therapien

- Wie lautet der medizinische Fachausdruck für meine Erkrankung?
- Ist diese Erkrankung heilbar?
- Wie kann man meine Erkrankung behandeln?
- Gibt es mehrere Therapiemöglichkeiten (Strahlentherapie, Chemotherapie, Immuntherapie)?
- Wie hoch ist der Prozentsatz derer, die von dieser Therapie profitieren (z.B. 25, 50, 75%)?
- Wie groß ist die Heilungswahrscheinlichkeit?
- Wenn keine Heilung zu erwarten ist, kann die Therapie mein Leben verlängern (um Monate oder Jahre)?
- Welche Komplikationen können bei der Therapie jetzt und später auftreten?
- Werden die Therapien von der Kasse bezahlt?
- Wie lange muss ich die Behandlung durchführen?
- Was geschieht, wenn ich mich überhaupt nicht behandeln lasse?
- Kann ich mit anderen Patienten sprechen, die die gleiche Erkrankung haben und die gleiche Behandlung erhalten?
- Was kann ich selbst tun, um den Behandlungserfolg zu unterstützen?
- Sind Wechselwirkungen mit anderen Medikamenten zu erwarten?

Tabelle 3.6: Fragen zur Strahlentherapie

- Welcher Bereich des Körpers soll bestrahlt werden?
- Wie lange wird die Behandlung dauern?
- Wie häufig werden die Bestrahlungen durchgeführt?
- Welche akuten und späten Nebenwirkungen und Schäden können auftreten?
- Was kann ich selber tun, um die Nebenwirkungen und Schäden zu lindern?
- Was passiert, wenn ich keine Strahlentherapie machen lasse?

Tabelle 3.7: Fragen zur Chemotherapie

- Wie viele Therapiezyklen sind geplant?
- Wie lange wird jeder einzelne Zyklus dauern?
- In welchem zeitlichen Abstand müssen die Chemotherapien durchgeführt werden?
- Kann die Therapie auch ambulant durchgeführt werden?
- Kann ich während der Therapietage meinen Alltagsbeschäftigungen nachgehen?
- Wie steht es mit Arbeiten, Sport, Sexualität?
- Welche Nebenwirkungen und Komplikationen können während und nach der Chemotherapie auftreten?
- Gibt es Medikamente gegen die Nebenwirkungen?
- Was kann ich selber tun, um die Nebenwirkungen zu reduzieren und den Heilerfolg zu verbessern?
- Werde ich meinen Beruf weiter ausüben können?
- Werde ich weiter meinen Hobbys nachgehen können?
- Kann ich verreisen und wenn ja, wohin? Welche Einschränkungen bestehen?
- Was kommt auf meine Angehörigen zu?

4 Welche Störungen, Beschwerden und Komplikationen können nach der Operation auftreten?

Fragen zur Vorbeugung und Behandlung von Störungen nach der Operation

1. Wie viel der Atemkapazität geht infolge der Lungenoperation verloren?

Die Atemfläche wird durch Lobektomie und Bilobektomie um 25 bzw. 30% und durch die Pneumonektomie – je nachdem, ob links- oder rechtsseitig – zwischen 40 und 60% vermindert.

Je mehr Atemkapazität verlorengeht, desto geringer sind die Sauerstoffaufnahme und die Sauerstoffsättigung des Blutes. Kompensiert werden kann dieser Mangelzustand nur, wenn die gesunde Restlunge mehr leistet oder das Herz mehr Blut durch die Lunge pumpt. Die zwangsläufige Folge hiervon ist eine höhere Herzfrequenz und/oder eine Vergrößerung des Herzvolumens.

2. Zu welchen Problemen kann es nach der Lungenoperation kommen?

Probleme können in erster Linie nach der Pneumonektomie, weniger nach einer Bilobektomie oder Lobektomie auftreten. Bei Rauchern besteht noch lange eine Beeinträchtigung der Selbstreinigungskräfte der Bronchien; die kleinen Bronchien sind verengt, empfindlicher, und die Infektionsgefahr ist größer.

Die bei der Pneumonektomie entstandene Wundhöhle füllt sich zuerst mit Gewebswasser. Bis zur bindegewebigen Ausfüllung kann es manchmal zu einem lästigen »Blubbern« kommen.

Die umliegenden Organe und Gefäße drängen beim Pneumonektomierten zum Raumausgleich zur operierten Seite hin. Dadurch entstehen Verziehungen, die Reizungen und Funktionsstörungen zur Folge haben können.

Durch die Verlagerung der Speiseröhre kann z. B. der Schluckakt gestört werden, Sodbrennen kann auftreten. Es kann auch der Kreislauf behin-

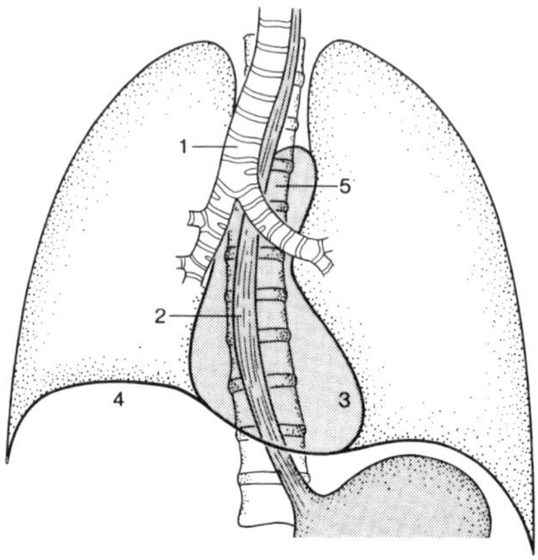

Abbildung 4.1: Mögliche Organverschiebungen nach Entfernung des rechten Lungenflügels

1) Verlagerung der Luftröhre zur operierten Seite
2) Speiseröhrenverziehung
3) Herzverlagerung
4) Zwerchfellhochstand und Leberhochstand
5) Wirbelsäulenverkrümmung

dert werden, da die Hohlvenen und das Herz sich zur operierten Seite hin verlagern (Abbildung 4.1). Rhythmusstörungen können die Folge sein. Durch die Verschiebung der Luftröhre, aber auch durch die Reizung großer Nerven kann Heiserkeit auftreten.

Bei Pneumonektomierten kommt es zwangsläufig zu einem Zwerchfellhochstand. Das Zwerchfell trägt bei ihnen wesentlich zur Ausfüllung des freien Anteils der operierten Brustkorbhälfte bei. Der Magen rückt – wenn die linke Seite operiert wurde – häufig dem nach oben gerückten Zwerchfell nach. Magenschmerzen und Verdauungsbeschwerden lassen sich mitunter durch diese veränderten Zwerchfell-Magenbewegungen erklären.

Rippen- und Nervendurchtrennungen können zu beträchtlichen Schmerzen führen.

3. Wie sind die häufigeren Herzkreislaufstörungen bei operierten Patienten zu erklären?

Mehrere Ursachen lassen sich für die häufigeren Herzstörungen anführen.

Der Sauerstoffaustausch ist erschwert und wegen der geringeren Atemfläche vermindert, sodass der Herzmuskel kompensatorisch mehr Blut durch die Lunge pumpen muss. Die Folge ist ein erhöhter Pulsschlag und eine stärkere Beanspruchung des Herzmuskels und der häufig schon vorgeschädigten Herzkranzgefäße.

Die Verschiebung der Herzachse und die Verlagerung des Mittelfells (Mediastinum) nach der Pneumonektomie zur operierten Seite hin führen u.a. zu einer mechanischen Reizung, möglicherweise auch zum Druck auf die Gefäße und das Herz. Ältere Patienten mit linksseitiger Pneumonektomie sind gefährdeter.

Infolge des operativ verkleinerten Lungenstrombetts kommt es zu einer Erhöhung des Blutdrucks im kleinen (Herz-Lunge) Kreislauf (pulmonaler Hochdruck). Dieser bedingt – wenn zusätzliche Faktoren wie z.B. eine chronische Bronchitis oder ein Lungenemphysem vorliegen – eine erhöhte Belastung des rechten Herzens, das unter Umständen den Belastungen nicht mehr standhalten kann. Man spricht dann von einem Rechtsherzversagen.

Die Sauerstoffversorgung des Herzens vermindert sich infolge der geringeren Atemfläche, sodass der Herzmuskel nicht mehr voll arbeiten kann und häufiger Herzschmerzen (Angina pectoris) auftreten.

Insbesondere Raucher haben schon vor der Operation Einengungen der Herzkranzgefäße, die jedoch erst nach der Operation bzw. durch den Operationsstress, verstärkt durch die jetzt verminderte Sauerstoffaufnahme, zu Beschwerden führen.

4. Seit der Operation habe ich häufiger Oberbauchbeschwerden. Was kann der Grund hierfür sein? Wie sollte ich mich ernähren?

Die Atembeweglichkeit der Zwerchfellhälfte verändert sich nach einer Pneumonektomie. Dies kann sich auf Speiseröhre und Magen auswirken. Der Magen wird teilweise nach oben und teilweise zur Seite gedrängt (Abbildung 4.2). Hierdurch kann es zu Sodbrennen und zu einer

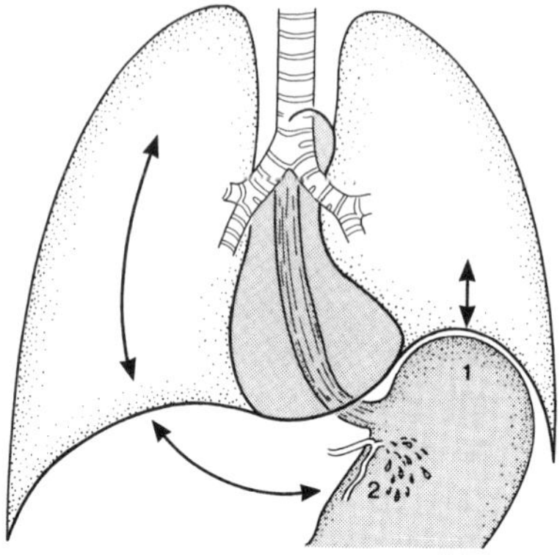

Abbildung 4.2: Mögliche zusätzliche Organverschiebungen nach Entfernung des linken Lungenflügels

1) Der Magen drängt nach oben dem hochgezogenen Zwerchfell nach.
2) Durch die Verziehung, aber auch durch den erhöhten Blutdruck in den zum Herzen führenden Blutgefäßen kann es zu Blutungen im Magen kommen.

unvollständigen Mischung des Speisebreis kommen. Es entstehen Blähungen und ein größeres Risiko für Geschwüre. Nicht selten lässt sich eine Gewichtsabnahme bei Lungenkarzinomoperierten mit dieser Magenstörung erklären. Durch häufigere und kleinere Mahlzeiten sowie gründliches Kauen lassen sich die Beschwerden lindern! Eine fettarme Ernährung ist sinnvoll.
Bei ausgedehnten Operationen im mittleren Brustfell werden manchmal Nerven geschädigt, die unter anderem für einen harmonischen Ablauf der Verdauung verantwortlich sind. Eine Disharmonie der Verdauung kann die Folge sein. Die zusätzliche Gabe von Bauchspeicheldrüsenfermenten kann lindernd wirken.
Bei einer Bestrahlung wird zwangsläufig auch ein Teil der Speiseröhre in Mitleidenschaft gezogen. Sodbrennen und »Magenschmerzen« treten häufig bei operierten und bestrahlten Patienten auf. Schleimhautschutzmittel und Säureblocker bewirken meist eine rasche Linderung!
Die Narbenbildung kann noch sehr spät zu Durchblutungsstörungen führen. Letztere können die Beweglichkeit der mittleren und unteren Speiseröhre negativ beeinflussen.

Nach rechtsseitiger Pneumonektomie kommt es zu einem Zwerchfellhochstand und einer Verlagerung der Leber nach oben. Diese Verlagerung kann so beträchtlich sein, dass sie mit einer Abknickung der Gallengänge und entsprechenden Gallenbeschwerden einhergeht. Im Extremfall muss dann operiert werden.

5. Muss man nach der operativen Entfernung einer Lungenhälfte (Pneumonektomie) besondere Ernährungsrichtlinien beachten?

Nach einer Pneumonektomie verändert sich die Atembeweglichkeit der jeweiligen Zwerchfellhälfte. Auswirkungen auf die Speiseröhre und den Magen sind möglich. Durch die Verziehung der Speiseröhre kann z. B. der Schluckakt gestört werden. Sodbrennen kann auftreten. Der Magen wird zum Teil nach oben und teilweise zur Seite gedrängt. Wenn die linke Seite operiert wurde, rückt der Magen häufig dem nach oben gewanderten Zwerchfell nach. Hierdurch kann es zu einer unvollständigen Mischung des Speisebreis kommen. Es entstehen Blähungen, manchmal auch Geschwüre. Magenschmerzen und Verdauungsbeschwerden lassen sich mitunter mit der veränderten Zwerchfell-/Magenverziehung und -beweglichkeit erklären. Die Gewichtsabnahme ist nicht selten eine Folge hiervon.

Durch häufigere und kleinere Mahlzeiten sowie gründliches Kauen lassen sich viele dieser Beschwerden lindern!

Bei ausgedehnten Operationen am mittleren Brustfell werden manchmal Nerven geschädigt, die nicht nur für die Koordination des Schluckakts, sondern auch für einen harmonischen Ablauf der Verdauung verantwortlich sind. Insbesondere der Nervus agus – der Gegenspieler des Nervus sympathicus – ist betroffen. Eine Disharmonie der Verdauung kann die Folge sein. Nicht selten kommt es zu Beeinträchtigungen der Bauchspeicheldrüsenfunktion.

Eine fettarme Ernährung ist in diesem Fall notwendig.

Wenn es trotz fettarmer Ernährung zu keiner Besserung kommt, kann sich die Gabe von Bauchspeicheldrüsenfermenten lindernd auswirken.

6. Warum muss ich mich vor Infektionen besonders hüten?

Mit jeder Infektion wird die durch die Operation schon verminderte Atemfläche noch mehr verkleinert und geschwächt. Der Sauerstoffgehalt des Blutes vermindert sich, und die Ernährung der lebenswichtigen Organe wird in Frage gestellt.
Eine erhöhte Infektionsgefährdung besteht aus mehreren Gründen. Zum einen bedingen die Operation und eventuell auch die Strahlentherapie sowie die Chemotherapie eine zeitweilige Verschlechterung der Immunabwehr. Zum anderen ist das Bronchialsystem besonders empfindlich und reagiert sehr viel rascher auf Störungen. Auch ist das Wundbett für lange Zeit ein idealer Nährboden für Bakterien. Besonders gefürchtet ist eine chronische Entzündung in der Wundhöhle mit Abszessbildung. Bei langdauernden, ansonsten unerklärlichen Fieberschüben muss man immer an einen Abszess in der Wundhöhle, eventuell sogar an eine Fistel denken.

7. Ich habe seit der Operation dauernd einen »dumpfen Schmerz« im Brustkorb.

Im Allgemeinen sind diese Schmerzen durch die Operationswunde bzw. -narbe bedingt. Durch die Entfernung der Lunge und eventuell auch der umliegenden Lymphknoten ist es nämlich zu einer großen Wundhöhle gekommen. Diese wird zuerst von Lymphflüssigkeit und schließlich von Narbengewebe ausgefüllt. Einige Patienten berichten noch einige Wochen bis Monate nach der Operation über ein gelegentliches »Gluckern« der Serumflüssigkeit in der Wundhöhle (Serothorax). Dies ändert sich erst dann, wenn sich die Wundhöhle mit festem Gewebe füllt (Fibrothorax). Diese Wunde kann noch sehr lange Schmerzen und Beschwerden unterschiedlichster Intensität verursachen. Die Abklärung derartiger Verwachsungsschmerzen kann sehr schwierig sein. Manchmal hilft eine Computertomographie, eine NMR-Untersuchung (Kernspintomographie) oder eine Positronenemissionstomographie (PET).

8. An und unterhalb der Narbe habe ich Schmerzen und Gefühlsstörungen.

Bei der Operation werden zwangsläufig auch Rippen und Hautnerven durchtrennt. Diese Nervenstörungen bedingen eine Taubheit und eventuell auch Schmerzen (Intercostalneuralgien). Manchmal können diese Schmerzen so stark sein, dass man nicht tief einzuatmen bzw. durchzuatmen wagt.

Durch eine aktive Bewegungstherapie können die Schmerzen gelindert werden (Quaddeln). Notfalls kann man auch Schmerzmittel in die Haut einspritzen. In unserer Klinik hat sich bei Narbenschmerzen lokaler Ultraschall sehr bewährt. Wenn Ultraschall, Quaddeln und Schmerzmittel (bei den meisten Patienten wirkt Carbamazepin) wirkungslos sind, muss man notfalls auch zu morphinhaltigen Schmerzmitteln greifen. Mit der Zeit werden die Schmerzen geringer.

5 Welche Störungen, Beschwerden und Komplikationen können bei und nach der Strahlentherapie auftreten?

Fragen zur Vorbeugung und Behandlung von Störungen bei und nach der Strahlentherapie

Nach einer Strahlenbehandlung kann es zu Nebenwirkungen kommen. Das muss aber nicht der Fall sein. Viele Faktoren beeinflussen das Nebenwirkungsrisiko. Neben der Strahlentechnik, der Strahlendosis, den Begleiterkrankungen, der Vor- und Nachbehandlung mit Medikamenten spielt sicherlich auch die individuelle Prädisposition eine Rolle. Es konnte eindeutig nachgewiesen werden, dass die individuelle Strahlenempfindlichkeit auch genetisch bedingt ist.

1. Können Sie mir einige Nebenwirkungen aufzählen, die im Zusammenhang mit der Bestrahlung auftreten können?

Gelegentlich treten Heiserkeit, manchmal auch Schluckbeschwerden und Sodbrennen auf. Dies ist der Fall, wenn die Speiseröhre mit im Strahlenfeld liegt.
Gegen Ende der Bestrahlung, ja häufig erst Wochen danach, können Reaktionen am bestrahlten Lungengewebe auftreten (Pneumonitis).
Hautreaktionen während der Strahlentherapie sind relativ häufig, allerdings treten Hautschäden oder gar Strahlengeschwüre wesentlich seltener als früher auf. Die Haut bleibt allerdings noch lange empfindlich gegenüber mechanischen Reizen.
Häufig kommt es zu unspezifischen Befindlichkeitsstörungen, wie Müdigkeit, Unlust, aber auch Kopfschmerzen. Diesen Zustand nennen viele »Strahlenkater«. Er wird durch strahlenbedingte Abbauprodukte der Haut und eventuelle Gewebereste des Tumors verursacht.
Auch kann die Bildung der roten und weißen Blutzellen zeitweise unterdrückt werden. Die körperliche Belastungsfähigkeit wird dann geringer, und eine systemische Infektanfälligkeit kann daraus resultieren. In seltenen Fällen kommt es zu Schleimhautentzündungen und Pilzbefall in der Mundhöhle und der Luftröhre, die sehr schmerzhaft sein können.

Entzündungen an der Mundschleimhaut (Mukositis) sind besonders häufig bei einer gleichzeitig durchgeführten Radio-/Chemotherapie.

2. Entzündungen und Geschwüre in der Mundschleimhaut machen das Essen zur Qual. Was lässt sich dagegen tun? Welche Ernährung ist zu empfehlen?

Viele Probleme lassen sich bei Befolgung prophylaktischer Maßnahmen verhindern.
Die Zellen der Mundschleimhaut sind ebenso wie die Haarzellen sehr teilungsfreudig, weswegen sie auf die auf die Zellteilung einwirkenden Medikamente besonders intensiv reagieren. Während sich die chemotherapiebedingten Störungen an der Schleimhaut ca. fünf bis zehn Tage nach der Therapie manifestieren, treten die strahlentherapiebedingten Störungen erst drei bis fünf Wochen später auf.
Kommt es gleichzeitig zu einer Immunabwehrschwäche, so können sich die Schleimhautschädigungen durch Pilz- und/oder Virusinfektionen komplizieren. Entzündungsbegünstigend wirken sich auch aus: Nikotinabusus, mangelnder Zahnstatus, eine schlecht angepasste Zahnprothese und chronische Entzündungen der Mundhöhle.
Zur Prophylaxe ist täglich mehrfache Mundpflege zu empfehlen. Ist es schon zur Schädigung gekommen, so sind die Probleme, die Ziele und die Pflegemaßnahmen anders als diejenigen zur Prophylaxe.
Hartes Brot, Crackers, rohes Gemüse, Kartoffelchips oder Brezel verstärken ebenso wie säurehaltige Speisen (Essig, Zitrusfrüchte, Rhabarber) die Schmerzen. Stark gewürzte Speisen (z. B. mit Pfeffer, Curry, Meerrettich) werden ebenso wie heiße Speisen erfahrungsgemäß schlecht vertragen.
Ungünstig sind Obstsäfte mit hohem Fruchtsäuregehalt (z. B. Johannisbeeren, Orangen, Grapefruit, Ananas, Rhabarber, Tomaten). Aprikosen-, Birnen- oder Pfirsichnektar sind relativ säurearm.
Vorteilhaft sind Speisen, die nicht viel gekaut werden müssen und leicht zu schlucken sind! Hierzu gehört nicht nur die übliche Schonkost, wie Eierspeisen, Cremesuppen, Eiscreme, Pudding, sondern auch Hackfleischgerichte, gebackener Fisch, Weichkäse, gekochte Früchte, Nudelgerichte und Ähnliches! Eine gute Alternative stellt manchmal die Babynahrung dar, die es in den verschiedensten Geschmackszubereitungen

gibt. Sie enthält nicht nur ausreichend Kalorien, sondern ist auch keimarm. Letzteres ist bei einem Mangel an weißen Blutkörperchen und bei Störungen der Immunabwehr besonders wichtig.
Gekühlte Speisen oder Getränke (z. B. Eisstückchen, gefrorener Joghurt, Sorbet oder Eiscreme) können die Schleimhautbeschwerden lindern. Bei heißen Speisen verstärken sich die Schmerzen! Milch und Milchmixgetränke sowie Suppen lassen sich eventuell durch Zugabe von Eiswürfeln besser schlucken!
Wenn die Schmerzen besonders schlimm sind, empfiehlt es sich, die pürierte Kost aus einer Tasse oder durch einen Strohhalm zu trinken.
Harte Zahnbürsten und Zahnseide sind bei Entzündungen der Mundschleimhaut ungünstig. Zahnbürsten, die mit Kunststoffborsten bestückt sind, lassen sich weicher machen, indem man sie vor jedem Gebrauch in lauwarmem Wasser einweicht. Kommt es trotzdem zu Beschwerden, so verzichtet man am besten auf die Zahnbürste und reinigt die Zähne stattdessen mit einem Wattestäbchen (z. B. Q-Tips).
Salbei- und Kamillentee haben eine lindernde und eine antiseptische Wirkung, die man durch Gurgeln oder Spülen des Mundes nach den Mahlzeiten sowie vor dem Schlafengehen nutzen kann. Spülungen mit alkoholischen Lösungen sind zu vermeiden, wohingegen eine 0,5%ige Wasserstoffperoxidlösung sich als Prophylaxe gegen zusätzliche Infektionen bewährt hat.
Bei sehr starken Schmerzen kann der Arzt schmerzstillende Sprays (z. B. Lidocain-Spray) oder ein Gel (Lidocain-Gel, Benzocain) verschreiben. Sie betäuben die Schleimhaut für eine begrenzte Zeit, setzen allerdings auch das Geschmacksempfinden herab.

3. Woran erkennt man eine Strahlenentzündung der Lunge (Pneumonitis)? Welche Behandlungsmöglichkeiten gibt es?

Manche bemerken die Entzündung selbst dann nicht, wenn sie auf dem Röntgenbild eindeutig erkennbar ist. Bei anderen hingegen kündigt sich die Strahlenreaktion schon frühzeitig durch Fieber, Frösteln oder Hüsteln sowie schnellen Pulsschlag an. Möglicherweise sieht man zu diesem Zeitpunkt auf dem Röntgenbild noch gar nichts Auffälliges. Die röntgenologischen Veränderungen können also den Symptomen nachhinken!

Der beste Nachweis einer Pneumonitis erfolgt durch die Lungenfunktionsuntersuchung (Diffusionskapazität). Auch können mit der Bronchoskopie Zellen bei einer Bronchialspülung (Lavage) entnommen werden, und der Untersuchende kann binnen Stunden sagen, ob es sich um eine infektiöse oder allergische Entzündung oder gar um Tumorgewebe handelt.
Bei Beschwerden ist Bettruhe angesagt. Bestimmte Medikamente (Bronchodilatoren) können die Atemnot lindern. Kortisonpräparate sind manchmal sehr hilfreich. Sie dürfen nicht abrupt abgesetzt werden, da es sonst zu einem Rückfall mit noch stärkeren Beschwerden kommen kann. Atemgymnastische Übungen sind angebracht.

4. Früher sagte man immer, dass es durch die Strahlentherapie zu Verbrennungen komme. Gibt es das heute auch noch? Was kann ich selber tun, damit es nicht zu derartigen Nebenwirkungen kommt?

Die heute angewandten Strahlenarten und -techniken sind andere als noch vor Jahrzehnten. Anders sind daher auch die Nebenwirkungen. »Verbrennungen« sind heute extrem selten.
Die bei der Strahlentherapie verwendeten Strahlen wirken auf die Haut wie eine intensive Sonneneinstrahlung. Je nach individueller Sonnenverträglichkeit, aber auch je nach Art der Bestrahlungstechnik (Röntgen, Telekobalt, Linearbeschleuniger) kann fast keine Hautreaktion oder nur ein »Sonnenbrand« entstehen.
Die Haut wird durch die Bestrahlung gereizt. Um sie nicht mehr als notwendig zu belasten, sollten Sie das Bestrahlungsfeld während und auch noch in den Wochen nach der Bestrahlung nicht waschen. Auf keinen Fall jedoch sollten Sie kratzen oder bürsten. Darüber hinaus empfehle ich, die Haut tagsüber mit fettreichem Puder und abends vor dem Zubettgehen mit »Babyöl« zu pflegen. Unbedingt zu vermeiden sind hautreizende Seifen, Kratzen, Bürsten, Frottieren, Anwendung von Alkohol, Benzin, Kölnisch Wasser, Deospray, hautreizenden Pflastern, Rheumaeinreibemitteln, Wärmebehandlung (warme und heiße Umschläge), Infrarotbestrahlung und Höhensonne. Auch lokale Hitze und Kälte (z. B. Wärmflasche, Eisbeutel) sind schädlich. Einige Zeit nach Abschluss der Strahlentherapie sind diese Vorsichtsmaßnahmen nicht mehr notwendig.

5. Ich habe seit der Bestrahlung Schluckbeschwerden. Was kann ich dagegen tun?

Schleimhautentzündungen der Speiseröhre, gelegentlich auch des Magens, gehören zu den häufigsten Störungen während der Strahlentherapie, da die Speiseröhre zumeist mit im Strahlenfeld liegt. Die Beschwerden beginnen häufig nach der dritten Bestrahlungswoche und können noch einige Wochen nach der Strahlentherapie anhalten. Sie pflegen sich in der Regel dann allerdings zu legen. Im Allgemeinen helfen Säureschutzmittel und die lokale Anwendung entzündungshemmender Medikamente prompt. Infolge der gestörten lokalen Immunabwehr kann es zu einem Pilzbefall der Speiseröhre kommen. Hiergegen gibt es heute sehr wirksame Medikamente. Treten Schluckstörungen oder ein »Schluckauf« erst sehr viel später nach Abschluss der Behandlung auf, so sollten Sie dies unverzüglich Ihrem Arzt mitteilen. Eine Röntgenkontrastuntersuchung, eine Spiegelung des oberen Verdauungstraktes oder auch eine Computertomographie können die Ursache der Störung klären. Möglicherweise ist ein Nerv betroffen, oder ein Geschwür oder eine Fistel haben sich gebildet.

Häufig kommt es zu einem trockenen Mund mit vermindertem Speichelfluss und Schluckbeschwerden. Sie sollten dann häufig kleine Mengen Tee, Mineralwasser, Dunkel- oder Malzbier trinken. Besonders Pfefferminztee fördert den Speichelfluss. Milch ist ungünstig, da sie die Schleimbildung fördert. Auch Sauermilch und Kefir können Sie trinken. Spülen Sie mit Wasser gut nach.

Bei Kau- und Schluckbeschwerden empfehlen wir flüssigbreiige Speisen, z.B. Cremesuppen (Spargel-, Blumenkohl-, Kartoffel-Cremesuppen), püriertes Gemüse (Spinat, Möhren), Kartoffelpüree, Milchmixgetränke. Meinen Patienten empfehle ich häufig etwas Sahne (bis 2 Esslöffel) bzw. ein Stückchen Butter/Margarine zuzugeben. Sie nehmen dadurch mehr Kalorien zu sich.

6. Mein Arzt meint, dass die Luftnot Folge einer »Strahlenfibrose« sei. Was ist hierunter zu verstehen? Was kann ich dagegen machen?

Unter Strahlenfibrose versteht man eine Bindegewebsvermehrung an der Wand der Lungenbläschen (Alveolen). Sie stellt das Endstadium einer meist allergischen Entzündung, einer Pneumonitis, dar. Diese Fibrose kann sich Monate, ja erst Jahre nach der Strahlenexposition entwickeln und zu beträchtlicher Atemnot führen; gleichzeitig liegt dann meist eine verstärkte Belastung der rechten Herzhälfte vor (Cor pulmonale).
Therapeutisch kann sie nur schwer beeinflusst werden. Manche Ärzte geben Nebennierenhormone (Kortison). Erleichterung bringen bronchienerweiternde Präparate, eventuell schleimlösende Mittel (Expektoranzien), und in schweren Fällen kann eine Beatmung mit Sauerstoff erfolgen.

7. Wie ernähre ich mich am besten während der Strahlentherapie?

Während der Strahlentherapie – übrigens auch während der Chemotherapie – sollten Sie – zumindest an den Behandlungstagen – leichte Speisen bevorzugen. Die Strahlenärzte empfehlen häufig eine vegetarische und vitaminreiche Ernährung zur Prophylaxe des Strahlenkaters.
Denken Sie an eine reichliche, eher überreichliche Flüssigkeitsaufnahme. Die Stoffe, die durch Tumorzerfall oder Nichtabbau der Medikamente entstehen und den Strahlenkater mit verursachen, können dann nämlich schneller ausgeschieden werden. Alkohol sollten Sie während und kurz nach der Strahlentherapie meiden!
Bei Schluckbeschwerden sollten Sie keine feste Nahrung aufnehmen sowie bei Entzündungen der Speiseröhre scharfe Gewürze und säurehaltige Lebensmittel meiden.

8. Wie kann ich den strahlentherapiebedingten Appetitmangel lindern?

- Es gibt appetitanregende Mittel, wie z. B. Pepsinwein. Manche Hormone haben eine appetitsteigernde »Nebenwirkung« (Gestagene, Anabolika oder Kortison in niedriger Dosierung).
- Manchmal besteht eine Aversion gegen bestimmte Speisen. Durch Essensdüfte wird diese Aversion verstärkt. Starke Essensgerüche sind daher während der Strahlenbehandlung und in der ersten Zeit danach zu vermeiden!
- Durch den Zusatz von Aromastoffen (z. B. Schokolade, Vanille, Kaffee) lässt sich der Geschmack einiger Speisen verbessern. Durch Instant-Eindickungsmittel kann man zwar nicht den Geschmack, aber die Konsistenz und das Aussehen der Speisen verändern. Manchmal steigert dies den Appetit.

9. Schwächt die Strahlentherapie die Immunabwehr?

Die im Strahlenfeld lokalisierte Immunabwehr wird sicherlich zeitweilig negativ beeinflusst, weswegen diese Regionen zu Pilzinfektionen neigen. Dies trifft insbesondere auf die Speiseröhre zu.
Zweifellos stellen manche in der Nähe der Lunge mitbestrahlte Regionen (z. B. das Knochenmark von Brustwirbelsäule oder Brustbein) eine wichtige Quelle der Blutbildung und der Immunabwehrzellen dar. Letztere werden durch die Bestrahlung – bei gleichzeitiger Chemotherapie in noch stärkerem Maße – in Mitleidenschaft gezogen. Ob hierdurch jedoch eine langfristige nennenswerte Schwächung der Körperabwehr erfolgt, ist nicht erwiesen.
Während und kurz nach der Bestrahlung sind Sie stärker infektgefährdet. Diese erhöhte Infektgefährdung ist ein weiterer Grund dafür, dass Sie sich besonders vitaminreich ernähren sollten. Mit Verbesserung der Immunabwehr sinkt auch das Risiko einer Gürtelrose (Herpes zoster). Diese Viruserkrankung tritt bei bestrahlten Patienten unverhältnismäßig oft auf. Typisch für diese Erkrankung sind Bläschen, die stets im Ausbreitungsgebiet eines Nerven lokalisiert sind und außerordentlich schmerzhaft sein können. Nicht selten besteht eine Überempfindlich-

keit auch auf leichteste Berührungsreize, manchmal unterbrochen von attackenartigen stechenden Schmerzen.
Gegen diese Viruserkrankung gibt es heute erfreulicherweise recht wirksame Medikamente, die allerdings nur dann wirken, wenn sie frühzeitig eingesetzt werden. Bei geringstem Verdacht auf diese bläschenförmig auftretende Erkrankung muss der Arzt konsultiert werden, und es muss mit einer antiviralen Therapie (Aciclovir) begonnen werden.

10. Ich fühle mich kraftlos, antriebslos und bin trotz ausreichendem Schlaf und fehlenden Belastungen manchmal bis zur Erschöpfung müde.

Als »Fatigue« werden in der Fachsprache die häufig im Krankheitsverlauf und später auftretende Müdigkeit und Erschöpfung bezeichnet. »Fatigue« kann viele Ursachen haben. Einerseits kann es sich um direkte Begleiterscheinungen der Krebserkrankung oder der Therapie handeln, andererseits können diese Beschwerden auch völlig unabhängig von dem Schweregrad der Erkrankung und der Therapie auftreten. Wann, wie lange und wie schlimm eine »Fatigue« auftritt, ist ganz abhängig vom einzelnen Menschen und den auslösenden Ursachen.
Ist ein akuter Blutverlust während der Operation oder eine chronische Blutung mit Mangel an roten Blutkörperchen (Anämie) die Ursache, so können Bluttransfusionen oder die Gabe von Erythropoetin zu einer Besserung führen. Hiernach bessert sich die Durchblutung des Gehirns; die Leistungsfähigkeit steigert sich. Schwäche, Schwindelgefühl und Kopfschmerzen verschwinden.
Manchmal können die Beschwerden durch eine Ernährungsumstellung gelindert werden. Empfohlen werden viele kleine Mahlzeiten. Eine ausreichende Vitaminversorgung ist notwendig, wobei besonders Vitamin C und Vitamin B wichtig sind. Essen Sie nichts Schweres, nichts, was leicht füllt oder bläht! Manchmal lassen sich die Beschwerden auf eine mangelnde Entgiftung von Abfallstoffen in den Nieren zurückführen. Sie sollten auf eine ausreichende Flüssigkeitszufuhr achten!
Auch nach einer Therapie mit signalhemmenden Medikamenten geben manche Patienten Fatiguebeschwerden an.
Bevor Sie die Therapie für die Fatiguesymptomatik verantwortlich machen, ja sogar möglicherweise ein wichtiges Tumormedikament abset-

zen, sollten Sie abwarten und einige Ratschläge gegen die Erschöpfung und Müdigkeit beherzigen.

- Manchmal ist die Fatiguesymptomatik nur kurzzeitig und hört von allein auf.
- Manchmal ist zu beobachten, dass das Tumorwachstum die offensichtliche Ursache der Beschwerdesymptomatik ist und es nach einer medikamentösen Tumorverkleinerung zu einer Verminderung der Beschwerden kommt.
- Gelegentlich beobachten wir, dass eine übertriebene Schonung die Fatigue eher fördert und körperliche sowie geistige Belastungen die »Lebensgeister« wieder zurückholen.
- Bei chemotherapiebedingten Fatiguebeschwerden hat man eine Verminderung der Fatigue nach sportlicher Betätigung feststellen können. Dies ist einer der Gründe, weswegen die Krankenkassen vielerorts »Sportgruppen nach Krebs« fördern. Ärztlich verordneter Rehabilitationssport in Gruppen unter ärztlicher Betreuung und Überwachung wird von den Krankenkassen bezahlt (§§ 44, Abs. 3 SGB IX). Adressen von Sportgruppen in Ihrer Region können Sie in den Tumornachsorgekliniken, telefonisch beim Krebsinformationsdienst (KID), Telefon 08 00/4 20 30 40, oder bei Ihrem Landessportverband erfahren.
- Achten Sie auf genügend und erholsamen Schlaf, aber halten Sie den normalen Schlafrhythmus ein.
- Lassen Sie sich in der Einübung von Entspannungsübungen, z. B. autogenem Training, beraten und trainieren.
- Achten Sie auf eine gesunde und ausgewogene Ernährung mit eisenhaltigen und vitaminreichen Speisen. Fragen Sie den Ernährungsberater in der Klinik oder in der Praxis, zu welcher Ernährung er Ihnen rät.
- Planen Sie Ihren Tagesablauf und teilen Sie ihre Kräfte ein. Verrichten Sie schwierige Aufgaben nur dann, wenn Sie sich stark genug fühlen.

6 Welche Störungen, Beschwerden und Komplikationen können bei und nach der Chemotherapie bzw. einer medikamentösen Therapie auftreten? Mit welchen Nebenwirkungen muss nach einer Chemotherapie oder der Gabe signalhemmender Medikamente gerechnet werden?

Fragen zur Vorbeugung und Behandlung medikamentös bedingter Störungen

1. Mit welchen Nebenwirkungen ist bei einer zusätzlichen Chemotherapie zu rechnen?

Dies hängt ganz von der Art, der Dosis und eventuell der Kombination der Medikamente ab.

Nach der Chemotherapie kann es zu einer zeitweiligen Schädigung der Darmschleimhaut mit Durchfällen kommen. Diese sowie die häufige Appetitlosigkeit führen meist zu Gewichtsverlust.

Während und kurz nach der Chemotherapie kann eine Verringerung der Blutzellen auftreten. Daher besteht eine größere Infektionsanfälligkeit. Häufig kommt es zu Haarausfall. Auch kann es während und kurz nach der Chemotherapie zu Unwohlsein mit Übelkeit kommen. Einige Patienten reagieren empfindlicher auf die Zytostatika als andere. Bei Einhaltung bestimmter Vorsichtsmaßnahmen lassen sich viele unerwünschte Nebenwirkungen verhindern bzw. zumindest reduzieren.

Die forschende Industrie und die Tumorzentren arbeiten derzeitig fieberhaft an der Entwicklung neuer Chemotherapeutika und an Medikamenten, die die Nebenwirkungen verringern helfen. Die große Hoffnung ist, dass diese Medikamente nicht nur sehr viel wirksamer, sondern auch nebenwirkungsärmer als die bisherigen sein werden. Derzeit muss man leider davon ausgehen, dass jede wirksame Tumortherapie auch Nebenwirkungen hat. Die große Kunst des Therapeuten besteht darin, bei jedem Patienten vor jeder Therapieentscheidung die möglichen Vor- und Nachteile abzuwägen.

Deswegen empfiehlt es sich, Therapien nur von onkologisch erfahrenen Ärzten durchführen zu lassen.

2. Ich habe gehört, dass durch die Zytostatika nicht nur die kranken, sondern auch gesunde Zellen abgetötet werden. Aus diesem Grunde sollen ja auch die Haare während der Therapie ausfallen. Können sich auch andere Nachteile und Komplikationen einstellen?

Neben dem schon von Ihnen erwähnten Haarausfall kann es zu Übelkeit, Durchfall und vor allem zu Blutbildungsstörungen kommen. Bei Absetzen der Zytostatika kommt es erfahrungsgemäß in den meisten Fällen zu einem Rückgang der Beschwerden und zu einer Erholung, z. B. zu vollem Haarwuchs und zu einer Normalisierung des Blutbildes, des Appetits, der Verdauung etc. Auch das Wohlbefinden stellt sich wieder ein. Einige Patienten reagieren empfindlicher auf die Zytostatika als andere. Bei Einhaltung bestimmter Vorsichtsmaßnahmen lassen sich viele unerwünschte Nebenwirkungen verhindern bzw. zumindest reduzieren.

3. Welche Nebenwirkungen können nach Einnahme signalhemmender Tabletten, wie z. B. Erlotinib (Tarceva®), auftreten?

Die häufigsten Nebenwirkungen sind Hautveränderungen (ca. 75 %). Sie äußern sich in akneähnlichem Ausschlag, der mit trockener Haut und Juckreiz einhergehen kann. Häufig kommt es auch zu Durchfällen (ca. 50 %). Beides tritt in der Regel meist in moderater Ausprägung auf.

Gelegentliche Nebenwirkungen sind: Appetitverlust und Übelkeit, Entzündungen der Mundschleimhaut, Magen-Darm-Beschwerden. Manche Patienten klagen über Atemschwierigkeiten, manchmal auch Husten. Komplikationen wie Magen-Darm-Blutungen, Leberfunktionsstörungen oder Hornhautentzündungen werden seltener beobachtet.

Ein kleines Trostpflaster bei diesen lästigen Nebenwirkungen sind die in vielen Therapiestudien gemachten Erfahrungen einer tendenziell besseren Tumorwirkung.

Der Wirkstoff Erlotinib verträgt sich mit manchen anderen Medikamenten nicht, weswegen Sie Ihrem Arzt grundsätzlich alle Medikamente angeben müssen, die Sie einnehmen. Hierzu gehören auch sonst so nebenwirkungsfreie Medikamente wie z. B. Johanniskraut gegen Depressionen. Prinzipiell sind die Nebenwirkungen der bislang in Deutschland eingesetzten signalhemmenden Medikamente wesentlich geringer und besser kontrollierbar als die der Chemotherapie. Sie tragen somit nicht nur zur Verbesserung der Überlebenszeit, sondern auch zur Verbesserung der Lebensqualität erkrankter Patienten bei.

4. Welche Möglichkeiten gibt es zur Verhinderung der chemotherapiebedingten Übelkeit?

Im Gegensatz zu früher gibt es heute sehr wirksame Medikamente, die man schon prophylaktisch gegen die Übelkeit einnehmen sollte (Serotonin-Antagonisten). Es gibt sie als Tabletten, als Zäpfchen und als Spritzen. Sinnvolle Verhaltensmaßnahmen, die Sie selber durchführen können, sind:

- Essen Sie einige Stunden vor Beginn der Chemotherapie nicht, da Übelkeit und Erbrechen automatisch zu einer Abneigung gegenüber den vorher eingenommenen Speisen führen. Ansonsten droht antizipatorisches Erbrechen. Außerdem ist der Magen weniger belastet.
- Vor und während der Chemotherapie sollten salzige, stark gewürzte, fettige oder stark riechende Speisen vermieden werden. Schon allein der Geruch derartiger Speisen kann Brechreiz bewirken. Das Brechzentrum reagiert bei zytostatisch behandelten Patienten besonders empfindlich. Auch süße und fette Speisen können die Übelkeit verstärken. Lüften Sie die Wohnung nach dem Essen.
- Entspannung und Ablenkung während und nach der Chemotherapie, z. B. durch leise Musik, unter Umständen auch durch Fernsehen oder das Anschauen eines Lieblingsvideos, können ebenso wie autogenes Training oder Konzentrations- und Visualisierungsübungen den Brechreiz unterdrücken helfen.
- Eine entspannte und ruhige Atmosphäre im Zimmer wird von vielen Patienten als sehr angenehm empfunden. Bei starkem Sonnenlicht ist eine leichte Abdunkelung des Zimmers angebracht.
- Bei Übelkeitsgefühl verschaffen Entspannungsübungen und tiefes Durchatmen Erleichterung. Lassen Sie sich vom Arzt oder den Pflegekräften Techniken zeigen oder Adressen geben, wo Entspannungstechniken wie autogenes Training oder Yoga vermittelt werden.

5. Mit welchen Symptomen geht ein Mangel an weißen Blutkörperchen einher, und was kann ich dagegen tun?

Sie selber bemerken die Verminderung der weißen Blutzellen (Leukopenie) – wenn überhaupt – häufig erst, wenn es zu Beschwerden und Komplikationen, meist einer Infektion an den Harnwegen oder den Luftwegen, gekommen ist.
Meist kommt es nach einigen Tagen zu einer spontanen Erholung der Blutbildung. Im Notfall, d.h. bei einem Infekt, kann der Arzt Medikamente geben, die die Zellbildung im Knochenmark beschleunigen (Wachstumsfaktoren). Bei einer starken Verringerung der weißen Blutkörperchen sollten Sie auf maximale Sauberkeit im Hygienebereich achten, großen Menschenansammlungen wegen der Gefahr von Infektionen fernbleiben und einen direkten Kontakt zu Tieren vermeiden.

6. Mit welchen Symptomen geht ein Mangel an Blutplättchen (Thrombozyten) einher? Wie sollte ich mich verhalten?

Bei einer starken Verringerung kann es zu flohstichartigen Einblutungen in das Gewebe kommen. Sie treten häufig zuerst in der Schienbeingegend und in den unter Druck stehenden Köperregionen auf. Gelegentlich kommt es auch zu blauen Flecken. Sie sollten dann den Arzt hiervon in Kenntnis setzen. Für Sie gelten bei einem manifesten Mangel an Blutplättchen (weniger als 10 000 Plättchen/mm^3) folgende Verhaltensregeln:

- Keine Tätigkeiten, die mit einer Verletzungsgefahr einhergehen.
- Vorsicht vor Mundschleimhautverletzungen; putzen Sie die Zähne mit einer weichen Zahnbürste.
- Kein hartes Brot essen.
- Informieren Sie ihren Zahnarzt vor irgendwelchen Eingriffen.
- Nehmen Sie ohne Rücksprache mit Ihrem Arzt keine Medikamente ein, die das Blut dünnflüssig machen (z. B. Aspirin®).
- Operative Eingriffe nur, wenn lebensnotwendig und nach vorherigen Thrombozytentransfusionen.
- Pressen Sie ein sauberes Tuch so lange auf die blutende Wunde, bis die Blutung zum Stillstand kommt. Gelingt es Ihnen nicht, die Blutung zu stoppen, so konsultieren Sie einen Arzt.

- Bei Nasenbluten setzen Sie sich senkrecht auf, und lassen Sie das Blut aus der Nase herauslaufen. Auf keinen Fall sollten Sie das Blut herunterschlucken.
- Seien Sie mit der Einnahme von Medikamenten vorsichtig, die die Funktion der Blutplättchen beeinflussen (z. B. Aspirin® und die meisten Rheumamittel).
- Tragen Sie keine Socken, die einengen.
- Vitamin-C- und kalziumreiche Kost sollen die Blutgefäße abdichten helfen.

7. Ich vertrage die vielen Medikamente sehr schlecht und bekomme danach immer Magenschmerzen und Sodbrennen?

Neben der psychischen Belastung sind Medikamente häufig die Ursache für eine chronische Gastritis mit Magenbeschwerden. Viele Ärzte empfehlen prophylaktisch säureblockierende Magenschutzmedikamente.

8. Was lässt sich gegen Durchfall tun?

Zuerst sollte man die Ursache festzustellen und zu beseitigen versuchen. Gelingt dies nicht, so sollten Sie zuerst an eine Änderung der Ernährung denken. Bei Erfolglosigkeit dieser Maßnahme kommt eine medikamentöse Behandlung in Frage.
Sollten Sie den Arzt wegen Durchfall konsultieren, so bereiten Sie sich auf folgende Fragen von ihm vor:

- Wie häufig ist die Stuhlfrequenz?
- Wie ist die Farbe des Stuhls?
- Wie ist die Konsistenz des Stuhls?
- Besteht ein auffälliger Geruch?
- Befinden sich Blut, Schleimbeimengungen oder Auflagerungen auf dem Stuhl?
- Haben Sie gleichzeitig Bauchschmerzen und wenn ja, wo sind diese lokalisiert?
- Besteht eine Beziehung zur Nahrungsaufnahme?
- Welche Medikamente nehmen Sie derzeitig ein?

Bei Durchfall besteht die Gefahr eines Elektrolytmangels. Dann ist eine kaliumreiche Kost notwendig. Eventuell muss zusätzlich Kalium, manchmal auch Kochsalz gegeben werden. Besonders kaliumreich sind: Bananen, Aprikosen, Orangen, Nüsse, Kleieflocken, Fruchtsäfte und Gemüse. Kalium kann auch als Tablette oder in flüssiger Form (Brausetablette) eingenommen werden.
Gegen den Kochsalzverlust sind Bouillons sehr wirksam. In kommerziell erhältlichen Glukose-Elektrolyt-Lösungen (z. B. Elotrans®) sind die wichtigsten Elektrolyte enthalten.
Wichtig bei Durchfall ist eine ausreichende Flüssigkeitsaufnahme. Trinken Sie mindestens zwei bis drei Liter Flüssigkeit pro Tag.
Sind *Anti-Tumor-Medikamente* die Ursache und lassen sich die Durchfälle durch die Ernährung nicht beeinflussen, so sollten Sie zuerst Loperamidtabletten einnehmen. Loperamid (z. B. Imodium®) ist ohne Rezept erhältlich. Hilft Imodium® nicht, so sollten Sie Colestyramin (als Granulat, Pulver oder Kautablette = Lipocol-Merz® oder Colest HEXAL® oder Colestyramin-ratiopharm®) einnehmen. Colestyramin kann allerdings den Appetit beeinflussen und gelegentlich auch Bauchschmerzen verursachen. Colestyramin hilft auch häufig gegen die lästigen Blähungen, die besonders nach Einnahme von Sorafenib-Tabletten auftreten können.
Sollte der Durchfall mehr als sieben Stuhlgänge am Tag überschreiten oder durch die Medikamente nicht abklingen, ist unbedingt ein Arzt aufzusuchen!
Bei infektiös bedingtem Durchfall ist Loperamid nicht geeignet, da die ursächlich für den Durchfall verantwortlichen Keime ja eliminiert werden müssen.
Bei durch *Antibiotika verursachtem Durchfall* ist manchmal die Gabe von Metronidazol oder Vancomycin angezeigt.

9. Wie sollte man sich bei einer Verminderung der Blutzellen (Leukopenie und/oder Anämie) ernähren?

Leider lässt sich – entgegen einer weitverbreiteten Meinung – die Vermehrung von Blutzellen mit einer bestimmten Ernährung kurzfristig nicht wesentlich beschleunigen. Es gibt weder bestimmte Tees, Pflanzen noch andere Nährstoffe, nach deren Genuss dies der Fall ist.

Allerdings gibt es einige Medikamente (Wachstumsfaktoren), die kurzfristig die Blutzellbildung anregen können.
Mittelfristig kann die Gabe von Eisenpräparaten und Vitamin C sinnvoll sein. Die Einnahme von Vitamin C ist wegen seiner entzündungshemmenden und antiinfektiösen Wirkung hilfreich. Eisen ist für die Blutbildung notwendig, wenn es aufgrund eines Blutverlustes zu einem Eisenmangel gekommen ist.
Bei einer Verminderung der weißen Blutzellen kommt es häufig zu Infekten im Mundbereich. Wenn zusätzlich die Schleimhaut des Magen-Darm-Trakts durch Pilzinfektionen geschädigt ist, sollte man die Nahrungsaufnahme über den Magen-Darm-Trakt vorübergehend reduzieren.

10. Seit der Chemotherapie verspüre ich ein Kribbeln in den Fingern und in den Beinen. Zudem besteht eine Überempfindlichkeit, und teilweise habe ich auch kein Gefühl mehr in den Fingern und in den Beinen.

Nach Gabe bestimmter Zytostatika (z. B. Cisplatin, Vinca-Alkaloide, Taxane) kann es zu Schädigungen der oberflächlichen »Gefühlsnerven« kommen. Es kommen allerdings auch nichtmedikamentöse Ursachen für diese Beschwerden in Frage. So ist die Polyneuropathie eine gefürchtete Komplikation bei Diabetikern und bei Alkoholikern. Auch kann ein Tumorbefall des Zentralnervensystems ähnliche Beschwerden hervorrufen.
Erfahrungsgemäß kommt es bei einer chemotherapiebedingten Polyneuropathie spontan zu einer Verbesserung und schließlich zum vollständigen Verschwinden der Gefühlsstörungen. Dies kann allerdings manchmal Monate oder noch länger dauern.
Unter Umständen lohnt sich ein Therapieversuch mit Vitamin-B-haltigen Medikamenten (z. B. Thioctazid®). Von einigen Ärzten werden bei Schmerzen Antidepressiva (z. B. Saroten®), Antikonvulsiva (z. B. Timonil® und Tegretal®), Analgetika und andere Medikamente eingesetzt, deren Wirkung allerdings umstritten ist. Unumstritten hingegen ist die zeitweise positive Wirkung von physikalischen Therapien, wie z. B. dem hydroelektrischen Vollbad (Stangerbad) oder der Gleichstrombehandlung (Vierzellenbad).

11. Bei mir ist es zu Haarausfall gekommen. Was kann ich dagegen unternehmen?

Nicht nach jeder Chemotherapie kommt es zu Haarausfall; bei einigen Behandlungen lässt sich der Haarausfall durch Unterkühlung der Kopfhaut während der zytostatischen Therapie einschränken.
Bei anderen Therapien ist der Haarausfall allerdings unvermeidbar. Der onkologisch erfahrene Arzt kann Ihnen dies vor Einleitung der Therapie meist schon vorzeitig sagen. Häufig beginnt der Haarausfall zwei bis drei Wochen nach Therapiestart.
Viele Patienten lassen sich vor Beginn der Chemotherapie einen Kurzhaarschnitt machen, damit der Haarausfall später nicht so auffällt.
Sie sollten sich von Ihrem Arzt rechtzeitig ein Rezept für eine Perücke geben lassen. Lassen Sie dieses Rezept von Ihrer Krankenkasse bestätigen, bevor Sie das Haarteil in Auftrag geben. Die gesetzlichen Krankenkassen übernehmen die Kosten im Allgemeinen zumindest teilweise, während Privatkassen manchmal mit der Kostenrückerstattung sehr zurückhaltend sein können.
Die Kasse zahlt allerdings nur einen vorübergehenden (relativ preiswerten) Haarersatz, da es ja in der Regel nach Absetzen der Zytostatika – im Gegensatz zum Haarausfall nach Ganzschädelbestrahlung – wieder zu völlig normalem Haarwachstum kommt und so eine endgültige (relativ teure) Perücke nicht notwendig ist.

- Benutzen Sie keine scharfen Shampoos, keinen Föhn, keine Lockenwickler, um den Haarausfall zu vermindern oder hinauszuzögern
- Wenn Sie ganz bewusst ohne Haare gehen, achten Sie auf ausreichenden Sonnenschutz.

12. Ich habe gehört, dass Chemo- und Strahlentherapien eine Verschlechterung der Immunabwehr bewirken.

Es stimmt, dass sowohl Chemo- als auch Strahlentherapien – im Übrigen auch die Operation und die Narkose – zu einer Beeinträchtigung der Immunabwehr und zu vermehrter Infektanfälligkeit führen. Ob hierdurch allerdings das Wiedererkrankungsrisiko beeinflusst wird, ist bislang nicht erwiesen.

Übrigens weiß man, dass das Tumorwachstum selber das Immunsystem negativ beeinflusst, sodass jede tumorverkleinernde Therapie auch gleichzeitig eine immunstärkende Maßnahme darstellt; diese Immunstärkung ist unabhängig davon, ob eine Operation, Strahlentherapie oder Chemotherapie durchgeführt wird.
Gesichert ist, dass sowohl Chemo- als auch Strahlentherapie kurzfristig die Infektionsanfälligkeit fördern. Gefürchtet sind weniger die bakteriellen und antibiotikaempfindlichen Infekte als schwer behandelbare Pilzerkrankungen.
Wichtig ist, dass Sie Ihre Körperabwehr und das Immunsystem nicht durch Rauchen, Alkohol, Stress oder unvernünftige Verhaltensweisen schädigen. Nehmen Sie die Empfehlungen der prophylaktischen Physiotherapie (siehe Kapitel 7) ernst, und praktizieren Sie regelmäßig. Wichtig ist auch eine gesunde und vielseitige Ernährung. Sie sollte aus einer gut ausgewogenen, eiweiß- und vitaminreichen Nahrung bestehen. Hingegen halte ich wenig von derzeitig auf dem Markt erhältlichen Medikamenten, die die Immunabwehr anregen und stärken sollen.

13. Durch die ständigen Blutentnahmen, Spritzen und Infusionen sind die Venen bei mir verödet. Vor der Venenpunktion haben der Arzt und natürlich auch ich immer furchtbare Angst.

Sie bzw. Ihr Arzt sollten überlegen, einen Port anlegen zu lassen. Beim Port handelt es sich um ein kleines metallenes Reservoir, das vollständig unter die Haut implantiert wird und über einen Silikonkatheter einen dauerhaften Zugang zu einer großen Vene hat. Man sieht es kaum; bei guter Pflege hält es unbegrenzt lang und bereitet keine Beschwerden. Man kann sich hiermit völlig frei bewegen, duschen und baden und sogar Sport treiben. Durch die Membran des Portsystems können dem Blutkreislauf nicht nur Medikamente und Nährstoffe zugeführt werden, sondern man kann auch jederzeit schmerzfrei Blut für Untersuchungen entnehmen. Das mitunter schwierige und schmerzhafte Anpunktieren von Venen entfällt, da nur die Membran des Ports durchstochen werden muss. Die Membran des Ports kann mindestens 2 000 Mal punktiert werden.

7 Welche therapeutischen Maßnahmen sind in der Nachsorge notwendig?

Fragen zur Infektions- und Hustenprophylaxe, zur Atemgymnastik und zur physikalischen Therapie

1. Warum betonen Sie immer wieder, dass ich mich vor einer Bronchitis hüten soll?

Jeder »akute Bronchitisschub« verringert die Atemfläche, verschlechtert die Sauerstoffaufnahme und den Gasaustausch und kann die Funktionsfähigkeit von Organen in Frage stellen. Die akute Bronchitis kann beim »chronischen Bronchitiker« besonders hartnäckig sein. Die Bronchialschleimhaut ist durch die chronische Entzündung häufig bereits vorgeschädigt und stellt somit einen idealen Nährboden für die die akute Bronchitis auslösenden Erreger dar.

Tun Sie alles, um Bronchitiden zu vermeiden. Zur Prophylaxe sind die Dehnübungen des Brustkorbs sehr gut, die zur Kräftigung der Atemmuskulatur und besseren Durchlüftung des Brustkorbs dienen (Abbildungen 7.1 und 7.2). Sie sollten diese Maßnahmen nach abgeschlosse-

Abbildung 7.1: Übungen zur Dehnung der gesamten Brustmuskulatur, zur Sekretmobilisation und Kräftigung der Atemmuskulatur, die im Stehen oder Sitzen ausgeführt werden können. ▷

Hierzu gehören 1. das Armkreisen vorwärts und rückwärts. Der Impuls sollte hierbei aus den Knien kommen.

Der Impuls sollte ebenfalls aus den Knien kommen, wenn 2. die Arme locker um den Körper herumschwingen.

Wichtig ist, dass Sie bei der 3. Rumpfdrehung gleichmäßig atmen. Der Arm sollte hierbei (über Schulterhöhe) nach hinten geführt werden.

Gleichmäßig atmen sollten Sie auch beim 4. Rumpfseitbeugen. Der Arm wird hierbei weit zur Seite gezogen und die Hüfte aktiv weggedrückt.

Beim 5. aufrechten Sitz spannen Sie Bauch und Rücken an und lösen dann die Spannung, während Sie »zusammensacken«.

Beim 6. »Katzenbuckel« runden Sie den Rücken abwechselnd oder drücken ihn wie beim »Pferderücken« durch. Die beiden letzten Übungen sollten Sie auf der Matte vornehmen.

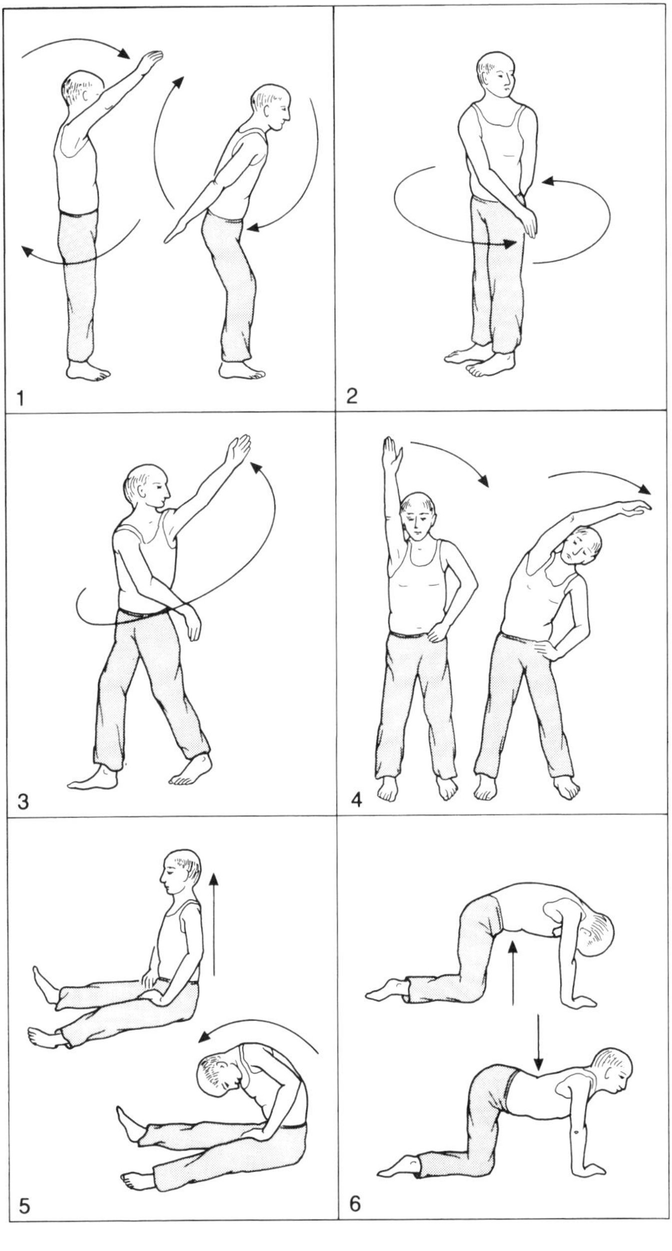
1
2
3
4
5
6

a) 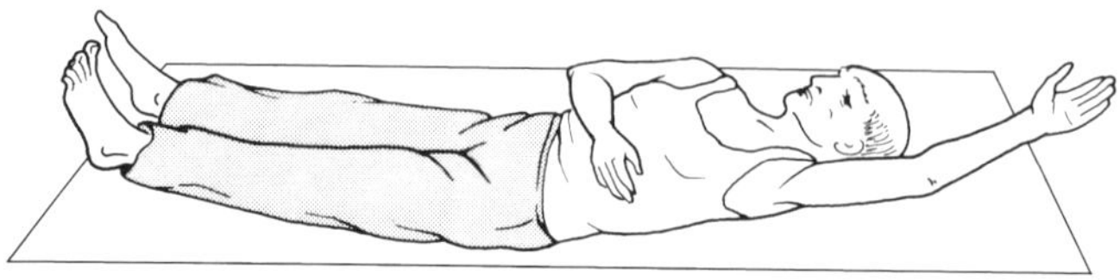

b) 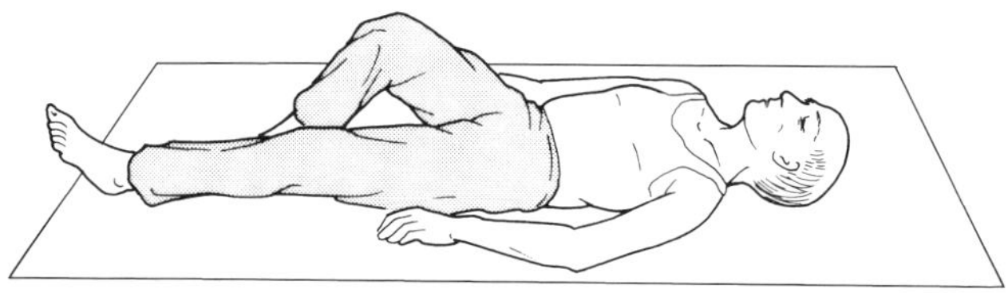

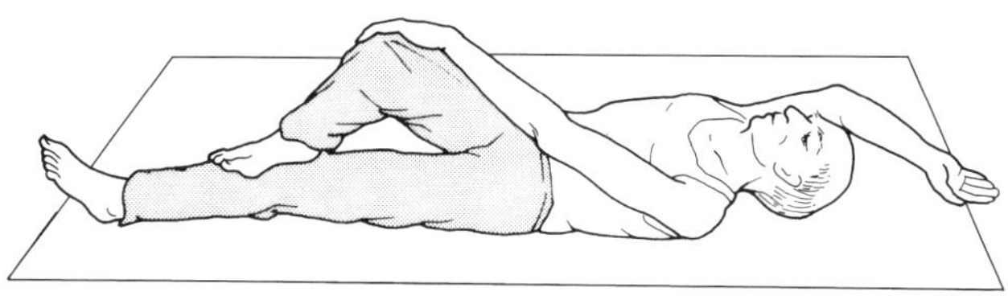

Abbildung 7.2: Übungen zur Dehnung der gesamten Brustmuskulatur, zur Sekretmobilisation und Kräftigung der Atemmuskulatur, die im Liegen ausgeführt werden können.

a) Sichellage:
Die Ausgangsstellung ist die Rückenlage. Die linke Hand liegt locker über dem Kopf, die rechte Hand auf der unteren linken Brustkorbseite. Die Füße sind lang gestreckt und entspannt.
Beim Einatmen strecken Sie die linke Hand nach oben und drücken die linke Ferse nach unten. Dabei krümmen Sie den Körper halbmondförmig nach außen.
Bei der Ausatmung erfolgt dann eine Rückkehr zur Ausgangsstellung.

b) Drehdehnlage: Beim Einatmen drehen Sie das rechte Knie nach links. Während das linke Bein gestreckt ist, ziehen Sie das rechte Bein an. Den Fuß auf das linke Knie, die linke Hand auf das rechte Knie und den rechten Arm oberhalb des Kopfes legen.
Bei der Ausatmung kehren Sie dann in die Ausgangsstellung zurück. Jede Seite sollte 5 bis 10 Minuten gedehnt werden!

ner Wundheilung während der stationären Anschlussheilbehandlung zuerst vorsichtig zusammen mit den Krankengymnasten üben, um sie dann zu Hause selbstständig und regelmäßig durchzuführen.
Beginnen Sie schon bei »leichten Erkältungen« mit sekretlösenden Maßnahmen, damit der Schleim aus den Bronchien so bald und so vollständig wie möglich abtransportiert wird. Zu diesen Maßnahmen gehören:

- feuchte Wärmflasche auf den Brustkorb oder Wärmekissen auf den Rücken,
- heiße Getränke,
- Inhalationen.

2. Ich habe schon vor der Operation unter häufiger Bronchitis mit Husten, Auswurf und Kurzatmigkeit gelitten. Seit der Operation sind diese Beschwerden noch stärker geworden. Was kann ich zur Vorbeugung tun?

Vor einer Antibiotikaprophylaxe möchte ich Sie eindringlich warnen, da sich hierdurch die Situation noch verschlechtern kann. Hierdurch können nämlich Keime herangezüchtet werden, die auf die Antibiotika schließlich nicht mehr ansprechen. Grundsätzlich gilt: Erst wenn sich ein bakterieller Infekt entwickelt, also z.B. vermehrtes Sputum abgehustet wird oder Fieber auftritt, erst dann ist ein Antibiotikum angezeigt. Zur Prophylaxe empfehle ich, alles zu meiden, was die Bronchien stärker belastet und zu Infektionen führen könnte. Insbesondere sollten Sie die nichtmedikamentöse Prophylaxe, z.B. die gymnastischen Übungen zur Beweglichkeit des Brustkorbs (Abbildungen 7.1 und 7.2) praktizieren.
Das Spektrum »nicht medikamentöser Hilfen« ist groß; ihr langfristiger Erfolg ist häufig verblüffend.

3. Die Luftnot sei bei mir teilweise mit einem Emphysem zu erklären. Was ist das, wie kommt es dazu, und was kann ich dagegen tun?

Ein Lungenemphysem (Abbildung 7.3) bildet sich dadurch, dass Lungenbläschen und kleinste Endbronchien zerreißen, zugrunde gehen und anstelle vieler kleiner Lungenbläschen wenige große Blasen entstehen.

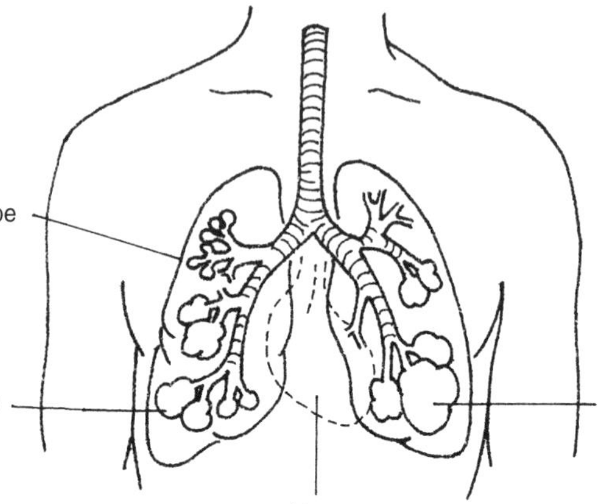

Abbildung 7.3: Lungenemphysem. Anstelle des normalen Lungengewebes entstehen überblähte Lungenbläschen mit verminderter Oberfläche, teilweise bis über faustgroße Blasen (Bullae).

Dies führt zu einer Verminderung der Lungenoberfläche für den Gasaustausch und zu zunehmendem Sauerstoffmangel.
Der Untergang von Lungenbläschen mit Emphysembildung kann eine natürliche Folge des Alterungsprozesses sein. Häufig ist jedoch eine chronische Bronchitis die Ursache, die bei langjährigen Rauchern beinahe ausnahmslos besteht.
Nachweisen lässt sich ein Lungenemphysem klinisch durch Atemnot, röntgenologisch durch eine vermehrte Luftfülle der Lunge und durch einen niedrigen Sauerstoffpartialdruck (pO_2) und erhöhten CO_2-Partialdruck bei der Blutgasanalyse. In der Lungenfunktionsuntersuchung ist die Behinderung der stoßweisen Ausatmung typisch.
Leider gibt es kaum Möglichkeiten, ein einmal entstandenes Emphysem rückgängig zu machen. Umso wichtiger sind Maßnahmen, die eine Verschlimmerung verhindern. Hierzu gehören in erster Linie das Einstellen des Rauchens und eine Verhinderung von Infekten. Atemgymnastische Übungen, wie z. B. Dehnübungen (Abbildung 7.1) und die bewusste Bauchatmung (Abbildung 7.5) haben einen besonders hohen Stellenwert.

4. Welche Funktion hat das Zwerchfell bei der Atmung?

Bei ruhiger Atmung bewegt sich das Zwerchfell (Abbildung 7.4) im Bereich von 1 bis 3 cm und sorgt für 65 bis 70% der Lungenbelüftung. Die verbleibenden 30 bis 35% werden von der übrigen Atemmuskulatur beigesteuert. Bei der chronischen Bronchitis, aber auch nach der Pneumonektomie oder nach der Bestrahlung verliert die Lunge in Folge bindegeweblicher Veränderungen ihre Elastizität. Das Zwerchfell wird geschwächt und tritt tiefer. Es ist daher nicht mehr in der Lage, gegen den Widerstand der Schwerkraft und der gedehnten Lunge nach oben zu steigen. Die Folge ist eine starke Verminderung der Beweglichkeit.

Zur Aufrechterhaltung einer ausreichenden Belüftung müssen nun immer mehr die Brustwandmuskeln einspringen, die normalerweise nur bei stärkerer Belastung beansprucht werden. Statt 65 bis 70% übernimmt das Zwerchfell nun nur noch 30 bis 50% der Atemarbeit.

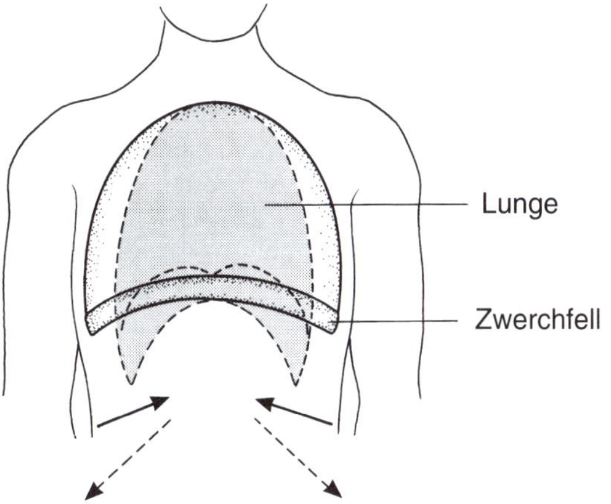

Abbildung 7.4: Funktion des Zwerchfells bei der bewussten Bauchatmung

Beim normalen ruhigen Einatmen zieht sich der Zwerchfellmuskel zusammen und tritt tiefer. Dadurch entsteht ein Unterdruck im Brustkorb: Die Luft wird wie bei einem sich ausdehnenden Blasebalg eingesaugt. Während des Ausatmens tritt das Zwerchfell passiv höher und wird dabei gleichzeitig von der sich zusammenziehenden Lunge und der Ausatmungsmuskulatur des Brustkorbs unterstützt. Der Brustkorb strafft sich.

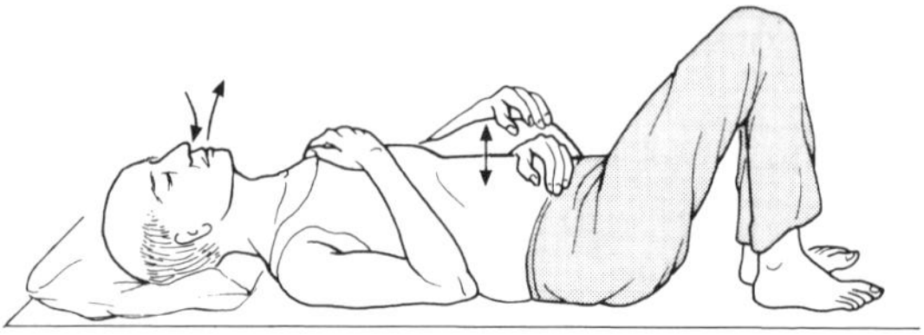

a)

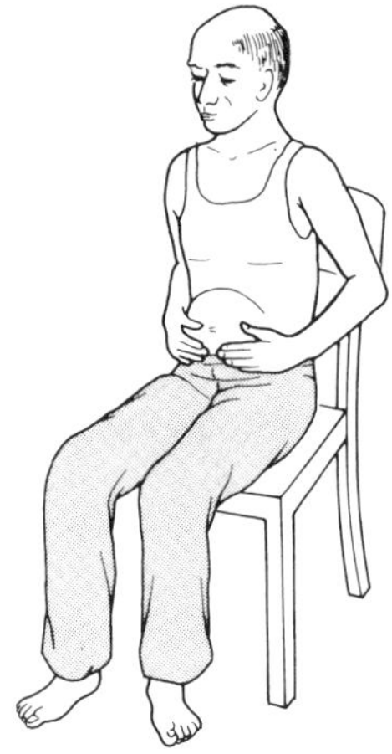

Abbildung 7.5:
Übungen zur
bewussten Bauchatmung

b)

a) Während Sie auf dem Rücken liegen und die Füße hochstellen, legen Sie eine Hand auf die Brust und die andere mit dem Daumen in Höhe oder knapp unterhalb des Nabels auf den Bauch.
Atmen Sie tief durch die Nase ein und strecken dabei den Bauch heraus. Mit der Hand kontrollieren Sie, ob Sie den Bauch herausstrecken.
Dann atmen Sie durch die geschürzten Lippen aus, ziehen Sie den Bauch dabei ein. Helfen Sie mit der Hand hierbei nach.
Sie sollten diese Übungen morgens und abends jeweils etwa 3 Minuten lang durchführen. Bei gutem Gelingen können Sie ohne Handhilfe weiterüben.
Sie sollten die Übungen auch in Links- und Rechts-Seitenlage mit angezogenen Beinen 3 Minuten lang machen.

b) Legen Sie in angelehnter Position beide Hände auf den Bauch und spüren dabei, wie der Bauch sich beim Einatmen nach vorn und beim Ausatmen zurückbewegt (Zwerchfelleinsatz).
Legen Sie beide Handrücken so in die Seiten, dass Sie die Bewegung der unteren Rippen und Taille beim Atmen spüren.
Die Kontaktübungen helfen Ihnen, die Atembewegung wahrzunehmen und sich durch die Konzentration zu entspannen.

Durch diesen Rollentausch wird nicht nur die Atemarbeit insgesamt vermehrt, sondern auch das für die Belüftung der Lungen verfügbare Atemvolumen eingeschränkt. Diese Einschränkung lässt wiederum die Atemfrequenz kompensatorisch ansteigen. Die Folge ist eine rasche, flache und dadurch unökonomische sowie ineffektive Atmung.
Durch spezielle atemgymnastische Übungen, so z. B. durch Erlernen der Bauchatmung (Abbildung 7.5), können die Probleme gelindert werden.

5. Zur Linderung meiner emphysembedingten Atemnot soll ich mehrmals am Tage mit einem Giebelrohr atmen. Was ist das?

Beim Giebelrohr handelt es sich um ein Kunststoffrohr, dessen Länge sich mit Ansatzstücken von je 100 ml vergrößern lässt. Atmet man mit diesem Giebelrohr, so kommt es zu einer Vergrößerung der Luftmenge, die nur in den großen Atemwegen hin und her bewegt wird, aber nicht am Gasaustausch in den Lungenbläschen (Alveolen) teilnimmt (sogenannte Totraumventilation).
Bei jeder Einatmung durch das Giebelrohr gelangt zuerst die noch im Rohr stehende kohlendioxidreiche Ausatemluft wieder in die Lunge, bevor frische Luft nachströmt.
Hieraus resultiert eine Erhöhung der Kohlendioxidspannung im Blut, die wiederum durch eine Anregung der Atemzentren im Gehirn eine Steigerung der Gesamtventilation bewirkt, sodass sich letztlich die gestörte Kohlendioxidspannung im Blut wieder normalisieren kann. Durch dieses Hilfsmittel kann also eine größere Atemtiefe und damit bessere Entfaltung der gesamten Lunge erreicht werden.

6. Wozu dienen die Atemgymnastik und Atemschulung?

Es gibt sehr unterschiedliche atemgymnastische Übungen, die individuell je nach Bedürfnis und Zielen eingesetzt werden sollten. Einige Übungen tragen zur Entspannung bei, andere zur Erlernung einer koordinierten und wirksamen Atmung und Ökonomisierung der Atemarbeit. Andere haben die Verbesserung der Atemhilfsmuskulatur und die Wiederherstellung der physiologischen Funktionen des Zwerchfells zum Ziel. Eine besondere Bedeutung haben Entspannungsübungen.

All diese Übungen sollen die Belüftung und Sauerstoffversorgung des Blutes verbessern und damit zur Aufrechterhaltung eines adäquaten körperlichen und geistigen Wohlbefindens beitragen.

7. Welche atemgymnastischen Übungen sollte ich erlernen?

Theoretisch sind unterschiedliche Übungen bei obstruktiven Atemwegserkrankungen und restriktiven Einschränkungen der Lungenfunktion notwendig. In der Praxis haben jedoch Tumoroperierte häufig gleichzeitig restriktive und obstruktive Störungen, d.h. eine verminderte Sauerstoffaufnahme infolge fehlenden Lungengewebes (restriktive Störung) und behinderter Luftströmung in den Bronchien (obstruktive Störung). Je nachdem, welche Komponente überwiegt, muss der Schwerpunkt bei den Atemübungen gelegt werden.
Je nachdem, welche Beschwerden im Vordergrund stehen, ob Sie z.B. noch Schmerzen an der Operationswunde haben, ob ein »trockener« oder »schleimiger« Hustenreiz besteht, ob Sie die Übungen im Stehen oder Liegen ausführen können, sind andere Übungen zu bevorzugen. Eine Auswahl von Übungen finden Sie in den Abbildungen 7.1 und 7.2.
Spätestens in der onkologischen Rehabilitationsklinik sollten Sie die für Sie adäquaten atemgymnastischen Übungen erlernen, damit Sie diese später weitgehend selbstständig zu Hause durchführen können.

8. Was wird mit Entspannungsübungen bezweckt? Welche Übungen empfehlen Sie? Wo kann ich sie erlernen?

Die häufige Angst vor Schmerzen und die hieraus resultierende Verkrampfung der Atemmuskulatur sollen hiermit beseitigt werden. Aufgrund der Angst kommt es nämlich zu einer schnelleren Atmung mit vermehrtem Muskeleinsatz. Der Atemwegwiderstand steigt dann, und das Gefühl der Atemnot verstärkt sich.
Durch Entspannungsübungen sinkt die Atemfrequenz, und das Atemzugvolumen steigt. Die Entspannung beruhigt nicht nur, sondern bewirkt auch eine Entkrampfung der Muskulatur. Eine natürlichere, ökonomischere und effektivere Atmung wird hierdurch möglich.
Spätestens in der onkologischen Rehabilitationsklinik sollten Sie die für Sie geeigneten Entspannungsmethoden erlernen. Wichtig ist, dass Sie

die Übungen auch später zu Hause regelmäßig durchführen; also auch dann, wenn Sie sich beschwerdefrei fühlen.

9. Was wird mit sekretlösenden Maßnahmen bezweckt? Welche Möglichkeiten gibt es? Wo kann ich sie erlernen?

Der häufig zähe Schleim muss von der Bronchialwand gelöst werden, damit er besser abtransportiert werden kann. Dies ist notwendig zur Bronchitis- und Pneumonieprophylaxe, aber auch im Hinblick auf eine funktionelle Verbesserung der Lungenfunktion.
Einige – zusätzlich zu schleimlösenden Medikamenten in Form von Tabletten, Flüssigkeiten oder Inhalationen (Mukolytika) – sehr wirksame physiotherapeutische Maßnahmen, die miteinander kombiniert werden können und mit denen sich die Patienten spätestens in der onkologischen Rehabilitationsklinik vertraut machen sollten, sind:

- Lippenbremse,
- Nasenstenose,
- Kontaktatmung,
- manuelle Klopfmassagen,
- Benutzung von Hilfsmitteln (z. B. Vibrationsgeräte, Trillerpfeifen, Flutter, Giebelrohr).

10. Wozu dienen die Inhalationen, und wie wirken sie?

Um eine höhere Konzentration der schleimlösenden Stoffe im Bronchialsekret zu erreichen und den Wirkstoff direkt in die Bronchien zu bringen, wendet man die Inhalationen an. Bei ihnen wird ein schleimlösendes oder gefäßerweiterndes Medikament als »Medikamentennebel« (Aerosol) eingeatmet. Für die Zerstäubung benötigt man ein Inhalationsgerät (Abbildung 7.6).
Die Krankenkassen übernehmen im Allgemeinen die Kosten für ein Inhaliergerät, das Ihnen zur dauernden häuslichen Nutzung zur Verfügung gestellt wird.
Mit langsamen und vertieften Atemzügen gelangt besonders viel Medikamentennebel in die Bronchien, bei oberflächlicher oder hechelnder Atmung viel weniger. Ganz wichtig ist, dass nach jeder Einatmung die

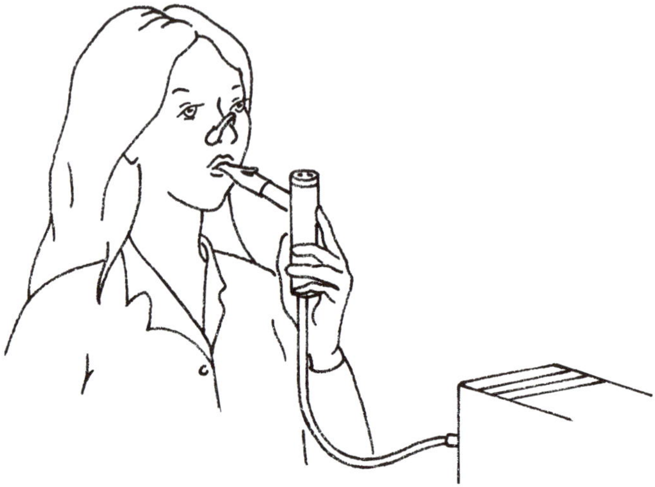

Abbildung 7.6: Anwendung eines Inhalationsgerätes. Besonders wichtig ist die richtige Inhalationstechnik. Die Nase muss verschlossen sein. In entspannter Körperhaltung atmet der Patient langsam tief ein, hält die Luft für einige Sekunden an und atmet vollständig aus.

Luft für etwa 10 Sekunden angehalten wird und dass die Lippen des Patienten das Mundstück ganz umschließen, damit es nicht zu einer Nebenatmung durch undichte Stellen neben dem Mundstück kommt.
Die Wirkung der Inhalation zeigt sich im Allgemeinen schon am Ende oder kurz danach. Der Patient ist in der Lage, eine mehr oder minder große Menge von Sekret abzuhusten; er kann danach freier atmen.

11. Warum ist es so wichtig, dass der Schleim ausgehustet wird? Wie lässt sich der Sekretabtransport durch physiotherapeutische Maßnahmen erleichtern?

Der in den Bronchien gelöste – hoffentlich nicht mehr zähe – Schleim muss entfernt werden, da er einen idealen Nährboden für Infektionen und Entzündungen im Bereich der Atemwege darstellt, die Durchlüftung behindert und das subjektive Wohlbefinden negativ beeinflusst.

Dies geschieht durch bestimmte Lagerungspositionen (Abbildung 7.7), durch manuelle oder apparative Vibration und Klopfmassagen und durch Erlernen bestimmter Hustentechniken. Oftmals sind in der ersten Zeit nach der Operation die Narbenschmerzen so stark, dass Angst vor dem Abhusten besteht. Manchmal wird der Fehler begangen, hustenblockierende Medikamente einzunehmen, die ein Abhusten verhindern. Ist dies der Fall, so sind neben einer effektiven Schmerzbehandlung die »Kutscherhaltung« (Abbildung 7.9) sowie die Fixation der Narbe mit den Händen oder einem Tuch (Abbildung 7.8) geeignete Maßnahmen, damit die in dieser Phase besonders wichtige »Bronchialtoilette« erfolgreich durchgeführt werden kann.

12. Was ist ein Peak-Flow-Meter? Wozu dienen die Peak-Flow-Messungen?

Die Bestimmung des Spitzenflusses beim Ausatmen, auch Peak-Flow bzw. maximale Atemstromstärke genannt, ist heute ein weitverbreitetes und nützliches Verfahren, das zur objektiven Erfassung von tageszeitlichen Schwankungen des Tonus der Atemwege bei Patienten mit obstruktiven Lungenerkrankungen dient. Sie erfolgt mit sehr einfachen Taschenmessgeräten, die der Patient bei sich trägt und die er selber bedient. Wichtig ist, dass die Messung seiner forcierten Ausatmung immer gleichmäßig ausgeführt wird, da es sonst zu Fehlerquellen bei der Auswertung der Befunde kommt.
Für den Patienten ermöglicht das Peak-Flow-Meter neben einer Selbstkontrolle der Lungenfunktion und einer Verbesserung der Mitarbeit auch eine Medikamentenanpassung und eine Kontrolle des Krankheitsverlaufs.

13. Wie lassen sich Hustenanfälle vermeiden?

Die prophylaktischen Maßnahmen, einschließlich einer eventuellen medikamentösen Therapie, müssen die Ursache berücksichtigen. Bei einem Hustenreiz aufgrund eines Infekts sind andere Maßnahmen notwendig als z. B. bei einem »trockenen« Husten nach Strahlentherapie oder bei Tumorbefall.

Abbildung 7.7:
Haltungen zur Begünstigung des Hustenmanövers bei Bettlägerigen

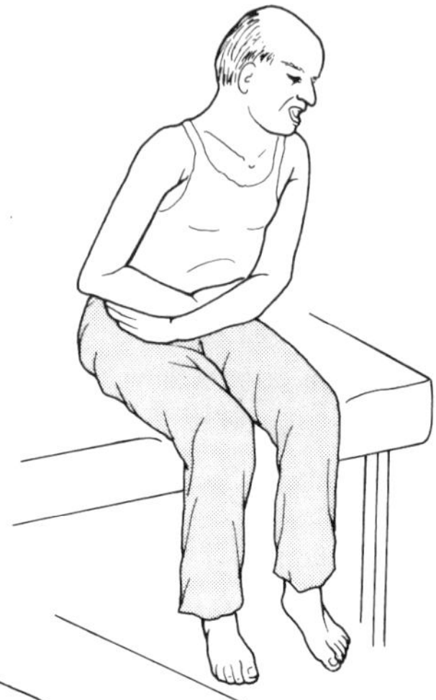

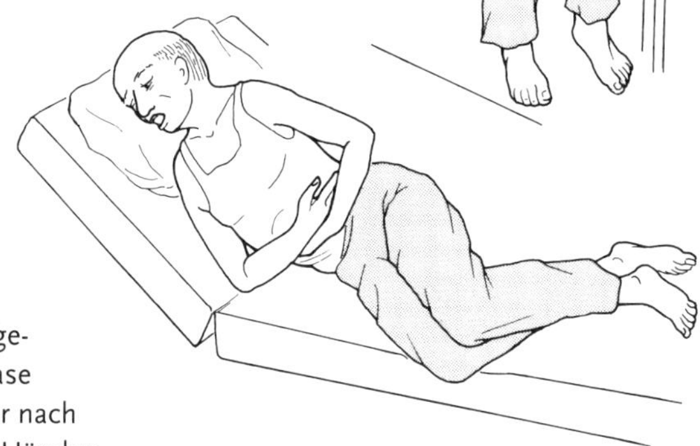

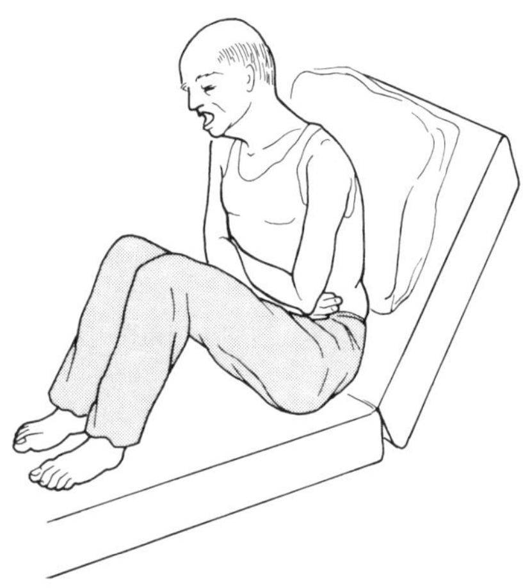

Eine leichte, nach vorn geneigte Haltung des Rumpfes begünstigt die Kraft der Bauchwandmuskulatur. Dadurch kommt ein ausreichender Druck im Bauchraum zustande und ein erleichtertes Zusammenziehen der Brustkorbmuskulatur.
Ein höherer Druck im Brustraum wird aufgebaut.
Die Beine werden in Hüfte und Knien gebeugt und die Arme über dem Bauch gekreuzt.
Der Patient wird aufgefordert, durch die Nase einzuatmen, wobei er nach Möglichkeit mit den Händen seine Zwerchfellatmung kontrollieren und anschließend die Luft für den Bruchteil einer Sekunde anhalten sollte, um dann den Hustenstoß durch stärkstes Zusammenziehen seiner Bauchwandmuskulatur und leichte Vorwärtsbewegung des Rumpfes auszuführen.

Abbildung 7.8: Hustenhilfen mit Tuchfixation

Länge und Breite des Tuches müssen je nach Umfang des Patienten verschieden groß sein. Der Brustkorb und der Bauchraum werden fest umwickelt (Abb. 7.8 a).

Legen Sie z. B. Ihr Frottierhandtuch so um den Bauch, dass die unteren Rippen mit bedeckt werden. Jetzt erfassen Sie die über Kreuz liegenden Enden und atmen gegen das straff gespannte Tuch ein. Halten Sie die Luft 2 bis 3 Sekunden an und atmen Sie gegen die Lippenbremse wieder aus, wobei Sie zur Unterstützung das Tuch kräftig zusammenziehen (Abb. 7.8 b, c).

Wiederholen Sie den Vorgang ca. fünfmal.

Hierdurch wird die Brustkorbbeweglichkeit verbessert, die Atemmuskeln werden aktiviert, die Lungenbelüftung wird verbessert, und Ihre körperliche Ausdauerleistung wird mit dieser Übung gestärkt.

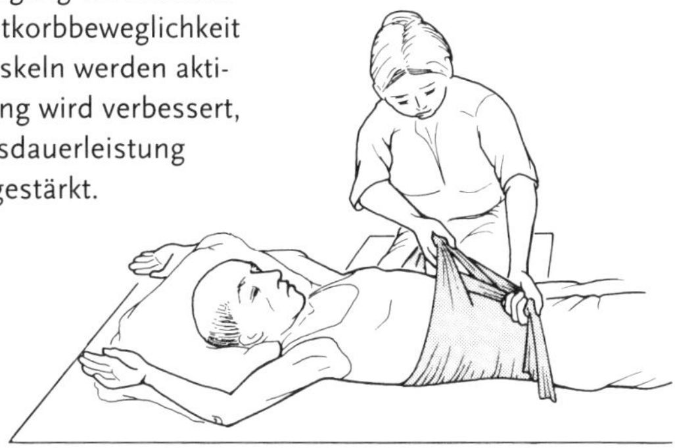

a)

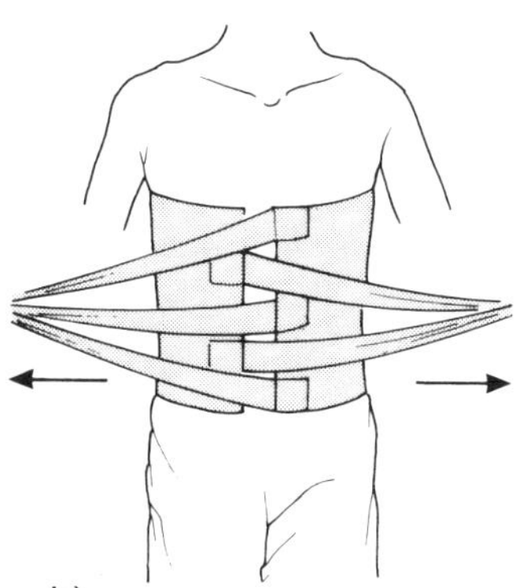

b)

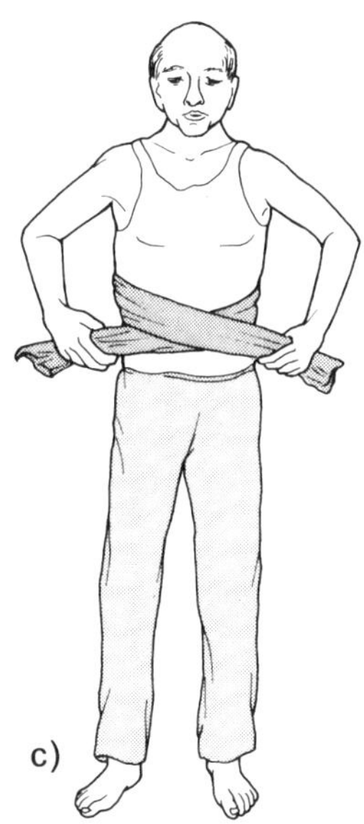

c)

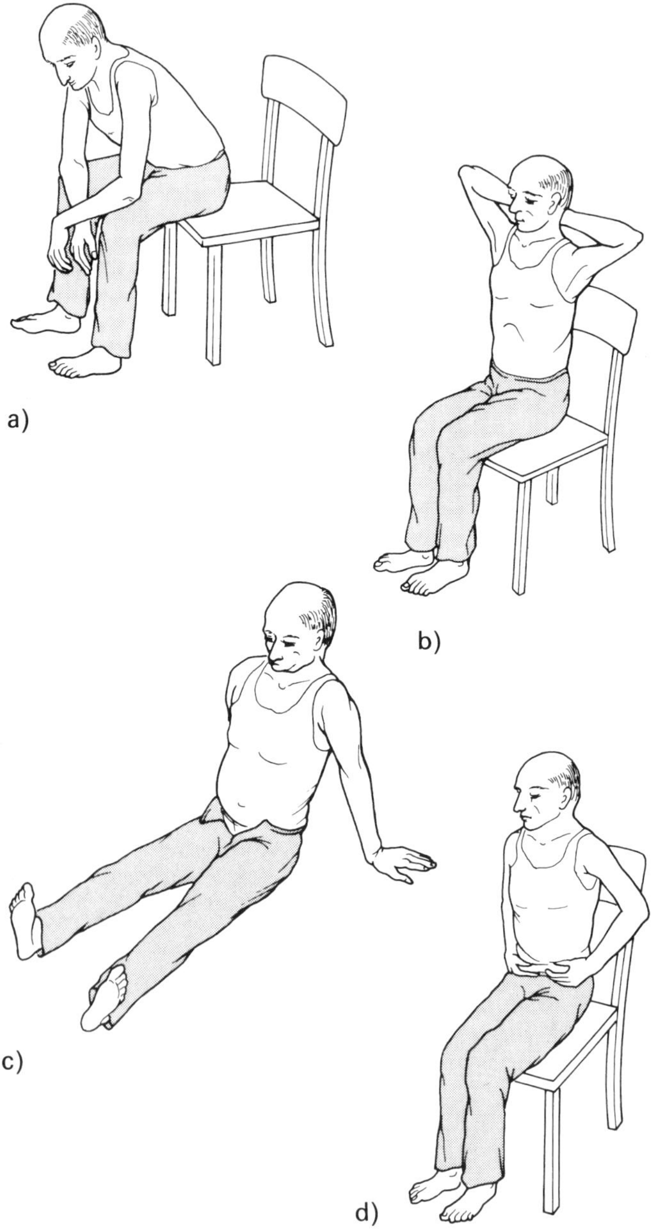

a)
b)
c)
d)

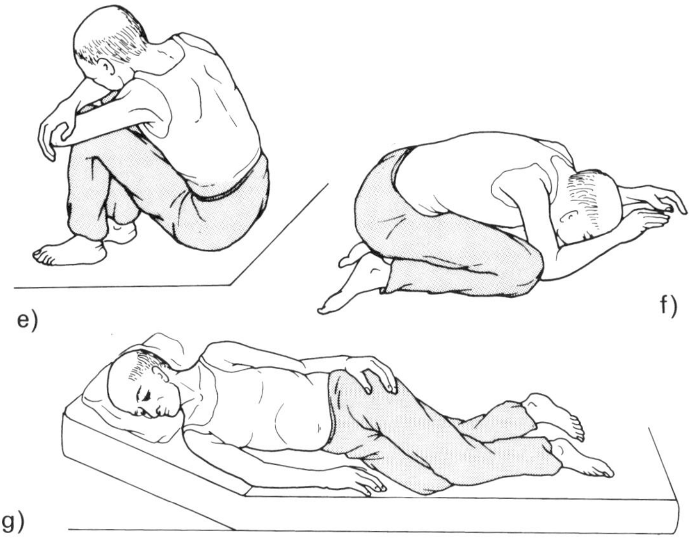

Abbildung 7.9: Atemnoterleichternde Stellungen

Beim Kutschersitz setzt man sich – Rücken möglichst gerade – mit weitgehend freiem Oberschenkel auf die vordere Sitzfläche eines Stuhls, einer Bettkante oder Ähnliches. Die Unterarme werden auf den geöffneten Oberschenkeln abgestützt (Abb. 7.9 a).
Beim Strecksitz werden die Hände beim gestreckten Oberkörper im Nacken gefaltet (Abb. 7.9 b).
Beim Sitzen werden die Hände hinter dem Gesäß aufgestützt. Dies ist eine, insbesondere bei dickem Bauch, erleichternde Stellung (Abb. 7.9 c).
Beim Packergriff greift man mit den Händen unterhalb des Brustkorbs und hilft beim Ausatmen dadurch, dass man den Bauch eindrückt (Abb. 7.9 d).
Beim Hocksitz umfasst man beide Knie mit den Armen und legt den Kopf hierauf. Der Rücken sollte durchgedrückt sein (Abb. 7.9 e).
Beim Fersen-Ellenbogensitz wird der Oberkörper weit nach vorne gebeugt, die Schultern und der Nacken entspannt, und der Kopf wird auf die am Boden liegenden Unterarme und Hände gelegt (Abb. 7.9 f).
Eine günstige Seitenlage ist, wenn der Oberkörper auf einer mäßig erhöhten Unterlage bzw. auf einem erhöhten Kopfteil ruht. Die Arm- und Beinstellung sollte bequem, die Beine sollten angewinkelt sein (Abb.7.9 g).

Handelt es sich um »produktiven« Husten in Folge eines Infekts, so ist bei bewussten langsamen und tiefen Atembewegungen in entspannter Lage so lange abzuwarten, bis der Schleim im Kehlkopf bemerkbar ist; dann muss der Schleim mit ein bis zwei Hustenstößen möglichst vollständig entfernt werden, wobei häufig ein warmes Getränk unterstützend wirkt.
Um die übermäßige Verengung der Bronchien während des Hustens zu vermeiden, ist es notwendig, entweder gegen die geschlossenen Lippen zu husten oder gegen den Widerstand einer direkt vor den Mund gehaltenen Hand auszuhusten.
Gegen unproduktiven Husten hilft es, etwas Speichel zu schlucken, die Luft länger anzuhalten und dann oberflächlich weiterzuatmen. Bei starkem Hustenreiz sollte ebenfalls gegen die geschlossenen Lippen oder eine vorgehaltene Hand angehustet werden.

14. Was versteht man unter Klopf- und Vibrationsmassage?

Durch eine spezielle Massage und »Beklopfen« des Brustkorbs werden bei entsprechender Lagerung die Bronchien in Schwingungen gesetzt und eine Lockerung sowie ein besseres Abhusten von Schleim ermöglicht.
Wenn kein Therapeut vorhanden ist, können auch Vibrationsgeräte für diese Klopf- und Vibrationsmassage benutzt werden. Übrigens können auch Singübungen, Summübungen und »Kammblasen« durch Vibration des Brustkorbs zu einer Erleichterung und vermehrtem Abhusten des Sekrets führen.

15. Was versteht man unter einem Flutter?

Beim Flutter handelt es sich um ein einer Trillerpfeife ähnlichem Gerät, in welches der Patient hineinbläst. Er hilft, das Sekret in der Luftröhre leichter abzuhusten (Abb. 7.10). In dem Gerät befindet sich eine Metallkugel, die den Atemstrom in hoher Frequenz abwechselnd freigibt oder wieder abbremst. Hierdurch entstehen im Bronchialsystem Luftschwingungen, die sich auf die Bronchialwände übertragen und zur Schleimlösung führen. Durch wechselnde Strömungsverhältnisse kommt es zum Schleimtransport aus den Bronchien, zum Abhusten und damit zur Erleichterung für den Bronchitiker.

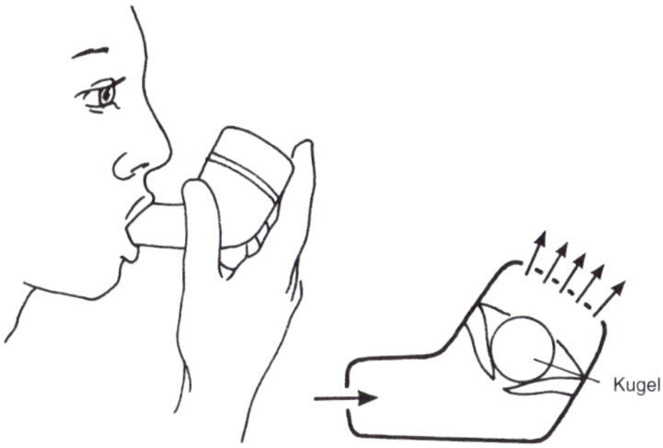

Abbildung 7.10: Aufbau eines Flutters und seine Wirkungsweise

Im Ruhezustand wirkt die Kugel als Ventil und versperrt den Ausatemkanal, sodass beim Ausatmen ein Überdruck entsteht. Erst wenn der Druck ansteigt, kann Atemluft entweichen. Durch leichtes Kippen des Flutters können unterschiedlich hohe Drücke zum Öffnen des Ventils benötigt werden. Solche Druckschwankungen des Gerätes sind in der Lage, den Brustkorb des Patienten in Schwingungen zu versetzen.

16. Was ist unter der SMI-Atemtherapie zu verstehen?

Durch diese apparative Atemhilfe (Abbildung 7.11 a und 7.11 b) soll die Lungenentfaltung beim Einatmen verbessert werden. Die Ansammlung von Sekret wird verhindert und die Sauerstoffaufnahme verbessert. Das Ziel ist, durch bewusstes Einatmen langsam und maximal bis zur totalen Lungenkapazität einzuatmen, sodass selbst die sonst von der Belüftung abgeschnittenen Alveolen beatmet werden. Bei der SMI (Sustained maximial inspiration method) handelt es sich im Prinzip um ein langsames maximales Einatmen mit einem Incentive Spirometer.

17. Welche atemgymnastischen Übungen empfehlen Sie?

Den ersten Schritt im atemgymnastischen Grundprogramm stellt das Erlernen der Bauchatmung und des Ausatmens durch geschürzte Lippen dar (Lippenbremse; Abbildungen 7.12 und 7.13).
Durch die wie zum Pfeifen gespitzten Lippen wird hierbei langsam ausgeatmet, ohne zu pressen. Letzteres ist sozusagen ein Trick, mit dem

sich nicht nur die Atemfrequenz verlangsamen, sondern durch erhebliche Verlängerung der Ausatemphase auch vollständig ausatmen lässt. Es stellt sich eine entspannte und koordinierte Atmung ein.
Mithilfe der dosierten Lippenbremse vermeiden Sie ein Zusammendrücken der erschlafften Atemwege. Der Atemwegwiderstand wird vermindert, die Ausatmung erleichtert, die Lungenentlüftung verbessert.

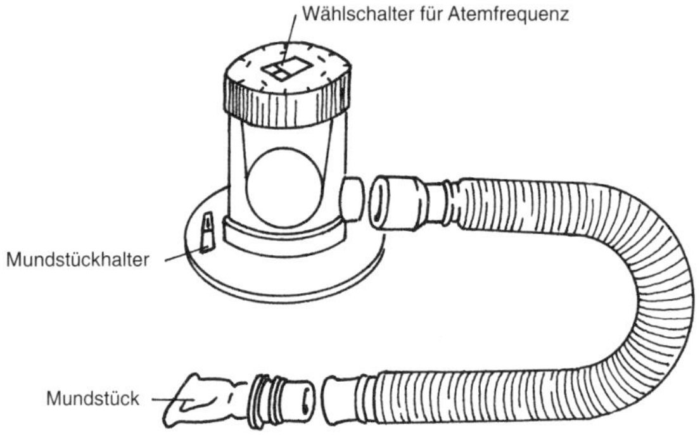

Abbildung 7.11 a: Das Incentive Spirometer

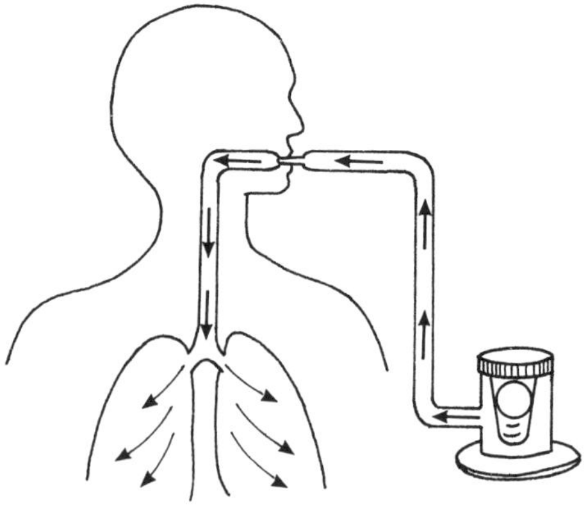

Abbildung 7.11 b: Der Patient hält durch Einatmen den Ball möglichst lange hoch. Das Volumen der eingeatmeten Luft lässt sich mit dem Incentive Spirometer messen, indem man die Zeit (Sekunden) mit dem Fließwiderstand multipliziert.

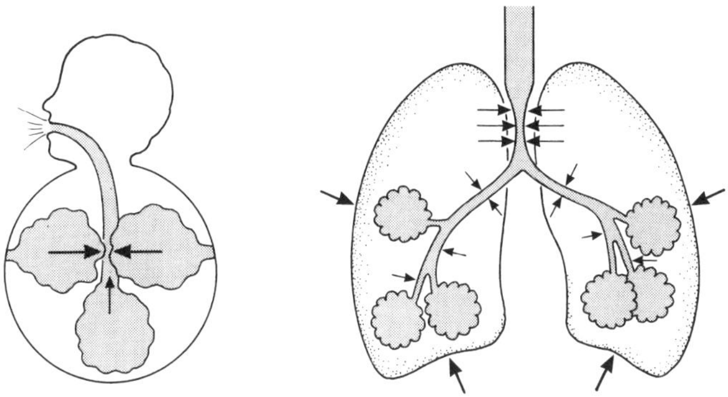

a) Ohne dosierte Lippenbremse

Kompression der Atemwege – Lunge überbläht

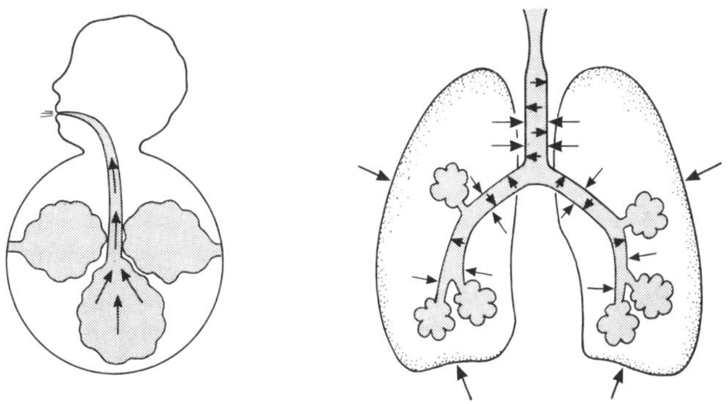

b) Mit dosierter Lippenbremse

Weithalten der Atemwege – Lunge entbläht

Abbildung 7.12: Schematische Darstellung der dosierten Lippenbremse

Bei normaler Atmung, d. h. ohne dosierte Lippenbremse (a), werden die Atemwege zusammengedrückt, die Lunge kollabiert, und die Lunge ist überbläht.

Wenn man beim Ausatmen die Lippen so aufeinanderlegt, dass die Luft nur durch einen schmalen Spalt entweichen kann, so nennt man dies Lippenbremse.

Mit dosierter Lippenbremse wird die Ausatmung erleichtert, wobei Kollapsphänomene der Lunge (a) vermieden werden. Die Atemwege werden erweitert und die Bläschen verkleinert (b). Der Ausatemmuskeleinsatz ist mit dosierter Lippenbremse wesentlich geringer.

Immer, wenn Sie die leichteste Atemnot spüren, können Sie diese durch die dosierte Lippenbremse in Verbindung mit den atemerleichternden Körperstellungen (Abbildung 7.9) sofort und wirksam vermindern.
Ein ähnlicher Effekt wird auch durch die »Nasenstenose« erzielt.
Hierbei wird während des Einatmens durch die Nase ein Nasenloch zugehalten. Der Strömungswiderstand wird durch die kleinere Restöffnung der Nase erhöht. Die Sogwirkung für das Einatmen muss also verstärkt werden. Dadurch wird mehr Luft eingesaugt und die belüftete Lungenoberfläche vergrößert.
Auch sinkt die Strömungsgeschwindigkeit im Bereich der Luftbläschen; die Atemluft verwirbelt und belüftet feinere Strukturen. Bei flacher und schneller Atmung würden diese Regionen nicht erreicht, und dort sitzende Schleimpropfen könnten nicht abtransportiert werden.
Ist das Bauchatmen einmal erlernt, so wird es gemeinsam mit dem Ausatmen durch geschürzte Lippen bei weiteren Atemübungen verwendet, so z.B. beim bewussten Atmen (Abbildung 7.5) und beim Kerzenblasen (Abbildung 7.13).

Abbildung 7.13: Übungen für Patienten mit Lungenemphysem ▷

Stellen Sie eine angezündete Kerze auf den Tisch. Die Flamme sollte in Mundhöhe und ca. 10 cm vom Mund entfernt sein. Blasen Sie mit geschürzten Lippen bei Bauchatmung gegen die Flamme; blasen Sie jedoch diese nicht aus, sondern weg (Abb. 7.13 a)!
Üben Sie 3 Minuten lang vor dem Schlafengehen, jeden Abend sollten Sie die Kerzendistanz um 10 cm bis auf insgesamt 100 cm vergrößern.
Hiernach sollten Sie im Stehen mit der Flamme in Mundhöhe weiterüben.
Legen Sie ein Tuch (z.B. Ihr Frottierhandtuch) so um den Bauch, dass die unteren Rippen mit bedeckt werden. Jetzt erfassen Sie die über Kreuz liegenden Enden und atmen gegen das straff gespannte Tuch ein (Abb.7.13 b).
Halten Sie die Luft 2 bis 3 Sekunden an, und atmen Sie gegen die Lippenbremse wieder aus, wobei Sie zur Unterstützung das Tuch kräftig zusammenziehen. Wiederholen Sie diese Übung ca. fünfmal.
In leichter Grätschstellung wird der leicht angewinkelte Arm über den Kopf geführt und der Oberkörper gebeugt. Der andere Arm wird zum Boden gestreckt (Abb. 7.13 c).
In Grätschstellung versuchen Sie wechselseitig ca. achtmal mit gestrecktem Arm möglichst hoch zu reichen und sich dabei zu strecken. Stimmen Sie Ihre Atembewegungen auf die Armbewegungen rhythmisch ab. Setzen Sie dabei stets die dosierte Lippenbremse ein.

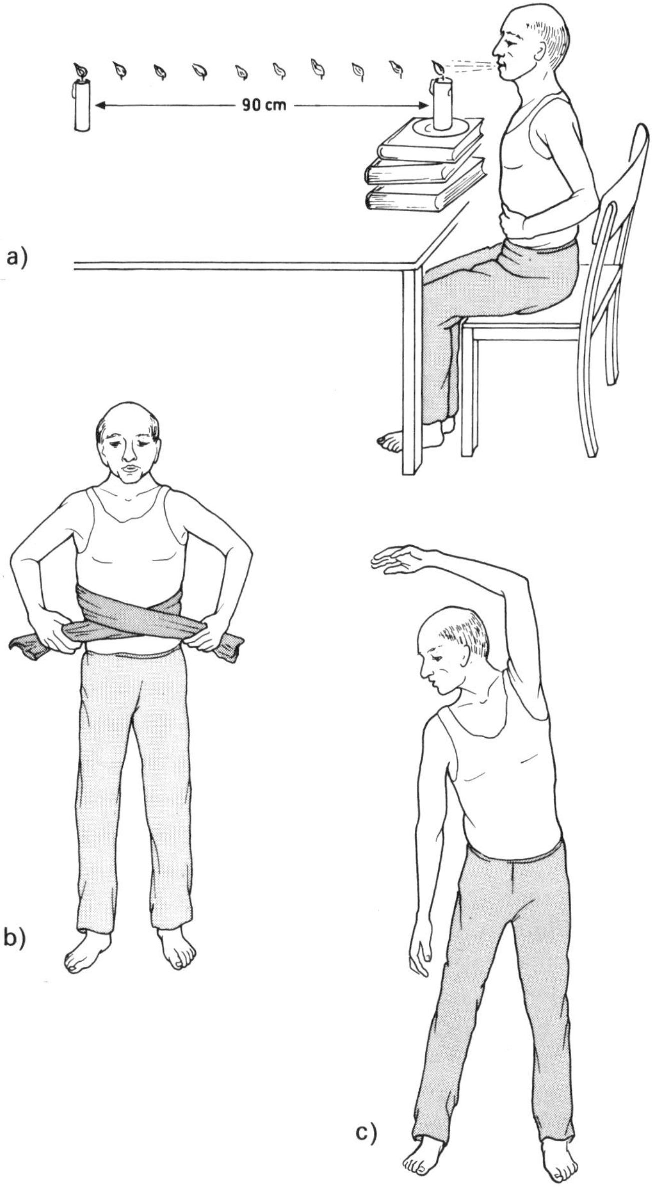
90 cm
a)
b)
c)

Bei der Durchführung atemgymnastischer Übungen ist zu beachten:

- Keine beengende Kleidung tragen, den Hemdkragen öffnen, den Gürtel ablegen; keine zu warme Kleidung tragen,
- die Füße müssen warm und trocken sein,
- die Umgebungsluft soll nicht zu heiß, trocken und staubig, aber auch nicht zu feucht und kalt sein.

18. Ich komme mit dem Dosier-Aerosol nicht zurecht; außerdem habe ich Angst vor dem Treibgas.

Die Inhalation ist auch mit Pulver möglich (Trocken-Aerosole). Dabei werden die Medikamente in pulverisierter Form in Kapseln gebracht. Diese Kapseln werden in kleinen Inhalatoren, die ähnlich wie Dosier-Aerosole aussehen, zerstäubt, sodass das Pulver frei wird und bei der Inhalation aus den Geräten mit einem kräftigen Atemzug in die Bronchien gesaugt wird.
Auch gibt es Dosier-Aerosole mit atemsynchroner Abgabe des Wirkstoffs. Das Ventil der Wirkstoff-Patrone wird bei ihnen erst durch den Atemzug geöffnet.
Inhalierboxen sind Dosier-Aerosole mit einem verlängerten Ansatzstück, in dem der Wirkstoff vernebelt wird. Der Wirkstoff lässt sich dann in aller Ruhe einatmen.
Bei Düsenverneblern wird der Aerosol-Ausstoß über elektrische Kompressoren oder Druckluft kontinuierlich und konstant hochgehalten.

19. Wie häufig sollte ich prophylaktisch inhalieren, um die Schleimbildung zu unterbinden?

Im Allgemeinen genügt eine Inhalation täglich morgens. Bei vorübergehender stärkerer Schleimbildung kann eine zweimalige Inhalation vonnöten sein.
Die reine Dampfinhalation, bei der man den vom kochenden Wasser aufsteigenden Dampf benutzt, hat wenig Sinn. Die Dampfteilchen sind nämlich so groß, dass sie sich als Flüssigkeit bereits im Mund, spätestens jedoch im Kehlkopf niederschlagen. Der Zusatz von ätherischen

Ölen in solchen Dampfinhalationen kann sich vorteilhaft auswirken, da diese Öle bei relativ niedriger Temperatur verdampfen. Sie verursachen einen gewissen Reiz in den Bronchien, der zum Abhusten führt.

20. Gibt es auch Medikamente zur besseren Schleimlösung?

Die Industrie bietet eine große Anzahl von sekret- und krampflösenden Medikamenten (Mukolytika) an. In Kombination mit atemgymnastischen Maßnahmen sind sie besonders effektiv.
Geht eine Bronchitis mit starker Schleimbildung einher, so muss dieser Schleim abgehustet werden. Geschieht das nicht, so ist keine Besserung der Beschwerden zu erwarten. Der Infekt hört nicht auf.
Hustenstillende Mittel, die gleichzeitig eingenommen werden, können dazu führen, dass der Schleim nicht abgehustet werden kann. Ihre Beschwerden würden dann immer schlimmer.

21. Bei mir wirken die Sekretolytika und die Inhalationen kaum. Der Bronchialschleim ist nach wie vor ganz zäh; er kann nur mit großem Aufwand und unter Schmerzen abgehustet werden.

Vielleicht liegt es daran, dass Sie zu wenig trinken. Es ist bei einem Sekretstau nämlich sehr wichtig, dass Sie genügend Flüssigkeit aufnehmen. Ansonsten verflüssigt sich der Schleim nicht.
Zwei Liter Flüssigkeitsaufnahme pro Tag sind das Minimum für Bronchitiker. Heiße Getränke zwischendurch wirken häufig sekretlösend.

22. Ich leide häufig unter asthmatischen Beschwerden und bekomme dann kaum Luft. Welche atemerleichternden Stellungen empfehlen Sie?

Gemeinsam ist allen in der Abbildung 7.9 a–g dargestellten und empfohlenen Stellungen die hierdurch bewirkte Entlastung des Brustkorbs vom Gewicht des Schultergürtels sowie das Abhängen des Bauches nach vorne und schließlich die Erleichterung der Rippenbewegungen nach hinten.

23. Welche Atemübungen empfehlen Sie Emphysematikern?

Bei den chronischen Bronchitikern und insbesondere beim Lungenemphysem ist die bewusste Bauchatmung zu empfehlen. Hierbei muss man beim Ausatmen den Bauch bewusst einziehen. Dadurch wölbt sich das Zwerchfell nach oben, sodass mehr Luft auf die Lunge gedrückt wird. Beim Einatmen müssen Sie den Bauch herausdrücken. Dadurch verkürzen sich die Zwerchfellhälften (Abbildung 7.4), sodass durch den Druck im Bauchraum die vorher gewölbten Zwerchfellhälften flachstehen.
Auch die dosierbare »Lippenbremse« sollte häufiger praktiziert werden (Abbildungen 7.12 und 7.13).

24. Seit der Operation habe ich häufig Herzbeschwerden. Schon bei den geringsten körperlichen Belastungen kommt es zu Herzrasen. Was kann ich dagegen tun?

Nach einer Pneumonektomie kommt es nahezu immer reaktiv zu einem schnellen Herzschlag (Tachykardie). Dies ist eine Kompensation für die verlorene Gasaustauschfläche. Zu beachten ist, dass ein Mangel an roten Blutkörperchen (Anämie) sowie strahlenbedingte Störungen (Strahlenpneumonitis) ebenfalls mit einer Tachykardie einhergehen. Herzfrequenzen bis zu 110 Schlägen/min in Ruhe sind noch akzeptabel; bei höheren Herzfrequenzen ist eine medikamentöse Behandlung (Betablocker) notwendig, da sonst das Risiko eines Herzversagens beträchtlich ist. Eine Pulsfrequenz wie vor der Operation wird hierdurch jedoch meist nicht mehr erreicht.
Angestrebt werden sollte eine Anreicherung des roten Blutfarbstoffs (Hämoglobin) von etwa 12 g%, wenn die Anämie Ursache des schnellen Herzschlags ist. Dies kann man mit Bluttransfusionen oder der Gabe des Wachstumsfaktors Erythropoetin erreichen. Bei einer Strahlenpneumonitis sollte Kortison gegeben werden. Notfalls müssen Betablocker unter kontrollierten Bedingungen eingesetzt werden. Bei vorsichtiger zunehmender körperlicher Belastung (z.B. Spazierengehen und/oder Ergometertraining bei minimaler Wattzahl) kommt es nach einiger Zeit zu einer Besserung, wenn die verminderte Gasaustauschfläche die Ursache ist.

Ist der Sauerstoffmangel erheblich (Sauerstoffspannung unter 50 mmHg), so kann ein Sauerstoffkonzentrator oder Flüssigsauerstoff zur Verfügung gestellt werden. Im Gegensatz zu früher gibt es heute tragbare und fahrbare Sauerstoffgeräte, die die Mobilität und somit die Lebensqualität der Patienten beträchtlich verbessern.

25. Ich erhalte Kortison. Was ist das eigentlich?

Kortison ist ein Hormon. Es ist dem in der Nebennierenrinde des Körpers gebildeten Hormon Kortisol sehr ähnlich. Es unterscheidet sich in der Wirkung vom körpereigenen Kortisol nur unwesentlich.
Kortison hat die verschiedensten Wirkungen. Bei Lungenkranken wird es häufig gegen Asthma eingesetzt. Dies aus mehreren Gründen. Einer ist, dass Kortison die Bildung von Antikörpern verhindert, ein anderer, dass das übererregbare Bronchialsystem weniger empfindlich wird.
Kortison ist ein lebenswichtiges Hormon, ohne das der Mensch nicht leben kann. Allerdings kann es – wenn in falscher Dosierung gegeben – gefährliche Auswirkungen haben. Die Kortisontherapie bedarf daher einer strengen ärztlichen Indikation und Überwachung.
Die Industrie kann Kortison in vielfacher Form herstellen. Es kann in Form von Spritzen, von Tabletten, von Flüssigkeiten, Zäpfchen, Inhalationen oder Salben gegeben werden. Je nach Darreichungsform ist mit unterschiedlichen Wirkungen und Nebenwirkungen zu rechnen.

26. Wenn ich das Wort Kortison höre, dann denke ich zuerst immer unwillkürlich an das aufgeschwemmte Gesicht von Patienten, die lange Kortison erhalten haben.

Die bei der Inhalation verwendeten Kortisone wirken hauptsächlich topisch. Unter topisch versteht man, dass sie vorwiegend und ausschließlich am Wirkungsort, nämlich der Lunge, wirken. Die dem Kortison eigenen Nebenwirkungen – wozu auch die Kortisonfettsucht und das »Mondgesicht« gehören – treten hiernach sehr viel seltener auf. Wird Kortison hingegen systemisch, z. B. in Form von Tabletten oder Spritzen gegeben, so können je nach individueller Empfindlichkeit und ab einer bestimmten Dosis und Zeit systemische Nebenwirkungen auftreten.

Die wichtigsten systemischen (Neben-)Wirkungen sind: Einflüsse auf den Appetit, auf den Zuckerhaushalt, den Knochenbau, den Blutdruck, die Haut, den Magen-Darm-Trakt und die Psyche.

27. Ich habe gehört, dass Zigarettenrauchen erst nach frühestens 10 bis 15 Jahren zum Lungenkrebs führt. So lange werde ich wohl kaum noch leben, warum soll ich also das Rauchen aufgeben?

Ich würde Ihnen zur Aufgabe des Rauchens dennoch aus folgenden Gründen raten:

1. Es ist möglich, dass auch andere Stellen Ihrer Bronchien kurz vor der bösartigen Entartung stehen. Mit jeder zusätzlichen Zigarette steigt das Risiko einer zusätzlichen bösartigen Entartung (Zweitkrebs).
2. Durch Rauchen erhöhen Sie auch das Krebsrisiko in anderen Organen wie z. B. der Blase, dem Kehlkopf, den Nieren, der Bauchspeicheldrüse und der Gebärmutter!
3. Rauchen gilt als Hauptrisikofaktor der chronischen Bronchitis und damit einer Verminderung Ihrer Atemkapazität. Ihre Luftnot würde zunehmen!
4. Rauchen belastet die Herzkranzgefäße und führt zur Herzschwäche. Ihr Herz muss jedoch infolge der Operation bzw. der Strahlentherapie schon wesentlich mehr arbeiten als vorher und bedarf der Schonung. Sie würden vermehrt Herzschmerzen bekommen und in Ihrer Leistungsfähigkeit weiter eingeschränkt werden!
5. Rauchen schädigt die Widerstandskraft, sodass Sie für Infekte aller Art empfänglicher sind!
6. Bei Rauchern wirken Strahlentherapie und Chemotherapie häufig schlechter. Auch ist die Komplikationsrate nach diesen Therapien wesentlich höher.

28. Gehen die Schädigungen an den Bronchien zurück, wenn ich das Rauchen aufgebe?

Ja, die Beweglichkeit der Flimmerhärchen verbessert sich schon nach kurzer Zeit. Das sonst unausweichliche Fortschreiten in Richtung chronischer Bronchitis-Emphysem-Luftnot-Herzschädigung wird gestoppt.

29. Wie kann ich mich vor Infektionen schützen?

Indem Sie alles meiden, was Ihre Bronchien und die Immunabwehr schädigen könnte.
Einmal täglich sollten Sie Atemgymnastik mit Dehnungsübungen des Brustkorbs machen. Durch eine vielseitige, vitaminhaltige Ernährung mit möglichst viel Frischgemüse können Sie die Widerstandskraft und Körperabwehr verbessern. In »Grippezeiten« empfiehlt sich die zusätzliche Einnahme von Vitamin C.
Keine hochkonzentrierten Alkoholika! Kein Nikotin!
Meiden Sie feuchtkaltes, nebeliges Klima und luftverschmutzte Ballungsgebiete! Meiden Sie große Menschenansammlungen während der Grippeperioden! Eine Grippeschutzimpfung im Herbst ist sinnvoll. Gehen Sie Stress aus dem Wege!
Beginnen Sie schon bei »leichten Infekten« mit sekretlösenden Maßnahmen (siehe Frage 9 dieses Kapitels).

30. Ich leide unter Schlaflosigkeit. Was kann ich dagegen tun?

Schlafstörungen können unterschiedlichste Ursachen haben. Ein allgemein gültiges Schlafmittel, das allen Ursachen gerecht wird, gibt es nicht. Bei falscher Wahl ist entweder mit Wirkungslosigkeit oder mit beträchtlichen Nebenwirkungen und Abhängigkeit zu rechnen. Bevor Sie zu Schlafmitteln greifen, sollten Sie sich folgende Fragen stellen:
Ist die Schlaflosigkeit medikamentös bedingt? Manche Medikamente nämlich, wie z.B. Kortison, Schilddrüsenhormone, bestimmte Herzkreislaufmittel oder Theophyllin-Präparate, können schlafstörend wirken. In diesem Fall ist eine Medikamentenumstellung in Erwägung zu ziehen.
Liegen seelische Gründe vor, z.B. Depressionen, Ängste? In diesem Fall sollte man es mit autogenem Training oder schließlich auch mit antidepressiv wirkenden Arzneimitteln versuchen.
Alkoholismus führt zu gestörtem Schlaf. Der Genuss hochkonzentrierter Alkoholika sollte unterbleiben.
Manche körperlichen Krankheiten, wie z.B. Herzkreislaufschwäche, Rheuma, Nierenkrankheiten, Schilddrüsenkrankheiten, Diabetes, aber auch der Krebs selber können Schlafstörungen auslösen. In diesem Fall

wirkt eine kausale Therapie, z. B. Operation, Strahlen- oder Chemotherapie, bessere Einstellung des Diabetes oder der Schilddrüsenhormone etc., gleichzeitig schlaffördernd.
Durchblutungsstörungen des Gehirns sind bei älteren Menschen häufig der Grund. In diesem Fall können durchblutungsfördernde Mittel die Schlaflosigkeit beseitigen. »Paradoxerweise« kann bei derartigen Störungen eine Tasse Kaffee schlaffördernd wirken!
Wenn Husten am Schlafen hindert, so verspricht die abendliche Einnahme von Hustenblockern Linderung und Schlafförderung.

31. Tagsüber ist es zu ertragen, mit der Krankheit zu leben. Nachts werden jedoch die Ängste übergroß, sodass ich nicht schlafen kann.

Derartige Schlafstörungen, die im Teufelskreis durch vorweggenommene Furcht vor der Nacht die Belastung noch verstärken, sind häufig.
Hier ist das Mittel der Wahl, Entspannungsübungen durchzuführen. Auf dem Wege der Visualisierung wird positives Denken verstärkt, das dann zur Angstminderung führen und besseres Ein- und Durchschlafen ermöglichen soll.
Heute gibt es spezielle Psychopharmaka gegen Ängste (Anxiolytika). Bei manchen Patienten können sie sehr wirksam sein. Mit einer Gewöhnung bei längerer Einnahme muss allerdings gerechnet werden.

8 Wie kann ich das Risiko einer Wiedererkrankung verringern?

Fragen zur Prophylaxe, zu Krebsdiäten und zusätzlichen unterstützenden Maßnahmen

1. Ich las kürzlich in einer Illustrierten von einem neuen Wundermittel gegen Krebs. Das Medikament soll völlig unschädlich sein. Was halten Sie hiervon?

Besonders bei Krebserkrankungen floriert ein Markt mit einem riesigen Angebot angeblicher Wundermittel. Diese helfen mit Sicherheit der verkaufenden Industrie, die teilweise riesige Gewinne einstreicht. Die Wirkung dieser Wundermittel auf die Krankheit ist jedoch zumeist sehr umstritten und nicht bewiesen. Ein sicheres Kennzeichen unseriöser Angebote ist die Behauptung, »das Mittel zu haben, das allein Krebs besiegen soll«. Ein solches Mittel gibt es nicht und wird es wahrscheinlich auch in absehbarer Zeit nicht geben.
Häufig heißt es, dass diese Mittel keinerlei schädliche Nebenwirkungen haben. Tatsächlich sind wirksame Krebsmedikamente ohne jegliche Nebenwirkungen bislang nur ein Traum. Bei propagierten Heilmethoden, die »zumindest nicht schaden können«, sollten Sie auf Ihren Geldbeutel achten. Geschäftemacher gehen davon aus, dass Ihnen für Ihre Gesundheit nichts zu teuer ist.
Bei sensationell aufgemachten Illustriertenberichten sollte man sich grundsätzlich fragen, ob finanzielle Interessen dahinterstehen könnten. Besondere Vorsicht ist dann geboten, wenn in der gleichen Zeitung ein »Bericht« und eine Verkaufsanzeige für das gleiche Mittel zu finden sind.

2. Kann zusätzlich zur Operation etwas getan werden, um ein Rezidiv zu verhindern? Welche Medikamente empfehlen Sie?

Diese Frage lässt sich nicht pauschal beantworten. Ob es überhaupt irgendwelcher Prophylaxe bedarf und wenn ja, welcher, lässt sich nur nach einer differenzierten Analyse des Krankheitsgeschehens beurtei-

len. Je nach Krankheitsgeschichte, Alter und Krankheitsausbreitung muss der individuelle Behandlungsplan festgelegt werden. Grundsätzlich kommen mehrere medikamentöse prophylaktische Therapien in Frage. Diese medikamentöse Prophylaxe nennt man adjuvante Therapien. Ziel zahlreicher klinischer Studien war es in der Vergangenheit, diejenigen Patientengruppen zu definieren, die von einer bestimmten adjuvanten Therapie profitieren könnten. Die Möglichkeiten und Probleme adjuvanter Therapien sind so komplex, dass nur besonders erfahrene Ärzte sich hiermit auskennen. Sie sollten sich daher diesbezüglich nur von onkologisch erfahrenen Ärzten beraten lassen.
Ist das Risiko einer Wiedererkrankung bzw. eines Fortschreitens der Erkrankung gering, so kann auf eine Rezidivprophylaxe verzichtet werden, da die Nachteile einer solchen Therapie überwiegen könnten. Besteht hingegen ein größeres Rezidivrisiko, so kann man zusätzlich eine prophylaktische Strahlen- und/oder Chemotherapie diskutieren. Ob ein größeres oder kleineres Wiedererkrankungsrisiko vorliegt, kann Ihnen Ihr Arzt sagen. Er kennt Ihre Risiko- bzw. Prognosefaktoren am besten und weiß, welche Organe besonders gefährdet sind.
Nicht verschwiegen werden sollte, dass es unter Fachleuten zu der Frage und der Art einer Rezidivprophylaxe kontroverse Auffassungen gibt, die sich nicht zuletzt dank der rasanten Fortschritte in der Therapieforschung ständig ändern.

3. Was versteht man unter einer adjuvanten Chemotherapie? Welche Vorteile bringt sie?

Hierunter ist eine zusätzlich zur Operation oder Strahlentherapie durchgeführte unterstützende Behandlung mit zellhemmenden Mitteln zu verstehen. Sie soll eine Wiedererkrankung, besonders eine Metastasierung in entfernte Organe, verhindern helfen.
Wie alle adjuvanten Therapien geht auch die adjuvante Chemotherapie von der Hypothese aus, dass häufig schon viele winzige Geschwulstzellen im Körper verstreut sind, die man mit den heutigen diagnostischen Hilfsmitteln nicht erfassen und daher auch nicht gezielt beseitigen kann. Da man mit lokalen Maßnahmen (Strahlentherapie und Operation) diese teilweise weit vom Primärtumor entfernt gelegenen Zellen nicht erreichen kann, ist eine Therapie notwendig, die selbst in den ent-

ferntesten Regionen wirkt. Dies ist mit der Chemotherapie (zytostatische Therapie) möglich.
Es gibt inzwischen sehr viele unterschiedlich wirkende Zytostatika (zellhemmende Mittel). Sie werden zum Teil allein, teilweise aber auch in Kombination mit anderen Mitteln gegeben. Sie haben teils völlig unterschiedliche Wirkungsmechanismen. Sie können sowohl positive als auch negative Auswirkungen haben. Die Planung und Überwachung zytostatischer Therapien bedürfen daher sehr großer ärztlicher Erfahrung. Nur nach genauer Kenntnis der Krankheitsvorgeschichte sowie der Eigenheiten des Tumors, einschließlich der feingeweblichen Charakteristika, kann der Arzt die Entscheidung für eine derartige adjuvante Chemotherapie treffen. Vor- und Nachteile einer solchen Zusatztherapie müssen sorgfältig abgewogen werden.

4. Welche Bedeutung hat die adjuvante Immuntherapie? Lässt sich durch eine Verbesserung der Immunabwehr und durch eine adjuvante Immuntherapie das Risiko einer Wiedererkrankung günstig beeinflussen?

Zwar gibt es keine eindeutigen Beweise, jedoch mehr und mehr Hinweise dafür, dass der Immunabwehr eine nicht unbeträchtliche Rolle bei der Krebsentstehung zukommt. Ob es ähnliche Zusammenhänge auch zwischen der Immunabwehr und der Entwicklung von Tochtergeschwülsten, also einer Wiedererkrankung, gibt, ist jedoch nach wie vor unklar.
Die körpereigene Abwehr ist ein sehr komplexes Geschehen, das sich aus zahlreichen einzelnen immunologischen Abläufen und Einflussfaktoren zusammensetzt. Was für einzelne Abläufe in der Immunabwehr positiv ist, kann sich auf andere Abläufe blockierend auswirken. Welche Schritte in der »Immunkaskade« schließlich für die Auslösung und Manifestation der Krebsentstehung verantwortlich sind, ist noch weitgehend unklar. Klar ist nur, dass durch einzelne Immuntherapeutika, wie z. B. Mistelextrakte, Enzym- und Thymuspräparate, Schlangengifte, Diäten oder auch Interferone, Interleukin und ähnliche spezifische und unspezifische Immunstimulanzien, nicht global auf alle Schritte in der Rezidivabwehr positive Auswirkungen erwartet werden können.
Einige Vermutungen gehen davon aus, dass manche »Immunstimulanzien« einige Vorgänge in der Immunabwehr tatsächlich fördern, gleich-

zeitig jedoch auch andere Schritte blockieren, ja sogar für die Krebsabwehr notwendige Reaktionen unterdrücken können.

Obwohl im Moment viele Hoffnungen auf der Immuntherapie ruhen und in keinem anderen Bereich so intensiv geforscht wird, sind noch viele grundlegende Aspekte in der Immunabwehr unbekannt. Der Wert einer adjuvanten Immuntherapie bei Lungenkrebs wird in der Schulmedizin zur Zeit noch sehr kontrovers diskutiert, und die meisten der von der Industrie angebotenen Präparate werden abgelehnt.

Solange es keine eindeutigen Therapiestudien gibt, die einen Vorteil dieser »immunologischen« und »biologischen« Therapien erkennen lassen, gibt es auch immer wieder Schwierigkeiten bei den Kassen, wenn diese die Kosten hierfür erstatten sollen. Eine adjuvante Immuntherapie sollte nur in Form von kontrollierten Studien erfolgen.

5. Was versteht man unter einer adjuvanten Strahlentherapie? Welche Vorteile bringt sie? Warum gibt es so unterschiedliche Ansichten über ihre Notwendigkeit?

Eine adjuvante Strahlentherapie ist eine Sicherheitsbehandlung mit Strahlen, also eine prophylaktische Maßnahme.

Diese zusätzlich zur chirurgischen Tumorentfernung durchgeführte vorbeugende Strahlentherapie kann, wenn sie mit moderner Strahlentechnik ausgeführt wird, das lokale Fortschreiten der Erkrankung verhindern oder zumindest verlangsamen.

Bei vielen Karzinompatienten verzichtet man allerdings auf diese zusätzlichen Maßnahmen, da die Nachteile einer derartigen Behandlung größer als die Vorteile sein können.

Eine zusätzliche Strahlentherapie kann natürlich immer nur die Tumorausbreitung an der bestrahlten Stelle beeinflussen. Die Ausbreitung über die Blutwege oder über die Lymphe in Organe außerhalb der bestrahlten Region, z. B. in die Leber oder in die Lunge, kann sie nicht verhindern.

Da eine Strahlentherapie ebenso wie alle anderen wirksamen Tumortherapien auch Nebenwirkungen haben kann, sollte ihr Einsatz gut überlegt sein. Nur bei Vorliegen bestimmter Kriterien ist eine Sicherheitsbehandlung mit Strahlen notwendig. So hält man z. B. eine Sicherheitsbestrahlung bei Patienten ohne Lymphknotenbefall für unnötig.

6. Ein Bekannter von mir erhielt eine prophylaktische Hirnbestrahlung. Warum wird bei ihm eine derartige Sicherheitsbehandlung durchgeführt, nicht jedoch bei mir?

Dies mag mehrere Ursachen haben. Möglicherweise hat Ihr Bekannter im Gegensatz zu Ihnen ein kleinzelliges Bronchialkarzinom. Beim kleinzelligen Bronchialkarzinom ist das Risiko von Absiedlungen im Gehirn besonders groß, wohingegen bei nicht kleinzelligen Karzinomen die meisten Therapeuten wegen des geringeren Risikos auf eine Sicherheitsbehandlung des Gehirns verzichten.
Selbst bei Patienten mit kleinzelligen Karzinomen wird die Notwendigkeit einer derartigen Sicherheitsbehandlung kontrovers diskutiert. Manche Therapeuten ziehen es vor, erst beim Auftreten von Gehirnmetastasen zu bestrahlen. Für sie überwiegen die Nachteile einer prophylaktischen Bestrahlung.

7. Angeblich soll meine Wirbelsäule besonders gefährdet sein. Was kann ich selber prophylaktisch tun?

Meiden Sie einseitige Belastungen und Überbelastungen! Falls Sie eine einseitige Tätigkeit ausüben (z. B. bei Sitzberufen), stehen Sie zwischendurch auf, recken Sie sich und gehen Sie ein paar Schritte! Heben Sie und tragen Sie nicht mehr als 6 bis 9 kg!
Vermeiden Sie alle abrupten Belastungen und Dreh- sowie Scherbewegungen! Sie sollten (z. B. in einer Tumornachsorgeklinik) eine »Rückenschule« mitmachen! Ernähren Sie sich kalzium- und Vitamin-B-reich, d. h., nehmen Sie viele Milchprodukte und frisches Gemüse zu sich!
Immobilität fördert das Metastasenwachstum in der Wirbelsäule! Belasten Sie sich daher, aber nur in Maßen.

8. Können durch Bisphosphonate Absiedlungen im Knochen verhindert werden?

Die Einführung von Bisphosphonaten zählt zu den größten Fortschritten in der Therapie fortgeschrittener Lungenkrebserkrankungen. Seit Jahren weiß man, dass diese Substanzen bei einem Skelettbefall

Schmerzen lindern, das Frakturrisiko reduzieren und eine prompte Senkung des krankhaft erhöhten Kalziumspiegels herbeiführen.
Inzwischen wurde diese wertvolle Substanzklasse weiterentwickelt. Nicht nur, dass die »Bisphosphonate der dritten Generation« nur noch einmal monatlich gespritzt werden müssen (Ibandronat = Bondronat® und Zolendronsäure = Zometa®), sondern sie verlangsamen auch das Fortschreiten von Skelettmetastasen und wirken möglicherweise präventiv gegen eine Skelettmetastasierung.

9. Wird durch körperliche Bewegung das Erkrankungs- bzw. -Wiedererkrankungsrisiko verringert?

Für den Lungenkrebs gibt es keinerlei Hinweise, die auf einen Zusammenhang schließen lassen könnten.
Dennoch halte ich viel von körperlicher Bewegung, ja halte sogar bestimmte sportliche Tätigkeiten für einen wesentlichen Bestandteil der Gesundheitsvorsorge von Lungenkrebspatienten. Nicht nur, weil hierdurch die Muskulatur gestärkt, die Koordination und Gangsicherheit gebessert und eine vorzeitige Knochenentkalkung verhindert wird, sondern auch, weil körperliche Aktivität positive Auswirkungen auf die Funktionsfähigkeit anderer Organe hat. Sport wirkt entspannend, baut Stress ab, stärkt die Herz-Kreislauf-Funktionen und regt die Immunabwehr an.
Es mag zwar paradox erscheinen, aber bei Immobilität ist das Knochenbruchrisiko größer als bei regelmäßiger körperlicher Aktivität.

10. Gibt es eine spezielle Diät, durch die Krebspatienten geheilt bzw. durch die das Krebsleiden verlangsamt oder wenigstens das Risiko einer Wiedererkrankung verhindert werden kann?

Eine spezielle Ernährung (Krebsdiät), mit der das Krebswachstum gehemmt werden kann oder sogar Tumorpatienten geheilt werden können, gibt es nicht. Wer solches behauptet, weckt falsche Hoffnungen und handelt unseriös! Die meisten Befürworter von »Krebsdiäten« betonen allerdings, dass ihre Kost als Zusatz zu einer Krebsbehandlung gedacht sei und eher präventiv wirke. Hierzu muss kritisch angemerkt werden, dass auch hierfür Beweise fehlen.

Immer wieder wurden von bedeutenden Naturwissenschaftlern und Medizinern Argumente angeführt, die die krebshemmende Wirkung bestimmter Ernährungsformen belegen sollten. Auch heute liest und hört man in den Medien immer wieder von sensationell heilenden Krebsdiäten.

Bis heute gibt es keine einzige wissenschaftlich anerkannte Therapiestudie, in der ein krebshemmender, geschweige denn ein lebensverlängernder oder gar heilender Effekt einer bestimmten Ernährungsform nachgewiesen worden wäre. Ob eine an Phytoöstrogenen reiche Ernährung (z. B. viel Getreide, Möhren, Spinat, Brokkoli und besonders Sojaprodukte) protektiv wirkt, ist umstritten. Nicht bestritten ist allerdings, dass eine solche Kost gesund ist und zumindest das Herz-Kreislauf-System schützt und einer Osteoporose vorbeugt.

Eine richtige Ernährung kann unter bestimmten Voraussetzungen unerwünschte Nebenwirkungen des Tumorleidens, der Strahlen-/Chemotherapie und/oder der Operation verringern; sie kann die Wirksamkeit von Krebstherapien erhöhen. Sie kann hierdurch die Überlebenszeit verlängern, zumindest jedoch die Lebensqualität der Krebskranken verbessern. Dies ist besonders bei Lungenkrebspatienten der Fall.

11. Wie sollten sich Lungenkrebskranke optimal ernähren?

Die Kost sollte leicht verdaulich, abwechslungsreich und ausgewogen sein, d. h. den Energie- und Nährstoffbedarf decken.

Da viele Lungenkarzinomkranke appetitlos sind, wird oft zu wenig gegessen, weswegen es zur Gewichtsabnahme kommt. Bei Untergewicht sollte die Ernährung daher besonders nahrhaft sein. Für pneumektomierte Patienten gilt die Regel, dass viele kleine, attraktiv angerichtete, leicht verdauliche Mahlzeiten besser bekömmlich und gesünder sind als eine große Mahlzeit.

Unverträglichkeiten bestimmter Lebensmittel sowie mögliche Nebenwirkungen der Strahlen-/Chemotherapie müssen berücksichtigt werden. Hierzu gehört z. B., dass während der Strahlentherapie häufig keine scharfen Gewürze und keine säurehaltigen Lebensmittel (Essig, Obstsäfte, Rhabarber, Tomaten) vertragen werden. Bei Schluckbeschwerden sollte auf feste Nahrung verzichtet werden. Bei Durchfällen sollten Sie eher auf frisches Obst sowie blähende Gemüse und Salate verzichten.

Denken Sie daran, bei Erbrechen oder Durchfällen reichlich Flüssigkeit (2,5 bis 3 l pro Tag) zu sich zu nehmen.
Bei entzündeter Mundschleimhaut oder Speiseröhre sollten Sie kohlensäurefreie Getränke, d.h. sogenannte stille Wasser oder Tees, trinken. Verzichten Sie auf stark salzige, stark gewürzte und saure Speisen, und achten Sie auf die Temperatur der Speisen. Sie sollten nicht zu heiß gegessen werden.
Es gibt heute sehr viele schmackhafte und vor allem auch nahrhafte Suppen. Von der Industrie wird heute hochkalorische Zusatznahrung unterschiedlichster Geschmacksrichtungen angeboten.

12. Stimmt es, dass Fisch besonders gesund ist für Lungenkranke?

Einige Beobachtungen sprechen dafür, dass die im Fisch enthaltenen Omega-3-Fettsäuren Entzündungsprozesse, eine chronische Bronchitis und ein Emphysem günstig beeinflussen.
Da viele Lungenkrebspatienten gleichzeitig ein Emphysem (Überblähung der gesunden Lunge) haben, ist Fisch für sie sicherlich besonders gesund. Man darf jedoch nach Fischgenuss nicht mit einem sofortigen Rückgang des Emphysems rechnen. Eine Wirkung gegen den Lungenkrebs ist auch nicht zu erwarten!

13. Haben Lungenkrebspatienten einen erhöhten Vitaminbedarf? Ist eine prophylaktische Vitamineinnahme sinnvoll?

Raucher haben einen erhöhten Bedarf an antioxidativ wirksamen Vitaminen (Vitamine A, C, E und die Karotinoide). Diese Vitamine sollen freie Radikale aus dem Zigarettenrauch unschädlich machen und so angeblich dem Krebs vorbeugen.
Vitamin A befindet sich in tierischen Produkten (z.B. Lebertran, Leber). Karotten enthalten besonders viel Karotinoide, wobei allerdings das Beta-Karotin je nach Zubereitung nur teilweise bioverfügbar ist. Am besten ist es, die Karotten leicht mit Fett anzudünsten!
Die Vitamine lassen sich auch in Form von Tabletten oder Spritzen verabreichen. Mehrere Studien haben allerdings unabhängig voneinander ergeben, dass die tägliche Einnahme von Beta-Karotin-Tabletten keine so

optimale Wirkung zeigt wie eine vitaminhaltige Ernährung. Offensichtlich bedarf es des Zusammenwirkens von Beta-Karotin mit anderen in Karotten enthaltenen Schutzstoffen. Karotten zu essen ist also wesentlich gesünder, als Vitamintabletten zu schlucken!

Für Vitamin E, das vorwiegend in Vollkornprodukten enthalten ist, liegt die von der Deutschen Gesellschaft für Ernährung empfohlene wünschenswerte Zufuhr bei 12 Milligramm pro Tag. Vitamin E kann auch in Form von Tabletten oder Spritzen verabreicht werden. Dies ist allerdings nur in Ausnahmefällen notwendig, denn eine gesunde Mischnahrung enthält genügend Vitamin E.

Der tägliche Vitamin-C-Bedarf sollte primär durch den Verzehr von frischem Obst und Gemüse gedeckt werden.

Grundsätzlich ist für Lungenkrebspatienten die zusätzliche Einnahme von Vitaminen bei einer ausgewogenen Ernährung nicht notwendig, außer bei Unterernährung oder wenn der Patient raucht. Wird weiter geraucht, sollten prophylaktisch Vitamin-C-Tabletten eingenommen werden. Ausführlicheres zur Ernährung bei Krebs finden Sie in dem Ratgeber »Delbrück: Ernährung für Krebserkrankte« (siehe Kapitel »Literaturauswahl«).

14. In einer Illustrierten las ich kürzlich, dass Krebspatienten die Amalgamfüllungen und Mandeln entfernen lassen sollten.

Wenn die Lösung des Krebsproblemes nur so einfach wäre, wie sich das einige Leute vorstellen! Es ist sehr unwahrscheinlich, dass der Krankheitsverlauf hierdurch beeinflusst werden könnte. Sie sollten sich nicht von solchen Meldungen verwirren lassen. Suchen Sie Rat und Hilfe nicht bei den Illustrierten, sondern fragen Sie Ihren Arzt nach seiner Meinung!

15. Ich habe gehört, dass ein Selenmangel für die zunehmende Krebsgefährdung verantwortlich zu machen sei. Angeblich soll Selen ein Krebsschutzfaktor sein.

Die Bedeutung von Selen in der Humanmedizin ist nach wie vor ungeklärt. Viele Wissenschaftler betonen, dass außer in extremen Fällen keine eindeutigen selenabhängigen Mangelerscheinungen bei Menschen bekannt sind. Andere betonen, dass sich hinter einem labilen Allgemeinzustand und geschwächten Abwehrkräften häufig ein Selenmangel verberge. Alle Wissenschaftler sind sich allerdings dahingehend einig, dass Selen – wenn überhaupt – immer nur eine ergänzende Krebstherapie sein kann. Sie ersetzt niemals die Chemotherapie oder die Strahlentherapie!

16. Alkoholkonsum soll das Krebsrisiko erhöhen. Heißt das, dass ich überhaupt keinen Alkohol mehr trinken darf?

Für den Lungenkrebs sind Zusammenhänge denkbar, allerdings bislang nicht erwiesen. Die negativen Einflüsse treffen – wenn überhaupt – nur auf exzessiven Alkoholkonsum zu. Geringe Alkoholmengen sind mit Sicherheit nicht krebsfördernd, ja sie können sogar durchaus positive Auswirkungen auf die Gesundheit haben. Mit Sicherheit wirkt sich ein gelegentliches Glas Wein oder eine Flasche Bier nicht negativ auf das Wiedererkrankungsrisiko aus.
Hochkonzentrierte Alkoholika sollten allerdings gemieden werden, zumal diese nicht nur schädlich für die Leber und die Magenschleimhaut sind, sondern auch den Heilungsprozess verzögern und das Risiko von Strahlen- und Chemotherapie-Nebenwirkungen erhöhen können.

17. Abgesehen davon, dass ich viele starke Raucher kenne, die niemals Krebs bekommen haben und dass endgültige Beweise für Zusammenhänge zwischen Rauchen und Krebs ja bislang fehlen, scheint der »Raucherkrebs« eine Spätschädigung zu sein. Die negativen, d. h. die krebsfördernden Eigenschaften des Rauchens würde ich also sowieso nicht mehr erleben.

Es steht eindeutig fest, dass weiterrauchende Lungenkarzinompatienten nicht nur eine schlechtere Überlebenschance haben, sondern dass auch Passivraucher geschädigt werden. Das Risiko von Herz- und Gefäßerkrankungen ist bei Passivrauchern im Vergleich zu Unbelasteten um 20 % erhöht. Kaum eine Körperfunktion wird nicht durch das Rauchen negativ beeinflusst (Tabelle 8.1). Ein Nichtraucher, der eine Stunde lang dem Zigarettenrauch eines Arbeitskollegen ausgesetzt ist,

nimmt genauso viel Schadstoffe auf, als hätte er selbst eine Zigarette geraucht.
In vielen Tumornachsorgekliniken werden Nichtraucherkurse und Hilfen für Abgewöhnungswillige angeboten. Am besten ist, wenn Ihre Angehörigen auch das Rauchen aufgeben. Zumindest sollten Raucher nicht in dem gleichen Raum ihrer Gewohnheit frönen, sondern vor die Tür oder auf den Balkon gehen. Sie selber sollten den Kontakt mit Rauchern meiden.

Tabelle 8.1: Gesundheitliche Schäden durch Zigarettenrauchen

Herz-Kreislauf-System Myokardinfarkt Plötzlicher Herztod Herzrhythmusstörungen Periphere arterielle Verschlusskrankheit Apoplektischer Insult Distales Aortenaneurysma	**Bösartige Tumoren** Lippen-, Zungen-, Kehlkopf-, Bronchial-, Oesophagus-, Magen-, Blasen-, Nieren-, Rektum-, Pankreas-, Zervix-Karzinom
Respiratorisches System (Schädigung der mukoziliaren Clearance) Chronische obstruktive Bronchitis Lungenemphysem Einschränkung der Lungenfunktion, Einschränkung der Sauerstoffaufnahme im Blut	**Schwangerschaft** Frühgeburt, Totgeburt, fetale Wachstumsstörung, niedriges Geburtsgewicht, erhöhte perinatale Sterblichkeit
Gastrointestinalsystem Gastritis Pept. Ulkusleiden Durchfall	**Weitere Schäden** Potenzminderung Fertilitätsminderung Vorzeitige Hautalterung Parodontose Gewichtsreduktion vermehrte Infektgefährdung
Gerinnungssystem Thromboseförderung	**Wechselwirkung mit Arzneimitteln** Wirkungsabschwächung von Benzodiazepinen, Coffein, Theophyllin, Phenothiazin, Betablockern, Thromboserisiko durch Ovulationshemmer verstärkt
Fettstoffwechsel HDL-Cholesterin erniedrigt Oxidierung des LDL-Cholesterins	

18. Ich möchte das Rauchen gerne aufgeben, aber wie? Können Sie mir einige Methoden der Raucherentwöhnung nennen?

Folgende Methoden der Raucherentwöhnung sind die bekanntesten:

Punktschlussmethode: Die Mehrzahl der Raucher, die sich erfolgreich das Rauchen abgewöhnt haben, hat dies im Rahmen eines Willensentschlusses abrupt getan. Nur falls es einem Raucher nicht gelingt, aus eigener Anstrengung kurzfristig auf den Nullpunkt zu kommen, sollte er die Hilfe bei den anderen Methoden suchen.

Suggestivmethoden: Hierzu zählen die Hypnose, Akupunktur, Handauflegen etc. Nicht jedem Raucher liegen diese Methoden. Auch ist sehr umstritten, ob derartige Entwöhnungsmethoden langfristig erfolgreich sind.

Medikamentöse Behandlungen: Auch hierbei handelt es sich weitgehend um Suggestivmethoden. Nicht so sehr die Wahl des Medikaments als die Art und Weise, wie das Medikament in suggestiver Weise verordnet wird, ist für den Erfolg dieser medikamentösen Behandlung entscheidend.

Aversionstherapie: Sie soll unangenehme, aversive Konsequenzen des Rauchens bewirken. Das Rauchen soll seiner »positiven psychotropen (d.h. auf die Seele einwirkenden) Wirkung« enthoben werden. Zu der Aversionstherapie gehören Elektroschocks und Übelkeit hervorrufende Medikamente. Wenngleich sich nicht bestreiten lässt, dass diese Methoden zumindest häufig eine kurzfristige Wirksamkeit entfalten, so ist der langfristige Effekt doch fraglich.

Verhaltenstherapie: In Kombination mit der Nikotinsubstitution wird dieser Methode derzeitig die größte Erfolgschance eingeräumt. Sie basiert darauf, dass der Raucher sich mit seinem Rauchverhalten intensiv auseinandersetzt und so eine längerfristige Entwöhnung stattfindet. Mittels Selbstkontrollmethoden wird das Rauchen nicht schlagartig beendet, sondern schrittweise.

Nikotinsubstitution: Seit 1984 ist in der Bundesrepublik Deutschland Nikotin ein zur Entwöhnung zugelassenes Medikament. Nikotin selbst ist nämlich kaum gesundheitsschädlich im Gegensatz zu vielen der 2000 Schadstoffe, die im Tabakrauch vorhanden sind und u.a. krebserzeugend wirken.

Nikotin selber ist in der Lage, die Raucherentzugsbeschwerden zu reduzieren und auch das Verlangen zu rauchen zu verringern.
Schon seit geraumer Zeit werden Nikotinkaugummis von der Industrie zur Raucherentwöhnung angeboten. Mittels Pflaster wird Nikotin durch die Haut zugeführt und dadurch ein gleichmäßiger Nikotinspiegel während des gesamten Tagesablaufs und der Nacht erreicht. Die Wirksamkeit dieser Pflaster ist daher relativ hoch und die Verträglichkeit im Gegensatz zu anderen Nikotindarreichungsformen sehr gut.
Durch eine Kombination der Nikotinsubstitution mit einer Verhaltenstherapie versprechen Nikotinpflaster heute die größten Erfolgsraten bei der Raucherentwöhnung.

Wenn Sie mit dem Rauchen aufhören möchten und dafür noch Hilfe benötigen, empfehle ich die Broschüre der Deutschen Krebshilfe »Aufatmen – Erfolgreich zum Nichtraucher«. Sie erhalten die Broschüre kostenlos von der Deutschen Krebshilfe (Adresse siehe Kapitel »Adressen«). Über die »Raucher-Hotline« können Sie beim WHO-Kollaborationszentrum für Tabakkontrolle im Deutschen Krebsforschungszentrum, Heidelberg, auch ein intensives Beratungsgespräch mit Empfehlung individueller Bewältigungsstrategien erhalten (Telefon 0 62 21/42 42 24 und Internet: *www. tabakkontrolle.de,* montags bis freitags von 14.00 bis 18.00 Uhr).

19. Lässt sich durch eine Psychotherapie das Wiedererkrankungsrisiko beeinflussen?

Nein. Durch eine Psychotherapie lassen sich lediglich die seelischen Folgen der Krebserkrankung behandeln. Nicht der Krebs, sondern der Patient hat psychische Probleme und sollte vom Psychologen betreut werden. Auswirkungen einer Psychotherapie auf das Krebswachstum konnten bislang wissenschaftlich nicht bestätigt werden, eher hingegen auf das Wohlbefinden. Wer behauptet, eine Krebserkrankung durch Psychotherapie heilen zu können, wird von der Schulmedizin nicht anerkannt und gilt als Außenseiter.

20. Wirkt sich Stress negativ auf das Wiedererkrankungsrisiko aus?

Umfangreiche Studien und Hypothesen, die allerdings häufig nicht unwidersprochen sind, liegen zu diesem Thema vor. Man unterscheidet Eustress und Disstress. Unter Eustress versteht man hohe körperliche und geistige Anforderungen, die jedoch eher zum Wohlbefinden beitragen. Eustress macht Spaß und wirkt sich persönlich stabilisierend aus. Ich glaube kaum, dass Eustress sich negativ auf das Krankheits- bzw. Wiedererkrankungsrisiko auswirken könnte.

Anders möglicherweise bei Disstress. Hierunter versteht man zu hohe körperliche und geistige Anforderungen, die mit Unbehagen, mit Aggressionen, ständiger Anspannung und Unterdrückung sowie Angst einhergehen. Disstress verursacht Strapazen, bewirkt psychische Labilität und verschlechtert möglicherweise sogar die Immunabwehr.

Wenn überhaupt, dann ist es eine ungenügende Stressverarbeitung, die sich ungünstig auswirken könnte. Versuchen Sie hier an sich zu arbeiten! Psychologen, beispielsweise in den Nachsorge- und Rehabilitationskliniken, können Ihnen dabei behilflich sein und nützliche Tips geben. Zur Stressverarbeitung dienen Entspannungsübungen und Atemtechniken, Bewegung jeglicher Art und positives Denken.

21. Wie kann ich die Abwehrkräfte durch mein Verhalten steigern?

Sicherlich gibt es Einflüsse von Geist und Seele auf die körperlichen Abwehrkräfte. Erfahrungen im klinischen Alltag beweisen immer wieder, dass eine starke innere Überzeugung dazu führen kann, dass »bestimmte Stoffe« im Körper Befehle in Gang setzen, die das Immunsystem so stark machen, dass es Krankheitserreger vernichten kann. Ohne Zweifel kann das Immunsystem durch Gedanken und Gefühle offensichtlich sowohl positiv als auch negativ beeinflusst werden.

Viele Sachverhalte lassen sich negativ, aber auch positiv darstellen. Wählen Sie die positive Darstellung! Wenn Sie es z. B. als furchtbar empfinden, in regelmäßigen Abständen eine Nachsorgeuntersuchung über sich ergehen lassen zu müssen, so ist dies eine Negativdarstellung. Wenn Sie

allerdings denken, dass die heutigen Untersuchungsmethoden und Nachsorgetherapien wesentlich mehr Sicherheit bieten als früher und Sie sich deswegen nach einer Nachuntersuchung beruhigter fühlen können, so ist dies eine positive Darstellung.
»Positives Denken« hebt das Selbstvertrauen und führt zu Ausgeglichenheit. Schwierigkeiten lassen sich eher beherrschen.
»Positives Denken« beeinflusst auch die Schmerzempfindung. Die Schmerzschwelle wird höher, der Arzneimittelbedarf geringer (siehe Ratgeber »Delbrück: Krebsschmerz« [siehe Kapitel »Literaturauswahl«]). Dies ist erwiesen.
Wenn es stimmt, dass Stress und Unzufriedenheit negative Auswirkungen auf den Krankheitsverlauf haben sollen, müsste dann nicht auch Gegenteiliges zutreffen?

22. Gibt es Selbstheilungskräfte?

Nicht nur die psychische Situation, sondern auch die Krankheit soll durch die Selbstheilungskräfte beeinflusst werden können. Zwar entziehen sich derartige Einflüsse der Psyche auf den Körper unserer naturwissenschaftlich geprägten schulmedizinischen Vorstellung; einzelne Kasuistiken und vor allem fernöstliche Lehren bestätigen jedoch die Möglichkeit einer Selbstheilung.
Eindeutige wissenschaftliche Studien, die den Kriterien einer wissenschaftlichen Untersuchung standhalten, gibt es hierzu nicht. Mit Sicherheit kann man allerdings davon ausgehen, dass sich Ihr persönliches Wohlergehen und Ihre Lebensqualität durch eine aktive Einstellung zu Ihrer Erkrankung beeinflussen lassen.
Klassische Selbstheilungsmethoden, wie z. B. das autogene Training, die Simonton-Methode oder auch die Meditation, können Sie in vielen Tumornachsorgekliniken, ja sogar in manchen Volkshochschulen erlernen.
Die Aktivierung von »Selbstheilungskräften« verlangt allerdings mehr. Sie setzt zumindest eine Akzeptanz der Erkrankung und der Konsequenzen voraus. »Selbstheilungskräfte« kann nur derjenige entwickeln, der seine Krankheit nicht bekämpft, sondern sie annimmt (nicht etwa hinnimmt). Schon allein die Vorstellung, trotz der Krankheit, trotz der Behinderung gesund sein zu können, kann positive Auswirkungen haben.

Um Selbstheilungskräfte zu aktivieren, darf man kein Passivverhalten zeigen. Nur wer aktiv daran arbeitet, gesund zu werden, zu bleiben und zu leben, kann Selbstheilungskräfte entwickeln.
Ein wichtiger Bestandteil der Selbstheilung ist das »Positivdenken«.

23. Was halten Sie von einer Prophylaxe mit Mistelpräparaten?

Die Misteltherapie (z.B. Helixor®, Plenosol®) gehört zu den populärsten Alternativmethoden in der Krebstherapie. Sie nimmt in der alternativen Tumortherapie insofern eine gewisse Sonderstellung ein, als ihre Wirksamkeit weltanschaulich, nämlich anthroposophisch begründet wird.
Bereits seit der Antike wird die Mistel als Heilpflanze verwendet. Hippokrates, Hildegard von Bingen und Paracelsus empfahlen diesen in den Baumkronen wachsenden imaginären Schmarotzer, der unter dem lateinischen Namen »Viscum album« bekannt ist, als Heilmittel gegen die verschiedensten Krankheiten und Gebrechen. Der Begründer der Anthroposophie, Rudolf Steiner, war es dann, der um 1920 die Mistel als Therapeutikum in der Krebsheilkunde einführte.
Die sogenannte Schulmedizin steht der Misteltherapie nach wie vor skeptisch, wenn nicht gar ablehnend gegenüber. Die bislang vorgelegten Therapiestudien über eine Wirksamkeit der Mistelpräparate halten nämlich den strengen Anforderungen der Arzneimittelprüfungen nicht stand.
Die Befürworter einer Misteltherapie gehen hingegen davon aus, dass die Misteltherapie in jedem Stadium der Krebserkrankung hilfreich ist. Sie weisen vor allem auf eine Besserung des Allgemeinzustandes und der Lebensqualität hin. Außerdem verweisen sie auf neue Untersuchungsbefunde, die einen zellhemmenden Effekt der in der Mistel befindlichen Lektine in Zellkulturen nachgewiesen haben.
Inzwischen liegen Erfahrungen bei zigtausend Krebspatienten vor. Trotz dieser Erfahrungen gibt es allerdings bis heute noch keine eindeutige Erfolgsstudie, die zu einer wissenschaftlichen Anerkennung von Mistelpräparaten geführt hat.
Dennoch erstatten die Kassen häufig die Kosten für eine Misteltherapie, zumal diese – verglichen mit den anderen alternativen Therapien – relativ preisgünstig und nebenwirkungsarm ist.

24. Ich werde von allen Seiten mit »guten Ratschlägen« bedrängt.

So wie Ihnen geht es leider sehr vielen. Welcher Betroffene hat denn wirklich die Erfahrung und das notwendige Wissen, um alle medizinischen und nicht medizinischen Probleme zu kennen. Liegt nicht auch bei jedem Betroffenen die Problematik anders?

Erschwerend für Sie kommt die häufige Unsicherheit und mangelnde Erfahrung vieler Ärzte hinzu. Sie sollten daher ausschließlich onkologisch erfahrene Ärzte konsultieren und den Empfehlungen des Arztes Ihres Vertrauens folgen. Lassen Sie sich nicht in die »Auseinandersetzungen« um »Schulmedizin/Naturheilverfahren« und damit in Konflikte bringen! Misstrauen Sie grundsätzlich all denjenigen, die Patentrezepte anbieten! Gerade in der Krebsheilkunde gibt es keine derartigen Patentrezepte.

Schulmedizin und Naturheilkunde müssen sich nicht zwangsläufig gegenseitig ausschließen. Eine ausschließlich naturheilkundliche erfahrungsmedizinische Betrachtungsweise bedeutet allerdings, auf mögliche Chancen zu verzichten.

Lassen Sie sich nicht von ungeprüften, fragwürdigen Methoden und »Heilern« verführen; dies gilt vor allem, wenn diese als absolut oder allwissend gepriesen werden. Sprechen Sie mit Ihrem Arzt darüber! Informieren Sie sich eingehend über die schulmedizinischen Therapien und Möglichkeiten! Die »Schulmedizin« eröffnet heute Möglichkeiten, die vor wenigen Jahren noch undenkbar waren.

9 Welche diagnostischen Maßnahmen sind in der Nachsorge notwendig?

Fragen zu Vor- und Nachsorgeuntersuchungen

1. Welche Nachsorgeuntersuchungen empfehlen Sie mir, damit ich sicher sein kann, dass die Krankheit nicht fortschreitet bzw. erneut ausbricht?

Eine absolute Sicherheit gibt es nicht. Zwar sind die heutigen diagnostischen Möglichkeiten um ein Vielfaches besser als noch vor Jahren, aber dennoch lassen sich Rezidive und Metastasen erst ab einer bestimmten Größe feststellen.
Um Ihnen einen individuellen, auf Ihre Bedürfnisse zugeschnittenen Nachsorgeplan zu empfehlen, muss man Genaues über die Art, die Lokalisation, die feingeweblichen Eigenheiten, die Ausdehnung Ihrer Erkrankung und die durchgeführten Therapien wissen. Je nach Schweregrad der Erkrankung, je nach durchgeführter Therapie, je nach Stärke der Immunabwehr und anderer Einflussfaktoren bedarf es spezieller Nachsorgeuntersuchungen. Sie sollten auf jeden Fall Ihren behandelnden Arzt fragen, wann und in welchen Abständen Sie welche Untersuchungen machen lassen sollten.
Unterliegen Sie nicht der falschen Vorstellung, dass durch die Nachsorgeuntersuchungen eine Wiedererkrankung verhindert werden könnte! Die Rezidive lassen sich lediglich im Optimalfall zu einem so frühzeitigen Zeitpunkt erkennen, dass eine Behandlung und Heilung noch möglich sind.

2. Warum empfehlen Sie mir überhaupt Nachsorgeuntersuchungen? Der Chirurg hat mir doch versichert, dass der gesamte Tumor und die gefährdeten Lymphknoten entfernt wurden. Im Übrigen würde ich sowieso keiner neuen Operation zustimmen, falls etwas festgestellt werden sollte.

Kein Arzt – auch nicht Ihr operierender Chirurg – kann Ihnen eine hundertprozentige Sicherheit geben. Auch wenn der Chirurg den Tumor

vollständig entfernt zu haben glaubt, so besteht doch ein mehr oder minder großes Wiedererkrankungsrisiko. Das Risiko ist umso höher, je schlechter die Prognosefaktoren sind (siehe Tabelle 3.4, Seite 55). Bei der Operation können sich eventuell unbemerkt kleine Tumorzellnester dem Auge des Operateurs entzogen haben oder in die Blutbahn abgeschwemmt worden sein. Sie können Ausgangspunkt für neue Krebsgeschwülste bzw. Metastasen sein, die jedoch bei rechtzeitiger Erkennung erfolgreich behandelt werden können.
Die Nachsorge zielt übrigens nicht nur darauf ab, Rezidive oder Metastasen möglichst frühzeitig zu erkennen. Viele andere Gründe sprechen zusätzlich für die Notwendigkeit von Nachsorgeuntersuchungen. Zu ihnen gehören:

- Erkennung und Behandlung von Operations- und/oder Strahlen-/Chemotherapiefolgestörungen, Auswirkungen der Medikamente auf z. B. Herz und Kreislauf oder Blut.
- Früherkennung eventueller Zweiterkrankungen wie z. B. Abklärung von Luftnot.
- Tumorprophylaxe und Beratung für richtige Verhaltensweisen, allgemeine Vorsorgemaßnahmen.
- Sozialrechtliche Beratung und Einleitung von Hilfen, Beratung bei eventuellen beruflichen Problemen.
- Beratung bei eventuellen psychischen, familiären Problemen, Beratung und Information von Angehörigen.

3. Was versteht man unter Basis-Untersuchungsprogramm in der Nachsorge?

Es umfasst das Minimalprogramm, das in der Bronchialkarzinomnachsorge erfüllt werden sollte.
Hierzu gehören Arztbesuche in mindestens achtwöchigen Abständen im ersten und zweiten Jahr. Neben der körperlichen Untersuchung und einem ausführlichen »Frageprogramm des Arztes« finden Blutuntersuchungen, alternierend die Röntgenaufnahme der Lunge oder eine Bronchoskopie sowie die Ultraschalluntersuchungen der Leber statt.
Je nach Risikofaktor, je nachdem ob kleinzelliger oder nicht kleinzelliger Tumor, je nach Art und Ausmaß der Therapie kann und muss dieses Basisprogramm erweitert werden.

4. Wie häufig sollten Nachsorgeuntersuchungen vorgenommen werden? Welche Untersuchungen sind notwendig?

Diesbezüglich kann man keine pauschalen Empfehlungen geben. Je nach Bösartigkeit des Tumorgewebes, Beschwerdebild und je nach Therapiefolgestörungen sind unterschiedliche Untersuchungen in anderen Zeitabständen notwendig. Grundsätzlich gibt es ein Basisuntersuchungsprogramm. Hierzu gehören bei operierten Patienten Arztbesuche in mindestens zweimonatigen Abständen im ersten Jahr nach Abschluss der Behandlung, in dreimonatigen Abständen im zweiten Jahr, in viermonatigen Abständen im dritten Jahr und danach in sechsmonatigen Abständen. Die Kontrollen sollten danach halbjährlich ein Leben lang durchgeführt werden.

Wurde keine Operation durchgeführt, sind die Zeitintervalle zwischen den einzelnen Nachsorgeuntersuchungen wesentlich kürzer. In der Regel sind sie in Abhängigkeit von der Beschwerdesymptomatik zu wählen.

Das Basisprogramm bei den Arztbesuchen beinhaltet ein ausführliches »Frageprogramm des Arztes«, die körperliche Untersuchung, Blutuntersuchungen einschließlich der Bestimmung der Tumormarker, eine Röntgenuntersuchung der Lunge, Ultraschalluntersuchungen des Bauchraums und gelegentlich auch Computertomographien.

5. Welche Beschwerden sollten Anlass für einen vorzeitigen Arztbesuchs sein?

Hierzu gehören:

- Husten, besonders Reizhusten,
- plötzliche Heiserkeit,
- plötzliches Anschwellen des Halses, Erweiterung der Halsvenen,
- unklare Knochenschmerzen,
- unklares Fieber,
- Nachtschweiß,
- blutiger Auswurf,
- plötzliche Kopfschmerzen, die mit oder ohne Nüchternerbrechen einhergehen,

- Oberbauchschmerzen,
- Schmerzen beim Durchatmen, Luftnot,
- Schwindel, Krampfanfälle, Doppelbilder,
- Lymphknotenvergrößerungen,
- Gelbsucht,
- blaue Flecken,
- Gewichtsverlust: Gewichtsverlust und Kräfteverfall trotz normaler Nahrungsaufnahme,
- unerklärbare Gewichtszunahme mit Zunahme des Bauchumfangs.

Die wenigsten dieser Beschwerden sind tumorspezifisch; die meisten können auch therapiebedingt sein. »Husten« oder Schmerzen bedürfen immer der Präzisierung. Blutiger Auswurf muss nicht auf ein Rezidiv hindeuten, sondern kann z. B. auch durch ein Fadengranulom nach der Operation oder auch durch eine Bronchitis oder Lungentuberkulose bedingt sein.

6. Falls es zu einer Wiedererkrankung kommt, wo manifestiert sich diese? Welches sind die bevorzugten Metastasierungsorte?

Häufigste Rezidivlokalisationen sind beim kleinzelligen Bronchialkarzinom das Skelett, die Leber, das Gehirn, die Nebennieren, die Lymphknoten im Bauchraum, das Brust- und das Bauchfell.
Beim nicht kleinzelligen Lungenkarzinom sind am häufigsten das Lungenmittelfell (Mediastinum), die oberhalb des Schlüsselbeins gelegenen Lymphknoten und die Leber betroffen.

7. Ich erhielt von meinem Arzt einen Tumornachsorgepass ausgehändigt. Was ist das, und was soll ich damit tun?

In diesem Pass sind wesentliche Daten Ihrer Erkrankung, Ihrer Erkrankungsgeschichte und die Untersuchungsergebnisse festgehalten. Sie finden dort die in der Nachsorge notwendigen Untersuchungen für Ihre Erkrankung. Diesen Tumornachsorgepass sollten Sie immer den betreuenden Ärzten zeigen, damit diese über die Voruntersuchungen informiert sind und keine Doppeluntersuchungen vornehmen. Auch Ihre eigenen Befunde sollten Sie in das Heft eintragen.

Für Sie ist der Tumornachsorgepass eine Art Fahrplan, der Sie an die Einhaltung der Nachsorgeuntersuchungstermine erinnern soll. Sie sollten die Termine sehr genau einhalten, um nichts Wesentliches zu verpassen!
Im Allgemeinen stellt der Krankenhausarzt oder der niedergelassene Onkologe den Pass aus.

8. Obwohl ich sehr schlechte Venen habe und auch unter Blutarmut leide, drängt der Arzt bei jeder Nachsorgeuntersuchung auf eine Blutentnahme. Ist das wirklich nötig?

Wahrscheinlich ja. In dem Blut müssen die Tumormarker regelmäßig bestimmt werden, um frühzeitig eine Wiedererkrankung erkennen und behandeln zu können. Gleichzeitig werden auch zum Beispiel in der Leber und im Knochen produzierte Enzyme festgestellt, die auf eine eventuelle Schädigung dieser Organe schließen lassen könnten. Gelegentlich kommt es durch die Therapie und eventuell auch durch den Tumor zur Verminderung, manchmal auch zur Vermehrung lebenswichtiger Mineralien wie zum Beispiel des Kalziums. Erkennt man einen erhöhten Kalziumspiegel nicht, so kann dies lebensgefährdende Komplikationen nach sich ziehen.
Bei eingeschränkter Lungenfunktion sollten regelmäßig die Blutgase im Blut (Blutgasanalyse) überprüft werden.
Auch müssen das Blutbild und die roten und weißen Blutkörperchen immer wieder bestimmt werden, um negative Auswirkungen auf das blutbildende System frühzeitig feststellen und behandeln zu können.
Wichtig ist allerdings – und das trifft nicht nur auf die Laboruntersuchungen zu –, dass überflüssige Mehrfachuntersuchungen unterbleiben. Sollten Sie von Ihrem Arzt zur Mitbetreuung zu einem anderen Arzt oder in eine Nachsorgeklinik geschickt werden, so denken Sie mit daran, dass diese das Ergebnis der letzten Blutuntersuchungen, der Röntgen- und Ultraschalluntersuchungen etc. erhalten. Hierdurch werden überflüssige Doppel- und Dreifachuntersuchungen am ehesten vermieden.

9. Die Nachsorgeuntersuchungen sind immer sehr lästig und nehmen viel Zeit in Anspruch. Meist sehe ich den Arzt auch nur sehr kurze Zeit und vergesse dann in der Hektik, die Fragen zu stellen, die mich zu Hause immer bedrängen, bzw. auf Fragen des Arztes erschöpfend zu antworten.

Vielleicht helfen hier folgende Verhaltensvorschläge:

- Sie sollten sich für alle Fälle die Telefonnummer des behandelnden Arztes aufschreiben.
- Sie sollten sich grundsätzlich vor dem Arztbesuch erkundigen, wann er Sprechstunde hat und ob er seine Patienten zu einem bestimmten Termin bestellt. Für die Tumornachsorgeuntersuchung sollten Sie sich auf jeden Fall einen festen Termin geben lassen.
- Merken Sie sich Ihren nächsten Arzttermin. Halten Sie in Ihrem eigenen Interesse alle Nachsorgetermine gewissenhaft ein.
- Machen Sie sich ruhig vor dem Arztbesuch Notizen, damit Sie nichts vergessen. Oft fällt einem das Wichtigste ja erst dann ein, wenn man wieder zu Hause ist. Je präziser Sie dem Arzt Auskunft geben bzw. Ihre Beschwerden schildern können, desto mehr Zeit hat er für andere wesentliche Untersuchungen oder Gespräche mit Ihnen.
- Bereiten Sie sich darauf vor, die in Tabelle 9.1 erwähnten Fragen des Arztes zu beantworten.
- Wenn Sie befürchten, etwas zu vergessen, was Ihnen wichtig erscheint, so machen Sie sich vorher Notizen. Dann brauchen Sie den Doktor nicht mit weitschweifigen Erklärungen aufzuhalten.
- Antworten Sie dem Arzt möglichst genau und ehrlich. Lügen können unter Umständen gefährlich sein!
- Verwendet der Arzt medizinische Fachausdrücke, die Sie nicht verstehen, so fragen Sie ruhig nach deren Bedeutung. Auch dem Arzt ist sehr an Ihrem Verständnis und Ihrer Mitarbeit gelegen.
- Verlangen Sie vom Arzt nicht eine bestimmte Behandlungsmethode oder bestimmte Medikamente, aber sagen Sie ihm offen, wenn Sie schlechte Erfahrungen mit bestimmten Arzneimitteln oder Behandlungsmethoden gemacht haben. Achten Sie mit darauf, dass Medikamente und Hilfsmittel nicht auf ein und dasselbe Rezept geschrieben werden.
- Wenn alle Untersuchungen abgeschlossen sind, lassen Sie sich das Wichtigste erklären. Dies betrifft auch die Verordnung.

- Bleiben Sie nicht mitten in der Behandlung einfach weg, und versäumen Sie nicht die Nachsorgeuntersuchungen. Sie verzögern und gefährden ansonsten den Gesundungsprozess und erhöhen das Wiedererkrankungsrisiko.

Tabelle 9.1: Die vom Arzt in der Routinenachsorge von Lungenkrebspatienten gestellten Fragen

1. Ist eine Änderung Ihres subjektiven Befindens oder Ihrer Leistungsfähigkeit seit dem letzten Nachsorgetermin eingetreten?
2. Haben sich Essgewohnheiten, Appetit und Gewicht seit dem letzten Nachsorgetermin verändert?
3. Haben Sie verstärkt Neigung zu Husten, Atemnot? Sind Herzbeschwerden, Pulsunregelmäßigkeiten aufgetreten? Haben Sie Auswurf? Bekommen Sie rascher Atemnot bei körperlicher Belastung? Schlafen Sie zunehmend mit angehobenem Oberkörper oder in einer bestimmten Seitenlage?
4. Haben Sie Schmerzen? Sind sie erstmals aufgetreten, oder sind es die Ihnen längst bekannten »Rheumaschmerzen«? Sind sie atem- oder bewegungsabhängig? Haben sich Intensität, Häufigkeit und Art der Schmerzen geändert? Strahlen sie in eine bestimmte Region aus?
5. Haben Sie Beschwerden an den Knochen oder in der Muskulatur bemerkt?
6. Haben Sie Kopfschmerzen, Schwindelzustände oder Gefühlsstörungen? Bemerken Sie ein Schwächegefühl in Armen, Beinen oder sonstigen Körperregionen?

   Treten die Schmerzen nur bei Belastung auf oder auch in Ruhe, z.B. nachts?
7. Bemerken Sie vermehrt Müdigkeit, allgemeine Schwäche, Leistungsminderung, Antriebslosigkeit?
8. Haben Sie sich seit dem letzten Nachsorgetermin einmal richtig krank gefühlt?

10. Was versteht man unter Tumormarkern?

Unter Tumormarkern versteht man Substanzen, die von Krebszellen in die Blutbahn abgegeben und dort laborchemisch nachgewiesen werden können. Es gibt Hunderte verschiedene Tumormarker. In der Lungenkarzinomnachsorge haben die meisten von ihnen jedoch nur einen beschränkten Wert. Viele Ärzte haben so wenig Vertrauen zu den Lungenkarzinom-Markern, dass sie diese gar nicht bestimmen. Die bekanntesten Tumormarker für den Lungenkrebs sind das CEA, die NSE, das CYFRA und das SCC.

Es handelt sich bei ihnen leider um relativ unspezifische und wenig empfindliche Nachweismethoden. Unspezifisch deswegen, weil diese Tumormarker auch bei gutartigen Erkrankungen und aus anderen Gründen erhöht sein können. Wenig empfindlich deswegen, weil sie trotz Wiedererkrankung manchmal unauffällig und in der Blutbahn erst ab einer bestimmten Tumorgröße nachweisbar sind.

Tumormarker eignen sich auch zur Verlaufsbeurteilung und Überprüfung des Therapieerfolges. Kommt es beispielsweise zu einer Erniedrigung der Tumormarker während einer Therapie, so kann man von einem Ansprechen des Tumors auf diese Therapie ausgehen. Die Therapie sollte dann fortgeführt werden! Reagieren die Tumormarker hingegen nicht, ja steigen sie sogar an, so erübrigt sich eine Weiterführung der Therapie. Möglicherweise muss eine andere Therapie gewählt werden.

11. Reichen engmaschige Tumormarkerkontrollen aus?

Nein, auf keinen Fall! Ihre Empfindlichkeit darf nicht überschätzt werden. Die Abwesenheit eines Tumormarkers im Blut schließt ein Rezidiv nicht aus. Manche Tumoren führen erst sehr spät zu einer Erhöhung der Tumormarker.

12. Sind die häufigen Röntgenuntersuchungen, Szintigraphien, Computertomographien, Sonographien und Kernspintomographien (NMR-/MRT-Untersuchungen) nicht schädlich? Wie hoch ist die hierdurch verursachte Strahlenbelastung? Kann durch die Nachsorgeuntersuchungen eine Wiedererkrankung gefördert werden?

Bei den Sonographien und den Kernspintomographien kommt es zu keinerlei Strahlenbelastung.
Es kann zwar kein Zweifel daran bestehen, dass Röntgenstrahlen, ebenso wie jede energiereiche Strahlung, die Entstehung von Tumoren begünstigen kann. Voraussetzung dafür ist jedoch eine hohe Strahlenmenge, der man über einen langen Zeitraum ausgesetzt ist. Die Strahlenbelastung ist bei den heutigen Röntgengeräten minimal. Das theoretisch errechnete Strahlenrisiko einer Lungenröntgenaufnahme entspricht in etwa dem Strahlenrisiko durch die kosmische Höhenstrahlung bei einem Interkontinentalflug. Im Vergleich zu einer Lungenröntgenaufnahme liegt die Strahlenbelastung bei einem Computertomogramm zwar 35-mal so hoch, aber bislang gibt es auf der ganzen Welt noch keinen einzigen dokumentierten Fall von Krebs, der durch wiederholte Röntgenaufnahmen oder Computertomographien entstanden wäre. Sie sollten auf keinen Fall aus Gründen der Strahlenbelastung auf die in der Nachsorge notwendigen Röntgenaufnahmen bzw. Computertomographien verzichten. Das Risiko einer zu späten Erkennung von Rezidiven (Wiedererkrankungen) bei Weglassen dieser Untersuchungen ist 100 000fach höher als das theoretische Risiko eines durch Strahlen verursachten Rezidivs.

13. Ich möchte lediglich eine Durchleuchtung machen lassen, da ich Angst vor einer möglichen »Strahlenschädigung« habe.

Ihre Annahme, dass bei der Durchleuchtung keine Strahlenbelastung stattfindet, ist falsch. Im Gegenteil, sie ist sogar stärker als bei der Röntgenaufnahme.
Die Lungendurchleuchtung ist übrigens immer eine ergänzende Maßnahme, die die Röntgenaufnahme nicht ersetzen kann. Dank der Durchleuchtung können Aussagen über eventuelle Funktionseinschränkun-

gen gemacht werden, über die Beweglichkeit der Zwerchfelle oder über eine eventuelle Abdrängung oder Einengung der Luftröhre. Die Helligkeit der Lungenfelder und die Beurteilung der zwischen den beiden Lungenhälften verlaufenden Gefäße ist bei der Durchleuchtung eher möglich. Weiterhin ist eine Beurteilung der Herzfigur und der großen vom Herz abgehenden Gefäße möglich.
Die Lungenaufnahme dient der exakten Lokalisation und Dokumentation von Lungenveränderungen. Es sind bei der Betrachtung von Röntgenaufnahmen häufig Veränderungen zu erkennen, die der Durchleuchtung entgehen. Auch für spätere Vergleiche, um das Wachstum oder den Rückgang eines Krankheitsprozesses besser beurteilen zu können, sind Röntgenaufnahmen notwendig.

14. Wozu dient die Szintigraphie?

Die Szintigraphie gibt die räumliche Verteilung einer radioaktiven Substanz an, die z.B. vom Lungengewebe (Lungenszintigraphie) oder von Knochen *(Skelettszintigraphie)* aufgenommen und gespeichert wurde. Bei der *Lungenszintigraphie* werden sehr kurzlebige radioaktive Substanzen entweder eingeatmet *(Inhalationszintigraphie)* oder wie bei der Skelettszintigraphie in die Blutbahn eingespritzt *(Perfusionsszintgraphie)*. Die Art und die Dichte der Verteilung in der Lunge bzw. im Skelett geben Aufschluss über die krankhafte Veränderung. Mit der *Lungenperfusionsszintigraphie* lassen sich minderbelüftete Lungenareale nachweisen. Szintigraphisch auffällige Befunde entstehen z.B. dann, wenn der zuführende Bronchus durch ein Rezidiv verschlossen ist oder wenn eine Unregelmäßigkeit der Gefäßversorgung eingetreten ist.
Mit der Skelettszintigraphie lässt sich ein Krankheitsrückfall in den Knochen sehr viel frühzeitiger als z.B. durch Röntgen feststellen. Die Skelettszintigraphie kann schon viele Monate vor Auftreten von Schmerzen auffällig werden (positive Skelettszintigraphie).

15. Worin liegt die Bedeutung der Perfusions- und Ventilationsszintigraphie?

Sie hat in erster Linie eine Bedeutung für die Vorhersage der zu erwartenden Lungenfunktionsausfälle nach der Operation. Sie wird daher häufig schon vor der Operation durchgeführt. Für die Erkennung des Tumors spielt sie hingegen keine Rolle. Sie dient nicht zur Erkennung des Rezidivs, sondern ausschließlich zur Feststellung der Funktionseinschränkungen.

16. Wozu und wann ist eine Bronchoskopie notwendig?

Bei der Bronchoskopie werden die Luftwege von innen betrachtet. Ziel der Untersuchung ist festzustellen, ob Hindernisse in Form von Entzündungen, Geschwülsten oder übermäßiger Schleimbildung in den Bronchien bestehen. Gleichzeitig können mit der Bronchoskopie eventuelle mechanische Hindernisse beseitigt oder zumindest verkleinert werden.
Im Allgemeinen benutzt man heute flexible (biegsame) Bronchoskope. Sie bestehen im Wesentlichen aus Glasfaserbündeln und sind etwa blei-

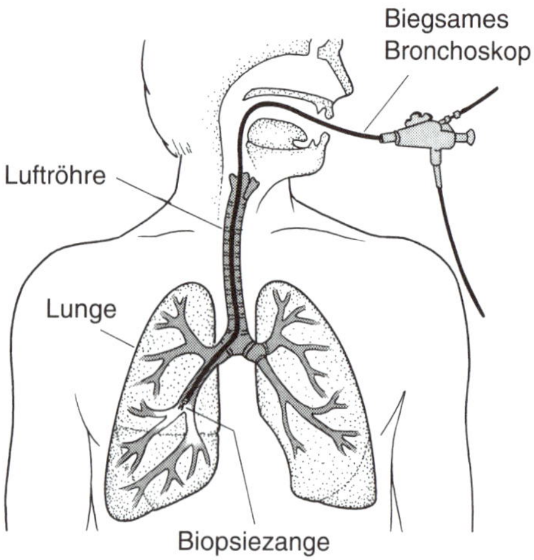

Abbildung 9.1: Vereinfachte schematische Darstellung der Bronchoskopie

stiftstark. Man kann mit ihnen in die Bronchien bis etwa zur 4. oder 5. Aufteilung sehen (Abbildung 9.1).
Meist werden bei der Spiegelung gleichzeitig Schleimhautproben zur mikroskopischen Untersuchung entnommen. Derartige Probeentnahmen sind absolut schmerzlos.

17. Wie läuft die Bronchoskopie ab?

Die Untersuchung erfolgt im nüchternen Zustand. 24 Stunden vor der Untersuchung dürfen Sie nicht mehr rauchen. 12 Stunden vor der Untersuchung dürfen Sie nichts essen, nach Möglichkeit auch nichts trinken.
Im Allgemeinen erhalten Sie kurz vor der Durchführung der Bronchoskopie eine leichte beruhigende Medizin. Mit einem Spray wird die Schleimhaut der Nasenhöhle, des Rachenraums, des Kehlkopfs und der großen Bronchien örtlich betäubt.
Meist wird das Bronchoskop durch eine Nasenöffnung eingeführt. Gelegentlich kann es auch über die Mundhöhle eingeführt werden. Es wird dann am Kehlkopf vorbei in die Luftröhre und die großen Bronchien vorgeschoben.
Mit biegsamen Instrumenten können nicht nur die großen, sondern auch die kleinen Bronchien der Lungenlappen – gelegentlich unter gleichzeitiger Röntgenkontrolle – untersucht werden. Über einen Instrumentierkanal des Bronchoskopes werden in der Regel mit Bürsten (Bürstenabstrich), mit Zangen (Zangenbiopsien) und mit Absaugkathetern (Saugbiopsie) Gewebeteile, Schleim und Spülmaterial zur feingeweblichen und bakteriologischen Untersuchung entnommen.
Während der Arzt die große Luftröhre und die Bronchien ausspiegelt, können Sie normal atmen. Die Untersuchung erfolgt bei vollem Bewusstsein. Sie können allerdings nicht sprechen, da das Bronchoskop ja in der Stimmritze liegt.
Mit einer, in aller Regel kurzfristigen Heiserkeit müssen Sie nach abgeschlossener Untersuchung rechnen. Blutspuren im Auswurf während der ersten Tage sollten Sie nicht beunruhigen. Wegen der Rachenbetäubung sollten Sie wenigstens zwei Stunden lang keine Flüssigkeit und keine Nahrung zu sich nehmen. Ansonsten besteht die Gefahr des »Verschluckens«.

Die im Rahmen der Untersuchung verabreichten Medikamente können Ihr Reaktionsvermögen beeinträchtigen. Sie sollten sich wenigstens 12 bis 14 Stunden nach der Untersuchung ausruhen, kein Kraftfahrzeug steuern und keine Maschinen bedienen.

18. Mein Vater erzählte, dass bei ihm früher die Lungenspiegelung unter Vollnarkose durchgeführt worden sei. Warum geschieht dies heute nicht mehr?

Früher war die Bronchoskopie nur mit einem starren Rohr möglich. Da das Einführen eines starren weiten Rohrs in die Bronchien wesentlich schwieriger ist, war eine Vollnarkose mit gleichzeitiger Erschlaffung der Atemmuskulatur (Relaxation) notwendig. Es musste beatmet werden.
Die heute üblichen flexiblen, dünnen Bronchoskope können problemlos in die Bronchien eingeführt werden, sodass man in den meisten Fällen auf eine Vollnarkose verzichten kann. Eine starre Bronchoskopie mit Vollnarkose wird heute nur noch bei speziellen Problemen durchgeführt.

19. Bei mir wurde bei der Röntgenuntersuchung ein Herd in der Lunge festgestellt. Es soll daher eine Lungenbiopsie gemacht werden. Was ist hierunter zu verstehen? Mit welchen Komplikationen ist zu rechnen?

Bei bestimmten Lokalisationen kann tatsächlich eher Klarheit durch eine Gewebeentnahme »durch die Brustwand hindurch« geschaffen werden als mit der Bronchoskopie. Diese Gewebeentnahme (Biopsie) erfolgt mit einer sehr feinen Nadel.
Gerade die brustwandnahen Prozesse, also peripheren Veränderungen, lassen sich mit der Punktion von außen besser erreichen.
Die Biopsie erfolgt bei örtlicher Betäubung. Durch die Brustwand hindurch (transthorakal) wird mit einer feinen Nadel unter Sog und Drehen der Nadel Gewebe aus dem verdächtigen Bezirk entnommen.
Bei der Biopsie kann es möglicherweise zum Eindringen von Luft in den Pleuraspalt und damit zu einem teilweisen Lungenkollaps (Pneumothorax) kommen. Eine derartige Komplikation sollte stationär überwacht werden; möglicherweise muss sie auch behandelt werden. Dies ist der

Grund, weswegen Biopsien nach Möglichkeit nur in Klinikambulanzen und nicht bei niedergelassenen Ärzten vorgenommen werden sollten. Insgesamt ist die Biopsie jedoch ein weitgehend ungefährliches Untersuchungsverfahren. Die zuweilen geäußerte Befürchtung, bei der Entnahme könnten Tumorzellen »ausgeschwemmt« werden, die dann Metastasen bilden, ist unbegründet.

20. Wegen starker Rückenschmerzen wurde bei mir eine Röntgenaufnahme der Wirbelsäule vorgenommen, die erfreulicherweise keinen krankhaften Befall des Knochens zeigte. Die Schmerzen bestehen jedoch fort. Welche anderen Untersuchungsmöglichkeiten empfehlen Sie?

Nicht selten verursachen Metastasen an der Wirbelsäule Rückenschmerzen, ohne dass sich jedoch röntgenologisch im Knochen selber Krankheitszeichen nachweisen lassen. Das liegt daran, dass erst ab einem bestimmten Kalksalzverlust die Skelettmetastasen im konventionellen Röntgenbild sichtbar werden. Sollte der Tumor die Wirbelsäule befallen haben, so eignet sich als Suchmethode eher die Skelettszintigraphie als die Röntgenuntersuchung, da sie empfindlicher ist.

21. Wie zuverlässig ist die Zelluntersuchung aus dem Sputum (Spucke, Auswurf)?

Bis zur Einführung bronchoskopischer Materialgewinnungsmethoden im Jahre 1946 war die Sputumuntersuchung praktisch die einzige Methode, um Zellen des Bronchialsystems zu untersuchen. Auch heute hat diese Untersuchung noch eine sehr große Aussagekraft und kann sehr viel aufwändigere Untersuchungsmethoden wie z. B. eine Bronchoskopie oder Computertomographie oder gar Operation ersetzen. Voraussetzung dafür sind allerdings Untersuchungskriterien, die bei den Sputumuntersuchungen in den seltensten Fällen hinreichend beachtet werden.

1. Das Sputum (Morgensputum, Sammelsputum oder postbronchoskopisches Sputum) muss in ausreichenden Mengen vorliegen und möglichst frisch untersucht werden.

2. Der Untersucher muss über viel Erfahrung in der Begutachtung von Sputumzellen verfügen.
3. Die zuverlässigsten Aussagen sind bei einer zentralen Lokalisation von Plattenepithelkarzinomen oder kleinzelligen Karzinomen möglich.
4. Die Untersuchung des postbronchoskopischen Sputums hat besonders große Aussagekraft.

22. Bei mir hat sich Flüssigkeit am Brustfell (Pleura) gebildet. Sie soll nun entfernt und untersucht werden (Pleurapunktion). Ist das schmerzhaft? Mit welchen Komplikationen geht das einher?

Die Pleurapunktion dient zum Ablassen und zur Untersuchung der Pleuraflüssigkeit. In ihr werden der Eiweißanteil und die zellulären Bestandteile untersucht. Werden Veränderungen am Rippenfell selbst vermutet, so wird möglicherweise gleichzeitig eine Gewebeentnahme (Biopsie) am Brustfell vorgenommen. Mit bestimmten Instrumenten werden dabei kleine Proben abgeschabt und mikroskopisch untersucht. Beide Untersuchungen, also Punktion und Biopsie, werden sehr häufig vorgenommen und verlaufen – wenn von erfahrenen Ärzten durchgeführt – völlig harmlos und schmerzfrei. Gelegentlich kann es zu Kreislaufstörungen kommen, wenn zu große Flüssigkeitsmengen auf einmal entfernt werden.

23. Wozu dient die Lungenfunktionsprüfung? Wie wird sie durchgeführt?

Sie dient nicht etwa zur Rezidiverkennung, sondern ausschließlich zur Abschätzung der Funktionsfähigkeit des verbliebenen Lungengewebes. Ihr stehen eine ganze Reihe von Untersuchungsmethoden, wie z. B. Messung der Lungenvolumina, Szintigraphien, Messung der Blutgase oder Messung des Atemdrucks, zur Verfügung. In Kombination mit einer Belastung am fest stehenden Fahrrad oder auf einem Laufband kann auch die körperliche Leistungsfähigkeit genau beurteilt werden.

24. Welche Vorsorgeuntersuchungen empfehlen Sie?

Es ist sehr wichtig, dass Sie auch in der »Nachsorge« an die Notwendigkeit der Vorsorgeuntersuchungen denken. Wenn man einmal von einem Krebsleiden geheilt wurde, so bedeutet dies ja in keiner Weise, dass man deswegen gegen Krebsleiden an anderer Stelle gefeit ist. Erfahrungsgemäß weiß man sogar, dass Patienten mit geheiltem Lungenkrebs wesentlich häufiger als gesunde Menschen an bestimmten Zweitkrebsen erkranken. Die Atemwege, die ableitenden Harnwege und der Kehlkopf sind besonders häufig betroffen. Diese Zweitkarzinome treten bei Rauchern wesentlich häufiger als bei Nichtrauchern auf.
Zur Vorsorge empfehle ich den Männern, mindestens einmal jährlich die Vorsteherdrüse untersuchen zu lassen. Die sicherste Methode zum Ausschluss von Darmkrebs ist die Spiegelung. Sie sollte alle fünf Jahre erfolgen. Außerdem müssten Sie den Stuhl alle sechs Monate auf Blut untersuchen lassen. Bei Frauen sollten regelmäßig gynäkologische Untersuchungen und ab dem 45. Lebensjahr auch eine Mammographie vorgenommen werden. Wichtig sind für die Frauen regelmäßige Selbstuntersuchungen der Brust.

25. Mein Arzt sagt, ich dürfe sehr optimistisch sein. Der feingewebliche Typ des Lungenkrebses spreche nämlich sehr gut auf die Therapie an. Mir ist dies unverständlich, denn ich fühle mich seit Beginn der Therapie zunehmend schlechter. Es gibt für mich keine sichtbaren Hinweise für eine Verkleinerung oder gar ein Verschwinden der Erkrankung.

Die Ärzte können heute aufgrund von Blutanalysen und bildgebender Nachweisverfahren frühzeitig sagen, ob die Therapie anschlägt oder nicht. Ihr Befinden muss sich also nicht parallel zum Therapieerfolg verändern. Das Befinden kann durch die Therapie sogar zeitweilig negativ beeinflusst werden, obwohl der Tumor kleiner wird. Viele Patienten vermuten auch oftmals fälschlich, dass sich beispielsweise durch Durchfall oder Gewichtsabnahme möglicherweise eine negative Entwicklung anbahne oder umgekehrt. Dabei kann es sich aber auch um eine kurzfristige Nebenwirkung z.B. der Bestrahlung oder der Chemotherapie handeln, die später durch den Therapieerfolg mehr als ausgeglichen wird.

Wesentlich genauer als Befindlichkeit, Schmerzen oder Gewichtsveränderungen können heute Untersuchungen in der Nachsorge Auskunft darüber geben, ob eine Weiterführung der Behandlung angeraten ist, ob die Therapie abgebrochen oder gewechselt werden sollte oder ob Rezidive vorliegen, zu erwarten oder in Abheilung begriffen sind.

10 Wie macht sich eine Wiedererkrankung bemerkbar?

Fragen zu Symptomen eines Krankheitsrückfalls

1. Vor acht Jahren wurde ich wegen Krebs behandelt. Danach bin ich regelmäßig zur Nachsorgeuntersuchung gegangen. Bei der diesmaligen Untersuchung glaubte der Arzt, in der Skelettszintigraphie einen Krankheitsrückfall in der Wirbelsäule (Skelettmetastase) festgestellt zu haben. Ich kann ihm dies nicht so recht glauben, da ich mich völlig gesund, ohne Schmerzen und voll leistungsfähig fühle.

Entgegen früheren Vorstellungen weiß man heute, dass es auch noch nach einer langen tumorfreien Zeit zu einem Krankheitsrückfall (Rezidiv) bzw. zu Metastasen kommen kann. Dies ist der Grund dafür, dass man heute lebenslang Nachsorgeuntersuchungen empfiehlt.
Auch ist es dank der Fortschritte in der Diagnostik heute möglich, einen Rückfall schon zu einem Zeitpunkt zu erkennen, zu dem noch keine Schmerzen oder andere Beschwerden bestehen. Ein Krankheitsrückfall kann zumindest am Anfang völlig symptomlos sein. Dies ist insbesondere bei Knochenmetastasen der Fall, die sich mit der Szintigraphie oder mit Tumormarkern heute sehr frühzeitig feststellen lassen.

2. Worauf bzw. auf welche Zeichen muss ich denn achten? Welche Beschwerden sind typisch für eine Wiedererkrankung?

Es kann passieren, dass der Tumor zwar völlig beseitigt werden konnte, zum Operationszeitpunkt aber schon Zellen in die Blut- und Lymphwege abgegeben hat. Die hieraus entstehenden Tochtergeschwülste sind häufig so klein, dass sie mit den derzeitigen diagnostischen Methoden nicht nachgewiesen werden können. In der Regel sind sie symptomlos. Um ein Wachstum dieser Zellen möglichst frühzeitig entdecken und behandeln zu können, empfehlen sich Nachsorgeuntersuchungen grundsätzlich auch dann, wenn der Tumor völlig beseitigt werden konnte.

Es kann jedoch auch vorkommen, dass die Wiedererkrankung sich zuerst durch Symptome und nicht etwa durch Blutuntersuchungen und andere Nachsorgeuntersuchungen bemerkbar macht.
Folgende Beschwerden sollten Sie auf jeden Fall dem nachsorgenden Arzt mitteilen:

- plötzlich auftretende Kopfschmerzen, die, insbesondere morgens, mit Nüchternerbrechen einhergehen,
- plötzlich auftretende Ischiasbeschwerden oder Knochenschmerzen,
- Schmerzen beim Durchatmen und Luftnot,
- plötzliches Anschwellen des Halses,
- psychische Veränderungen,
- Lymphknotenvergrößerungen,
- plötzliche Heiserkeit,
- plötzliche Venenentzündungen,
- blutiger Auswurf,
- Krampfanfälle,
- Nachtschweiß,
- Fieber.

3. Wie groß muss ein Tumor sein, damit er Beschwerden bereitet?

Ob ein Tumor Beschwerden bereitet oder nicht, hängt weniger von seiner Größe als von seiner Lokalisation ab (Abbildung 10.1). So können sich schon sehr kleine Tumorabsiedlungen in der Nähe von Nerven oder im Gehirn durch Schmerzen oder psychische Veränderungen ankündigen Wird ein Blutgefäß befallen, so können schon frühzeitig Blutungen entstehen bzw. Blut mit dem Schleim abgehustet werden (Hämoptoe).
In anderen Arealen hingegen können sich die Tumoren häufig lange ungehindert ausbreiten, bevor Symptome und Beschwerden auftreten.

4. In welchen Körperregionen entwickeln sich die Tochtergeschwülste (Metastasen)? Welche Organe bzw. Körperregionen sind besonders gefährdet?

Je nach feingeweblichem Aufbau des Tumors und seiner Lokalisation ist mit einem unterschiedlichen Metastasierungsrisiko sowie unterschiedlichen Metastasierungswegen zu rechnen. Die Geschwulstzellen können auf dem Blutwege (hämatogen) oder auf dem Lymphwege (lymphogen) verschleppt werden oder sich auch in das umliegende Gewebe (locore-

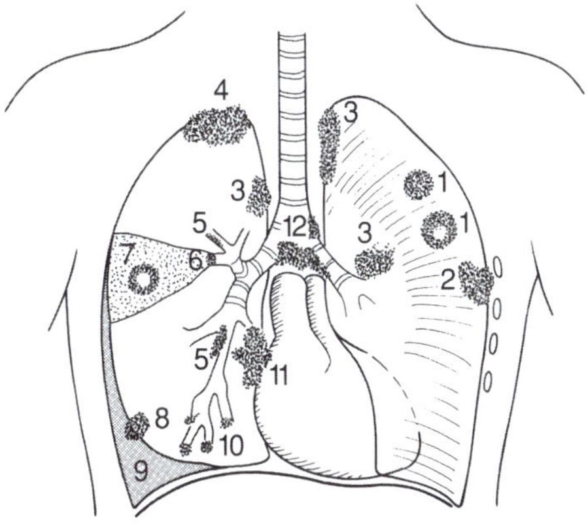

Abbildung 10.1: Häufige Tumorlokalisationen in der Lunge

1. Rundherd.
2. Von der Lunge ausgehender Tumor, der die äußere Brustwand (Pleura) befallen hat.
3. Tumor, der das mittlere Brustfell (Mediastinum) befallen hat.
4. Tumor, der das obere Lungenfell durchbrochen hat (Pancoasttumor).
5. Zentraler Tumor, der einen Bronchus schon zur Hälfte verschlossen hat.
6. Tumor, der einen Bronchus schon komplett verschlossen hat und zur Lungenentzündung im darunterliegenden Lungenlappen (7) geführt hat.
8. Tumor, der das Brustfell befallen und zum Erguss (9) in der Brusthöhle geführt hat.
10. Erweiterungen von Bronchialästen (Bronchiektasen).
11. Tumor, der von der Lunge ausgeht und den Herzbeutel befallen hat.
12. Tumor, der sich in der Aufzweigung der großen Bronchien (Carina) gebildet hat.

gionär) ausbreiten. Meist sind die ersten Metastasenstationen die dem Primärtumor benachbarten (regionären) Lymphknoten. Ihnen kommt eigentlich eine Abwehrfunktion nicht nur gegenüber Infektionen, sondern auch gegenüber Krebszellen zu.

- Kommt es zu einer hämatogenen Ausbreitung, so siedeln sich die Zellen bevorzugt in der Leber, den Knochen und im Gehirn an. Sämtliche Organe können befallen werden.
- Kommt es zu einer lymphogenen Ausbreitung, so werden besonders häufig die Lymphknoten in der Achselhöhle, dann die Lymphknoten der oberen und unteren Schlüsselbeingrube befallen. Auch andere Lymphknotenketten, wie z. B. die am Hals, Nacken oder im Brustraum, können betroffen sein.
- Kommt es zu einer Ausbreitung in das umgebende Gewebe, können die neben dem ehemaligen Tumor gelegenen Strukturen, wie z. B. der Herzmuskel oder gar das Brustfell, befallen werden. Im letzteren Fall kann es zur Bildung von Flüssigkeit in der Brusthöhle (Pleuraerguss) kommen.

Die Leber ist bei allen Gewebeformen ein besonders gefährdetes Organ. Während der Nachsorgeuntersuchungen werden daher regelmäßig Ultraschalluntersuchungen dieses Organs vorgenommen und die leberspezifischen Enzyme bestimmt.

5. Ich habe ständig Schmerzen am Brustkorb und am Rücken. Können diese auf eine Wiedererkrankung hinweisen?

Diese Frage zwingt sofort zur Gegenfrage. Schmerzen sind nämlich sehr uncharakteristische Beschwerden; sie müssen in keiner Weise ein Hinweis für eine mögliche Wiedererkrankung sein. Sie können sehr unterschiedliche Ursachen haben.
Dies trifft insbesondere auf Schmerzen am Brustkorb und im Rücken zu. Sie müssen sich vorstellen, dass durch die Operation eine sehr große Wunde mit nachfolgenden Verwachsungs- und Vernarbungsbeschwerden entstehen kann. Bei der Operation müssen häufig einige Rippen durchtrennt werden. Dieser Heilungsprozess kann starke und langdauernde Schmerzen verursachen. Auch sind Verschleißerscheinungen an der Wirbelsäule sehr häufig. Eine vorzeitige Knochenentkalkung – wie

sie bei Rauchern sehr häufig ist – kann zu unangenehmen Schmerzen führen.
Damit Ihr Arzt die Ursachen für die Schmerzen besser eingrenzen kann, wird er Ihnen möglicherweise einige der in Tabelle 10.1 aufgezählten Fragen stellen.

Tabelle 10.1: Fragen, die Ihnen der Arzt möglicherweise bei dem Symptom »Schmerzen« stellen wird

1. Wann und wo sind die Schmerzen aufgetreten? Sind sie lokalisiert, z. B. auf die Narbe, auf Rippen, in der Tiefe oder oberflächlich?
2. Wie lange dauern die Schmerzen an? Sind sie bei Belastung stärker? Dauern sie auch nachts an?
3. Wie sind die Schmerzen (dumpf, bohrend, tief, krampfartig, ständig, lokalisiert oder diffus)?
4. Strahlen die Schmerzen aus, z. B. in den Hals, in die Arme, in den Bauchraum oder in die Oberschenkel?
5. Besteht eine Abhängigkeit von der Atmung, also treten die Schmerzen z. B. beim Einatmen oder Ausatmen auf oder nur bei der Armbewegung?
6. Sprechen die Schmerzen auf Medikamente an? Wenn ja, auf welche Medikamente?
7. Haben Sie Kopfschmerzen? Gehen diese Kopfschmerzen mit Schwindel, Doppelbildern oder Übelkeit einher?

6. Das Essen schmeckt mit sehr gut, weswegen ich stark an Gewicht zugenommen habe. Dies kann ja nur ein gutes Zeichen sein oder?

Gewichtsveränderungen sind sehr unspezifische Symptome. Die verschiedensten Ursachen können hierfür verantwortlich sein. Nach meinen Erfahrungen geht das Wiederauftreten einer Krebserkrankung nur selten anfangs mit Gewichtsabnahme einher. Erst relativ spät kommt es zu Gewichtsverlust.

7. Lässt Gelbsucht auf eine Wiedererkrankung schließen?

Auch eine Gelbsucht kann unterschiedliche Ursachen haben. So muss man z. B. an eine Leberentzündung nach infizierter Bluttransfusion oder an eine mögliche Gallenabflussstörung infolge Gallensteinleidens denken. Natürlich kommen auch Lebermetastasen in Frage. Diese Lebermetastasen kann man jedoch sehr lange vor der Gelbsucht bei der Ultraschalluntersuchung oder durch Tumormarker erkennen.

8. Bei mir ist es zu hartnäckigem Husten gekommen. Lässt dies auf eine Wiedererkrankung schließen?

Husten ist ein sehr unspezifisches Symptom. Die unterschiedlichsten Ursachen können für den Husten verantwortlich sein. Husten ist nichts anderes als eine Abwehr der Lunge. Diese Abwehr kann gegen physikalische oder chemische Reize, gegen bakterielle oder virale Infekte, gegen mechanische Hindernisse und auch gegen krebsartiges Fremdgewebe gerichtet sein.

Tabelle 10.2: Fragen, die Ihnen der Arzt bei dem Symptom »Husten« stellen wird

1. Hüsteln Sie? Räuspern Sie? Haben Sie »Hustenstöße«? Haben Sie Hustenattacken?
2. Klingt der Husten eher resonant, weniger resonant, verschlossen, resonanzlos?
3. Geht der Husten mit Auswurf einher? Haben Sie »trockenen« Husten?
4. Haben Sie viel oder wenig Auswurf?
5. Ist der Auswurf zäh, klebrig, schleimig, schaumig, sagokornartig, klumpig, beschichtet, grün-gelblich-verfärbt, enthält er Blutbeimischungen?
6. Ist das Blut hellrot oder dunkelrot? Ist das Blut fadenförmig?
7. Haben Sie Fieber?
8. Werden Sie häufiger in liegender Stellung oder nachts vom Husten überfallen?
9. Welche Medikamente nehmen Sie (z.B. Theophyllin-Präparate oder ACE-Hemmer)?

Der Hustenreflex kann durch Reizung des Kehlkopfs, der Luftröhre, der Bronchien, des Lungengewebes, der Brustfellblätter, des Zwerchfells, ja sogar des äußeren Gehörgangs ausgelöst werden.
Erstes Ziel der Therapie ist immer, den »Husten-Auslöser-Mechanismus« zu finden. Die wahllose Einnahme von Hustenmitteln kann ansonsten nicht nur erfolglos, sondern auch gefährlich sein.
Damit Ihr Arzt die Ursachen für den Husten besser eingrenzen kann, wird er Ihnen möglicherweise einige der in der Tabelle 10.2 aufgezählten Fragen stellen.

9. Lässt blutiger Auswurf auf eine Wiedererkrankung schließen?

Blutbeimengungen im Sputum stellen immer ein Alarmsignal dar und sollten Grund für eine baldige ärztliche Untersuchung sein, obwohl sie nicht unbedingt mit einem Rezidiv im Zusammenhang stehen müssen.
Zu blutigem Auswurf kommt es immer dann, wenn kleine oder größere Bronchialgefäße verletzt werden. Hierzu kann es während einer starken Bronchitis kommen; auch können eine chronische Entzündung am Bronchusstumpf oder ein Fadengranulom oder Bronchiektasen der Restlunge der Grund hierfür sein. Auch im Rahmen einer Lungenembolie kann es zu Bluthusten kommen.
Ein relativ sicherer Nachweis der Ursache kann durch die Gewebe- oder Zelluntersuchung des Auswurfs (Sputumzytologie) erbracht werden. Eine kleine Menge des ausgehusteten Schleims reicht hierzu aus.
Wenn Sie nicht spontan beim Husten Auswurf haben, so lässt sich das Aushusten des Sputums eventuell durch vorheriges Inhalieren provozieren (0,2% Bisolvon®-Lösung und 15%ige Kochsalzlösung). Durch Vibration der Brustwand, durch Flutter oder auch durch Medikamente lässt sich der Auswurf ermöglichen. Wichtig ist, dass das Sputum möglichst bald untersucht wird.

10. Mit welchen Beschwerden gehen Skelettmetastasen einher?

Knochenmetastasen können sich durch Schmerzen in den befallenen Skelettabschnitten bemerkbar machen. Gelegentlich verbirgt sich hinter plötzlich auftretenden Rückenschmerzen, »rheumatischen Beschwer-

den« oder Ischias eine Metastase in der Wirbelsäule. Zumeist rühren derartige »Knochen- und Gelenkschmerzen« allerdings von Abnutzungserscheinungen der Wirbelsäule und der Gelenke her und haben nichts mit einer Metastasierung zu tun. Der Arzt verfügt über relativ genaue Untersuchungsmethoden (z. B. Skelettszintigraphie, Röntgen, CT, Knochenmarkbiopsie, Tumormarker etc.), die Gewissheit verschaffen können.
Eine relativ empfindliche Untersuchungsmethode zur Feststellung von Knochenmetastasen ist die Skelettszintigraphie. Mit ihr gelingt es, Krebsabsiedlungen in den Knochen schon zu einem Zeitpunkt festzustellen, zu dem diese schmerzlos und noch nicht einmal im Röntgenbild feststellbar sind.
Bei der Knochenmarkbiopsie entnimmt man mit einer Nadel etwas Knochengewebe – häufig wählt man den Beckenknochen –, um es unter dem Mikroskop zu untersuchen. Es handelt sich um eine einfache Untersuchungsmethode, die ambulant durchführbar ist und – wenn vom erfahrenen Arzt vorgenommen – weitgehend schmerzfrei ist.

11. Ab wann merke ich, dass die Lunge befallen ist?

Häufig merken Sie dies selber überhaupt nicht oder erst dann, wenn die Krankheit schon sehr fortgeschritten ist. Durch die Nachsorgeuntersuchungen kann im Allgemeinen das Rezidiv eher erkannt werden. Aus diesem Grunde sind regelmäßige Röntgenuntersuchungen der Lunge (Röntgen-Thorax) notwendig.

12. Woran merke ich, dass das Brustfell befallen ist?

Häufig treten erst sehr spät Symptome auf. Manche Patienten geben einen dumpfen Schmerz in der Brusthöhle an, einige verspüren Schmerzen beim Durchatmen, und andere haben Luftnot.
Wenn das Brustfell betroffen ist, so kommt es dort relativ frühzeitig zu einer Flüssigkeitsansammlung und zu einer zunehmenden Atemnot, gelegentlich auch zu Schmerzen beim Einatmen. Dagegen verursachen Metastasen in der Lunge selber oft keinerlei Symptome. Sie sind häufig erst auf dem Röntgenbild erkennbar und führen erst sehr spät zu Luft-

not. Wenn Schmerzen beim Durchatmen auftreten, so muss man auch an einen Befall des Brustfells (Pleura) denken.

13. Woran bemerke ich einen Befall im Mittelfellraum (Mediastinum)?

Im Mediastinum verlaufen lebenswichtige Nerven und Blutgefäße, die bei einer Wiedererkrankung möglicherweise geschädigt, zumindest gereizt werden. Je nach befallenem Nerv kann es zu Schmerzen oder zu anderen Ausfallserscheinungen und Beschwerden (z. B. Heiserkeit, Schluckauf, Augenstörungen) kommen. Wird die Blutzufuhr beeinträchtigt, so können Stauungszeichen entstehen, erkennbar z. B. an einer Erweiterung der Halsvenen.
Am zuverlässigsten wird ein Befall des Mediastinums durch eine Computertomographieuntersuchung diagnostiziert.

14. Mit welchen Beschwerden geht ein Tumorbefall im Gehirn einher?

Gehirnmetastasen sind beim kleinzelligen Karzinom relativ häufig. Sie treten bei ca. 30% der Patienten auf, bei denen keine prophylaktische Gehirnbestrahlung erfolgte.
Häufigste Symptome sind Schwindel, Krampfanfälle, Doppelbilder und Erbrechen. Erbrechen bei nüchternem Magen ist immer ein Warnsymptom. Es kann zu sensiblen oder motorischen Ausfällen kommen. Mittels Computertomographie und zusätzlicher Kontrastmittelgabe oder durch die Kernspintomographie können die Metastasen relativ sicher nachgewiesen werden.

15. Welche Beschwerden können auf Lebermetastasen hinweisen?

Zu Beginn geht ein Leberbefall ohne Symptome und Schmerzen einher. Erst ab einer gewissen Größe oder wenn die in der Leber befindlichen Gallengänge betroffen sind, kommt es zu einer Gelbsucht. Sie ist meist schmerzlos und geht manchmal mit Juckreiz einher. Der Urin ist häufig dunkelbierfarben, der Stuhl entfärbt sich.

Schmerzen treten erst relativ spät auf. Sie machen sich durch ein Druckgefühl bemerkbar. Im Spätstadium kommt es – wenn unbehandelt – zu einer erhöhten Blutungsneigung, einer verminderten Eiweißbildung und zu einer Wassereinlagerung in den Beinen sowie zu einer Bauchwassersucht.
Da es typische Symptome für einen Leberbefall nicht gibt, sollten in der Nachbetreuung regelmäßige Ultraschalluntersuchungen und Blutuntersuchungen vorgenommen werden. Sie sind wesentlich genauer als Beschwerden und Änderungen der Befindlichkeit.

16. Wie äußert sich eine Anämie? Was kann ich dagegen tun?

Durch den Tumor, speziell bei einem Knochenmarkbefall, kommt es zu einer verminderten Bildung der Blutzellen, so auch der roten Blutzellen (Erythrozyten). Die Folge hiervon sind eine Verminderung des roten Blutfarbstoffs (Hämoglobin) und eine verschlechterte Versorgung des Organismus mit Sauerstoff (Anämie).
Körperliche Anstrengungen wie Treppensteigen oder längeres Gehen und die Verrichtung alltäglicher Dinge sind bei einer Anämie nur noch eingeschränkt möglich. Weitere Anzeichen einer Anämie können ein stetes Kältegefühl sein, Kurzatmigkeit bis hin zur Atemnot, schneller Pulsschlag, Schwäche und Schmerzen in der Brust, Herzschmerzen und Herzjagen, Konzentrationsschwächen und eine allgemeine depressive Stimmungslage.
Der Zustand der Müdigkeit, Kraft- und Antriebslosigkeit bei mangelnder Belastungsfähigkeit wird in der Fachsprache auch »Fatigue« genannt und kann eine Folge der Anämie sein. Für den Arzt ist die Ursache dieses Fatigue-Syndroms leicht am Blutbild feststellbar. Je nach Ursache ist die Gabe von Fremdblut, von Erythropoetin, Eisen oder Vitaminen notwendig.
Das Hormon Erythropoetin reguliert die Vermehrung und Reifung der für den Sauerstofftransport zuständigen roten Blutkörperchen. Schon nach wenigen Erythropoetingaben kommt es zu einer Anhebung des roten Blutfarbstoffs (Hämoglobin) um 1 oder 2 g% und einer Verbesserung der Leistungsfähigkeit und Energie.

17. Der Arzt ist sehr beunruhigt, weil er in meinem Blut eine Erhöhung des Kalziumspiegels festgestellt hat.

Die Zunahme des Kalziums im Blut ist ein Zeichen für einen verstärkten Knochenabbau. Es kann hierdurch zu erheblichen Nierenstörungen und anderen Komplikationen kommen. Häufig geht die Kalziumvermehrung im Blut mit typischen Beschwerdesymptomen einher. Hierzu gehören ein verstärktes Durstgefühl, vermehrtes Wasserlassen, Übelkeit bis hin zu Erbrechen und intellektuelle Einbußen.
Früher gehörte die Kalziumüberschwemmung zu den gefürchtetsten Komplikationen im Verlauf der Lungenkrebserkrankung. Sie endete meist tödlich. Heute kann diese Komplikation dank neu entwickelter Medikamente (Bisphosphonate) relativ rasch und anhaltend beherrscht werden. Dazu sollte wegen der besseren Wirksamkeit allerdings eine Infusion gegeben werden (z. B. Zometa®, Bondronat®), die für eine prompte und langanhaltende Wirkung besser geeignet ist als Tabletten.

18. Ich habe gelegentlich Schmerzen an der Operationsnarbe. Ist dies ein Hinweis für eine Wiedererkrankung?

In den seltensten Fällen sind derartige Schmerzen auf ein Rezidiv zurückzuführen.
Um an den Tumor im Brustkorb zu gelangen, ist im Allgemeinen eine große Operationsnarbe notwendig. Zwangsläufig werden hierbei kleine und große Hautnerven durchtrennt, sodass Gefühllosigkeit, ein Taubheitsgefühl oder eine Überempfindlichkeit in den ehemals von diesen Nerven versorgten Arealen die Folge sind. Diese Gefühlsstörungen oder auch Schmerzen (Intercostalneuralgien) können sehr unangenehm sein; mit der Zeit lassen die Beschwerden allerdings nach. Gelegentlich bildet nicht aufgelöstes Nahtmaterial kleine schmerzhafte Knötchen (Fadengranulome). Sie sollten entfernt werden.

19. Woran merke ich, dass die Lymphknoten befallen sind?

Lymphknotenvergrößerungen am Schlüsselbein, Hals oder der Achselhöhle lassen sich tasten. Schwieriger ist es hingegen, einen Lymphknotenbefall in der Lunge oder im Bauchraum auszumachen, zumal dieser

häufig keinerlei Beschwerden bereitet. Durch Röntgen-, Computertomographie- und Ultraschalluntersuchung lassen sich diese dem Tastsinn nicht zugänglichen Lymphknoten gut beurteilen.
Häufig bemerken Sie Lymphknotenvergrößerungen erst dann, wenn diese in der Nähe von Nerven liegen, auf die Wirbelsäule oder andere Organe drücken. Es kommt dann – je nach befallenem Nervenstrang – zu Schmerzen, die gelegentlich bis in die Arme (z. B. beim Pancoast Tumor), den Oberschenkel und in die Beine ausstrahlen können.

20. Gibt es Zusammenhänge zwischen seelischer Verfassung und dem Krebserkrankungs- bzw. Wiedererkrankungsrisiko?

Wissenschaftlich eindeutige Aussagen gibt es zu dieser Frage nicht, obwohl die psychische Verfassung immer wieder in Zusammenhang mit dem Ausbruch einer Krebserkrankung gebracht wird. Wenn überhaupt, dann spielt die Psyche – verglichen mit den anderen Einflussfaktoren – nur eine sehr geringe Rolle.
Im Übrigen geht man heute eher davon aus, dass es – von extremen Situationen abgesehen – nicht die Belastung selber ist, die krank macht, sondern dass es vielmehr darauf ankommt, wie der Betroffene die Belastung erlebt und wie er damit umgehen kann. Es ist nicht der Stress, der krank macht, sondern in der Krankheit drückt sich oft eine ungenügende Stressverarbeitung aus. Diese Vorstellung trifft natürlich nicht nur für den Krebs, sondern für alle »Stresserkrankungen« zu.

21. Welche Untersuchung ist zum Ausschluss einer Wiedererkrankung aussagekräftiger: die Röntgenthoraxuntersuchung, die Ultraschalluntersuchung, die Bronchoskopie, die Computertomographie oder die Kernspintomographie (Nuclear Magnetic Resonance = NMR bzw. MRT)?

Es handelt sich bei all diesen Maßnahmen um sehr aussagekräftige Untersuchungen, die zur Feststellung bösartiger Veränderungen führen können. Einige ergänzen sich in ihrer Aussagefähigkeit gegenseitig.
Mit der Bronchoskopie lassen sich am besten Tumorabsiedlungen in den Bronchien selber feststellen. Leider wächst der Tumor jedoch häufig

außerhalb der Bronchien. Diese Herde im Lungengewebe sind weniger mit der Bronchoskopie feststellbar, dafür jedoch besser mit der konventionellen Röntgenuntersuchung und der Computertomographie zu erkennen. Mit der Positronenemissionstomographie (PET) lässt sich häufig Klarheit bei eventuellem Mediastinalbefall erzielen.
Zu Absiedlungen kommt es häufig in der Leber. Hier ist die Ultraschalluntersuchung sehr aussagekräftig; nur bei Zweifel oder falls eventuell ein operativer Eingriff in Erwägung gezogen wird, müssen computertomographische Untersuchungen erfolgen.
Auch das Skelett ist besonders gefährdet. Hier hat die Szintigraphie die größte Aussagekraft und sollte im Zweifel durch eine NMR-Untersuchung ergänzt werden.
Während mit der Ultraschalluntersuchung von der Bauchdecke her sehr zuverlässig Änderungen an Leber, Niere und eine Bauchwasserbildung erkannt bzw. ausgeschlossen werden können, liegt der Vorteil der Computertomographie in der Beurteilung auch entfernter gelegener Veränderungen.
Die Kernspintomographie (auch Magnet-Resonanz-Tomographie oder NMR bzw. MRT genannt) nutzt die unterschiedliche Magnetisierbarkeit des Gewebes zur Erzeugung von Bildern. Sie dient vorrangig zum Ausschluss und zur exakten Bestimmung der Ausdehnung von Metastasen in der Wirbelsäule, zum Ausschluss einer Ausbreitung in das Rückenmark oder in Nervenstränge und zur Abklärung verdächtiger Narbenbezirke.
Die Positronenemissionstomographie (PET) ist ein sehr spezielles bildgebendes Nachweisverfahren von Zellaktivität, das man zur Unterscheidung von lebendem und totem Gewebe heranzieht. Manchmal lässt sich die Frage, ob Narbengewebe oder Tumorabsiedlungen vorliegen, nämlich nur schwer beantworten.

22. Wie groß muss ein Tumor sein, damit er bei der Computertomographie oder bei der Ultraschalluntersuchung erkannt wird?

Das hängt davon ab, wo sich das Rezidiv befindet. Im Brustkorb und Mediastinum – dort, wo sich ehemals der Tumor befand – ist das Tumorrezidiv oft im Narbengewebe eingebettet. Dann muss der Tumor schon schätzungsweise 2 cm groß sein, um vom umliegenden Gewebe bei der Computertomographie unterschieden zu werden.

In der Leber oder im Gehirn, wo sich der Tumor in der Dichte vom umliegenden Gewebe unterscheidet, können Metastasen unter 1 cm Größe durchaus mit Ultraschall oder Computertomographie erkannt werden. Relativ schlecht lassen sich Veränderungen am Bauchfell (Peritonealkarzinosis) feststellen, eher hingegen die hierdurch bedingte Bildung von Bauchwasser (Aszites). Es reichen schon wenige Kubikzentimeter aus, um bei einer Sonographie das vermehrte Bauchwasser zu erkennen.

11 Welche Behandlungsmöglichkeiten bestehen bei Fortschreiten oder Wiederauftreten der Erkrankung? Was tun bei Schmerzen?

Fragen zu den verschiedenen Behandlungsmöglichkeiten, zur Schmerztherapie und zu anderen unterstützenden Maßnahmen

1. Welche Behandlungsmöglichkeiten gibt es bei Fortschreiten der Erkrankung?

Das lässt sich pauschal nicht beantworten, da die Behandlung je nach Lokalisation, Ausdehnung, aber auch nach Chemo- und Strahlentherapieempfindlichkeit des Rezidivs bzw. der Metastasen sowie Beschwer-

Tabelle 11.1: Fragen, die der Patient vor einer Therapieentscheidung an den Arzt richten sollte

- Soll durch die Therapie eine Heilung oder eine Lebensverlängerung oder Lebensqualitätsverbesserung erzielt werden?
- Soll durch die Therapie ein Fortschreiten bzw. ein Wiederaufflackern (ein Rezidiv) der Erkrankung verhindert werden?
- Sollen durch die Therapie Symptome vermindert werden (z. B. Schmerzen, Gefühlsstörungen, Leistungsabfall, Gewichtsabnahme, Verbesserung der Mobilität, Verhinderung von Infektionen etc.)?
- Kann die Behandlung ambulant oder stationär erfolgen?
- Wird die Krankenkasse sämtliche Kosten (einschließlich der Taxikosten, der Kosten für Medikamente) übernehmen?
- Wie lange wird die Behandlung voraussichtlich dauern?
- Mit welchen subjektiven Beeinträchtigungen (z. B. Brechreiz, Appetitveränderungen) und mit welchen psychischen und objektiven Nebenwirkungen (z. B. Abfall der Anzahl der roten und weißen Blutkörperchen, Haarverlust, Organstörungen, Appetitveränderungen etc.) geht die Behandlung einher?
- Welchen Einfluss hat die Therapie auf die berufliche Tätigkeit und Freizeit?
- Welche Nachsorgeprogramme sind notwendig?
- Handelt es sich um eine experimentelle oder um eine etablierte Therapie? Wird die Therapie in Form einer Studie durchgeführt?

den und Allgemeinzustand des Betroffenen völlig unterschiedlich sein kann.
Manchmal kann man sogar ganz auf eine Behandlung verzichten, nämlich dann, wenn der Tumor sehr langsam wächst, keine Beschwerden bereitet oder die Nachteile eventueller Behandlungen größer als die Vorteile sind.

2. Ich erinnere mich noch recht gut an die Qualen eines später am Bronchialkarzinom verstorbenen Bekannten. Er litt in den letzten Wochen an qualvoller Luftnot. Wird es bei mir auch so enden?

Kommt es zur Luftnot, so kann dies mehrere Ursachen haben. Viele Ursachen lassen sich heute im Gegensatz zu früher verhindern. Falls nicht, können zumindest die Folgen wirksam gelindert werden. Luftnot muss nicht zwangsläufig die Folge eines Rezidivs sein, sondern tritt viel häufiger im Rahmen anderer Begleiterkrankungen oder als Folge der Operation oder Strahlentherapie auf. Es ist ja ganz logisch, dass Luftnot dann auftreten muss, wenn ein mehr oder minder großer Anteil des ehemals funktionsfähigen Lungengewebes wegoperiert oder bestrahlt wurde. Bei Rauchern kann es in Folge der Vernarbungen oder – viel häufiger – des Sekretverhaltens zur Verlegung der Atemwege und zu Luftnot kommen. In der Vergangenheit war tatsächlich ein tumorbedingter Verschluss der Bronchien häufig die Ursache für die zunehmende Luftnot. Heute kann die Durchgängigkeit der verschlossenen Bronchien (Stenosen) durch eine Laserung problemlos wiederhergestellt werden. Ist der Verschluss durch Sekretverhalt bedingt, so können heute zur Verflüssigung der zähen Sekrete Sekretolytika lokal appliziert werden. Ist die Atemnot durch eine Entzündung des Lungengewebes bedingt, so bewirken Antibiotika eine prompte Linderung.
Ist der Sauerstoffmangel erheblich (Sauerstoffspannung unter 50 mm Hg), so kann heute ein Sauerstoffkonzentrator oder Flüssigsauerstoff zur Verfügung gestellt werden. Im Gegensatz zu früher gibt es heute tragbare und fahrbare Sauerstoffgeräte, die die Mobilität und somit die Lebensqualität der Patienten beträchtlich verbessern.

3. Kann statt einer Operation auch eine Strahlentherapie oder eine medikamentöse Therapie bei Auftreten eines Rezidivs durchgeführt werden?

Die Strahlentherapie kann sowohl über eine äußere Strahlenquelle (perkutane Bestrahlung) als auch von innen (endoluminal) erfolgen. Sie stellt eine hochwirksame Behandlung dar und ist im Falle von Rezidiven häufig der Operation vorzuziehen. Die Strahlentherapie wirkt wesentlich schneller als die Chemotherapie. Sie ist daher in besonderen Notsituationen geeignet. Hierzu gehören ein tumorbedingter Verschluss der oberen Blutgefäße mit gestauten Halsvenen (Einflussstauung), starke Schmerzen und eine Knochenbruchgefährdung wegen Metastasen im Skelett. Bei einigen Lokalisationen, z. B. bei diffusem Knochen- oder Leberbefall, oder auch grundsätzlich bei kleinzelligen Karzinomen, wendet man die Strahlentherapie wegen der möglichen Nebenwirkungen nur ungern an und bevorzugt stattdessen die Chemotherapie.

Die Chemotherapie bietet besonders gute Erfolgsaussichten bei denjenigen Patienten, die auch schon in der Primärtherapie von einer Chemotherapie profitiert haben. In den letzten Jahren wurden zahlreiche, sehr wirksame Zytostatika entwickelt. Diese und die in der »Pipeline« der forschenden Industrie befindlichen Medikamente geben zu größerem Optimismus in der Rezidivtherapie Anlass, als es bislang der Fall war.

Berechtigte Hoffnungen setzt man auf eine völlig neue Medikamentenklasse, die zielgerichtet in die spezifisch biologischen Signalwege von Tumorzellen eingreift. Signalhemmende Medikamente (z. B. Erlotinib und Gefitinib) wirken über die Blockierung von Wachstumsfaktoren, die für die Tumor- und Metastasenbildung essenziell sind. Sie wirken auch dann noch, wenn eine Chemotherapie versagt. Leider ist die Wirkung der bislang im Handel befindlichen Medikamente (Erlotinib = Tarceva®) auf nicht kleinzellige Bronchialkarzinome beschränkt.

Dank medikamentöser Therapien lässt sich das Wachstum selbst eines ausgedehnten Lungenkarzinoms häufig noch für viele Monate aufhalten.

4. Welche Behandlungsmöglichkeiten gibt es bei einer Lebermetastasierung? Muss ich operiert werden?

Nein, eine Operation ist nur sehr selten nötig. Meist würde man eine chemotherapeutische Behandlung, manchmal sogar nur eine Überwachung vorziehen. Versagt die Chemotherapie, können bei nicht kleinzelligen Karzinomen signalhemmende Medikamente eingesetzt werden.
Bei einem einzelnen auf die Leber beschränkten Tumorherd könnte dieser operiert werden oder mit einer regionalen Chemotherapie, einer Embolisation, einer Lasertherapie oder einer Thermotherapie behandelt werden. Praktisch ist dies allerdings selten sinnvoll, da man mit einem gleichzeitigen Tumorbefall auch an anderen Stellen rechnen muss. Meist greift man daher auf eine systemische Therapie, z. B. in Form einer Chemotherapie, zurück.
Bei manchen Lebermetastasen, besonders den sehr langsam wachsenden Metastasen, verzichtet man auf eine Behandlung, da die Nachteile der Therapie in keinem Verhältnis zu ihren Vorteilen stehen würden.

5. Was kann man gegen den Hustenreiz tun?

Bei quälendem Husten bzw. Hustenreiz ist zunächst nach der Ursache zu suchen. Lässt sich die Ursache nicht beheben, so sollten codeinhaltige Hustenmittel in retardierter Form gegeben werden (z. B. Dihydrocodein). Zusätzlich sind unspezifische Maßnahmen im Sinne von Inhalationen oder Lagerungsdrainagen zu empfehlen. Ist der Hustenreiz durch einen Tumorverschluss bedingt, ist nach Beseitigung des Tumorgewebes Besserung zu erwarten. Hierfür empfehlen sich endoskopische Therapien (z. B. Bronchoskopie, endoluminale Hochdosis-Radiotherapie, photodynamische Lasertherapie mit oder ohne Stentimplantation) oder auch die Bestrahlung.

6. Was halten Sie von einer Therapie mit Mistelpräparaten gegen Knochenmetastasen (z. B. Iscador®, Helixor®, Plenosol®)?

Bei Skelettmetastasen sollte man – bevor zu alternativen Heilmethoden mit Mistelpräparaten gegriffen wird – die Möglichkeiten der Strahlentherapie nutzen.

Durch eine auf die Knochenherde begrenzte Bestrahlung lässt sich zumeist sehr schnell eine Schmerzfreiheit erzielen. Unter Umständen wird man die Strahlentherapie mit einer medikamentösen Behandlung kombinieren. Eine Operation mit chirurgischer Stabilisierung kommt bei Frakturgefährdung besonders tragender Skelettabschnitte in Frage.
Neue Substanzklassen (Bisphosphonate), die sowohl schmerzstillend als auch wachstumshemmend auf die Knochenfresszellen wirken, haben die therapeutischen Möglichkeiten in den letzten Jahren sehr positiv erweitert.
Dank dem Einsatz neuerer Bisphosphonate (Zolendronsäure, Ibandronat) lässt sich bei vielen Patienten auch ein Fortschreiten der Erkrankung, ja es lassen sich sogar mögliche Knochenbrüche verhindern. Diese Bisphosphonate werden etwa alle drei Wochen mit einer Kurzinfusion verabreicht.

7. Welche Behandlungsmöglichkeiten ergeben sich bei einem Rückfall in der Lunge selber?

Je nach Lokalisation und Ausdehnung wird man eine Bestrahlung, eine bronchoskopische Therapie, eine medikamentöse Behandlung oder lediglich eine Überwachung vorziehen.
Bei einem zentralen Bronchusverschluss mit nachfolgender Minderdurchlüftung (Atelektase) oder Blutung (Hämoptyse bzw. Hämoptoe) lässt sich durch eine Bronchoskopie mit Bougierung (d.h. Aufdehnung), Kryosonden, Hochfrequenz-Diathermie oder Lasertherapie der Verschluss relativ schnell öffnen und durch Endoprothesen und Stents dauerhaft durchgängig halten.
Bei einem – manchmal sehr schmerzhaften – Befall der Rippen würde man sich möglicherweise für eine operative Entfernung oder – häufiger – für eine äußere Bestrahlung entscheiden. Eine operative Behandlung kommt eigentlich nur bei einem streng lokalisierten Rückfall, z.B. an der ehemaligen Narbe (Narbenrezidiv), in Frage.
Bei zentralem Venenverschluss im Mediastinum oder Befall der zentral verlaufenden Nervenstränge und Gefäße kann durch eine lokalisierte Bestrahlung häufig Besserung erzielt werden.

8. Bei mir ist es zu einer Tumorabsiedlung an der Wirbelsäule gekommen. Ich habe sehr starke Schmerzen, die teilweise in die Beine ausstrahlen.

Durch eine gezielte Bestrahlung dieser Region lässt sich für lange Zeit eine weitgehende Schmerzfreiheit erzielen. Bei kleinzelligen Karzinomen würde man möglicherweise zusätzlich eine Chemotherapie einleiten. Bei nicht kleinzelligen Tumoren kann man auch operieren. Ob eine Strahlentherapie oder eine Operation am besten ist, lässt sich häufig nur aufgrund genauer Untersuchungen wie Computertomographie oder NMR entscheiden.
In Einzelfällen, besonders bei zusätzlicher Bruchgefährdung, würde man eine operative Beseitigung des tumorbefallenen Wirbelkörpers mit anschließender Osteosynthese vornehmen. Hierunter versteht man die Verbindung zweier gebrochener bzw. bruchgefährdeter Knochenteile mit Metall.
Auf keinen Fall sollte man bei einem Skelettbefall eine chiropraktische Behandlung machen lassen. Fangopackungen und Wärmebehandlungen können ebenfalls sehr negative Auswirkungen haben. Eine vorsichtige Krankengymnastik kann sich hingegen durchaus lindernd auswirken.

9. Bei mir ist es zu einer Ansammlung von Flüssigkeit im Brustraum (Pleuraerguss) mit zunehmender Kurzatmigkeit gekommen.

Das Brustfell ist eine häufige Wiedererkrankungslokalisation. Meist kommt es zu einem Erguss, der nicht unbedingt Beschwerden und Luftnot bereiten muss. Es ist wichtig, die Ursache eines derartigen Ergusses zu kennen, bevor man sich zu einer Therapie entschließt.
Der Erguss kann bösartiger, aber auch gutartiger Natur sein. Bei gutartiger Ursache (z.B. Herzschwäche oder Infektion oder Eiweißmangel) können herzstärkende Mittel, Antibiotika oder eine eiweißreiche Ernährung baldige Linderung bewirken.
Bei »bösartiger« Ursache pflegt man im Allgemeinen so viel Flüssigkeit wie möglich zu entfernen, um dann durch eine lokale Gabe von zellhemmenden Mitteln, radioaktiven oder verklebenden Substanzen eine Flüssigkeitsbildung zu verhindern. Diese Medikamente können einen Stillstand bei 50 bis 60% der Patienten bewirken.

10. Bei mir wirken die bislang so erfolgreichen Medikamente nicht mehr.

Bei allen Patienten kommt es nach einer mehr oder minder langen Zeit zu einem Wirkungsverlust, ja möglicherweise sogar zu einer Wirkungslosigkeit der verabreichten Medikamente.
Glücklicherweise gibt es für die Lungenkrebserkrankung verschiedene Medikamente mit einem unterschiedlichen Wirkmechanismus, die dann stattdessen eingesetzt werden können. Bei einer Chemotherapieresistenz können bei nicht kleinzelligen Tumoren signalhemmende Medikamente verwendet werden. Die bisherigen Erfahrungen weisen auf eine hohe Wirksamkeit und gute Verträglichkeit dieser neuen Medikamentenklasse hin.

11. Ein Bekannter berichtete mir von fantastischen Erfolgen einer Magnetfeldtherapie bei seinen Knochenschmerzen. Lässt sich eine solche Therapie auch bei krebsbedingten Knochenschmerzen einsetzen?

Magnetische Kräfte, die auf geheimnisvolle Weise ihre Wirkungen über große Distanzen ausüben und dabei offenbar mühelos viele Materialien durchdringen können, haben den Menschen seit jeher fasziniert. Verständlicherweise hat man sich in allen geschichtlich überlieferten Epochen bis in die Gegenwart bemüht, diese Kräfte zur Heilung von Krankheiten einzusetzen.
Heute weiß man, dass die eigentliche Quelle der Heilkraft bei der Magnettherapie eher der Therapeut selber ist (animalischer Magnetismus) als irgendwelche magnetischen Kräfte.
Von der Magnetfeldtherapie sind keinerlei lindernde oder gar heilende Effekte auf die Krebserkrankung zu erwarten.
Da die Magnetfeldtherapie zu den nicht anerkannten Behandlungsmethoden zählt, sind auch Schwierigkeiten mit den Krankenkassen bei der Kostenrückerstattung zu erwarten.

12. Bei mir ist das Skelett befallen. Was kann man zur Vermeidung von Knochenbrüchen tun?

Besonders bruchgefährdet bei einem Befall sind die Halswirbelsäule, die Lendenwirbelsäule, der Übergang von Brust- und Lendenwirbelsäule sowie der Oberschenkelhals. Metastasen in der Brustwirbelsäule und im Schaft des Oberschenkelknochens und der Armknochen gehen seltener mit Frakturen einher.
Zu unterscheiden sind medikamentöse und nicht medikamentöse Maßnahmen. Zu Ersteren zählt die Gabe von Bisphosphonaten. Zu den nichtmedikamentösen Maßnahmen gehören die Strahlentherapie und Vorsichtsmaßnahmen.
Die Strahlentherapie sollte grundsätzlich im Bereich der bruchgefährdeten Regionen verabreicht werden. Ein stabilisierender Effekt tritt allerdings erst nach vier bis sechs Wochen ein. Bei besonders ungünstigen Metastasenlokalisationen in der Wirbelsäule oder am Oberschenkel bevorzugt man daher bei besonderer Dringlichkeit eine Osteosynthese.

Als weitere nicht medikamentöse Maßnahmen gelten:

- Vermeidung von Schlafmitteln und anderen Medikamenten, die die Reaktionsfähigkeit und Gangsicherheit herabsetzen.
- Hören Sie mit dem Rauchen auf, da Alkohol und Rauchen bedeutsame Risikofaktoren für die Entstehung einer Osteoporose sind.
- Vermeiden Sie Gefahrenquellen in der Wohnung, die einen Sturz auslösen könnten (z. B. rutschende Teppiche, glatte und nasse Fliesen im Badezimmer und unter der Dusche).
- Nehmen Sie an einer Gangschulung und Rückenschule teil. Sie hat eine Kräftigung der Rücken- und Schultergürtelmuskulatur und eine Verbesserung des Körpergefühls zum Ziel. Manche Menschen müssen ein völlig neues Haltungs- und Bewegungsmuster erlernen!
- Meiden Sie eintönige Belastungen und Überbelastungen! Falls Sie eine einseitige Tätigkeit ausüben (z. B. Tätigkeiten, die überwiegend im Sitzen ausgeübt werden), stehen Sie zwischendurch auf, recken Sie sich, und gehen Sie dann ein paar Schritte.
- Heben und tragen Sie nicht mehr als 6 bis 9 kg.
- Vermeiden Sie alle abrupten Belastungen und Dreh- sowie Scherbewegungen.

- Erlernen Sie rückenschonende Verhaltensweisen beim Sitzen, Stehen, Bücken, Heben, Tragen und Liegen, wie sie im Hinblick auf deren Anwendung in Beruf, Freizeit und Sport notwendig sind. Sie sollten ein Bücktraining mitmachen (z. B. in einer Tumornachsorgeklinik).
- Massagen und Krankengymnastik mit gezielter Belastung gefährdeter Wirbelsäulen- und Knochenabschnitte können auch die Koordination Ihrer Bewegungen und die Sicherheit beeinflussen.
- Immobilität und Bettlägerigkeit führen nicht nur zu einer Muskelschwäche, sondern auch zu einer erheblichen Abnahme des Knochenkalksalzgehalts.
- Die Ernährung sollte abwechslungsreich sein und viel Kalzium und Vitamin D, also viel Gemüse und Milchprodukte, enthalten.
- Zu vermeiden ist die übermäßige Aufnahme von phosphatreichen Produkten.

13. Bei mir ist es zu einem Rückfall im mittleren Brustfell (Mediastinum) gekommen.

Wirksamste und bewährteste Therapie ist nach wie vor die Strahlentherapie. Durch sie können die häufig infolge der Blutstauung bedingten Beschwerden wirkungsvoll gelindert werden.

14. Bei mir ist es zu einer Tumorabsiedlung im Gehirn mit Krampfanfällen gekommen. Bekannte haben mir von der positiven Wirkung von Rote-Bete-Saft berichtet. Was halten Sie davon?

Hirnmetastasen können operativ oder strahlentherapeutisch sehr gut mit einer stereotaktischen Einzelbestrahlung oder Ganzhirnbestrahlung angegangen werden. Ich kenne viele Patienten, bei denen es hiernach zu einer langdauernden Beschwerdefreiheit kam.
Von Rote-Bete-Saft halte ich sehr wenig. Eine tumorhemmende Wirkung hiernach ist nicht bekannt.
Zytostatika sind nur dann wirksam, wenn sie liquorgängig sind, d.h., wenn sie die Blut-Hirn-Schranke überwinden können. Das ist nur bei wenigen Medikamenten der Fall. Hingegen wirken Kortisonpräparate im Allgemeinen sehr prompt auf die Beschwerden als Folge des Hirn-

drucks. Zu einer prompten Linderung bei Kopfschmerzen, Schwindel und anderen Beschwerden kommt es häufig auch nach der Einnahme von Glycerinsaft.

15. Empfehlen Sie eine Frischzellenbehandlung gegen Lebermetastasen?

Nein. Tödliche Zwischenfälle sind nach Injektionen von Frischzellen beschrieben worden. Es ist bislang nach einer derartigen Therapie weder eine Wirkung gegen Krebs noch eine prophylaktische Wirkung zur Verhinderung einer Wiedererkrankung wissenschaftlich belegt worden. Bevor Sie zu solchen alternativen Heilmethoden greifen, sollten Sie die klassischen Möglichkeiten der Lebermetastasentherapie mit Operation, Zytostatika oder den zielgerichteten Medikamenten nutzen.

16. Bei mir wirkt die Chemotherapie nicht mehr, dennoch empfiehlt der Arzt weiterhin eine Therapie.

Ob ein Tumor auf Zytostatika anspricht, ist eine Frage der individuellen Empfindlichkeit, ist abhängig von der Dosierung und der Art der Anwendung.
Häufig kommt es zu einem erneuten Tumorrückgang, wenn die Medikamente in einer anderen Dosierung oder nun in Tablettenform oder über Infusionen verabreicht werden.
Ist die Chemotherapie nicht mehr wirksam, so können andere Substanzen mit einem unterschiedlichen, zielgerichteten Wirkungsmechanismus versucht werden. Hierzu gehören die signalhemmenden Therapien (Tyrosinkinasehemmer wie Erlotinib) bei nicht kleinzelligen Bronchialkarzinomen. Ihre gute Wirksamkeit ist nachgewiesen und sie können den Krankheitsverlauf stabilisieren.

17. Ich kenne mehrere Patienten, die noch kurz vor dem Tode eine Chemotherapie erhielten. Die Chemotherapie hat damals die Qual der Patienten verstärkt. Warum wurde sie dennoch eingesetzt?

Es gehört zu den bedauerlichen Tatsachen, dass eine Chemotherapie häufig allzu unkritisch von unerfahrenen Ärzten in hoffnungslosen Situationen eingesetzt wird. Auch sind die Erwartungen nach einer Chemotherapie nicht nur von den Patienten, sondern auch von manchen Medizinern übersteigert. Aus Unwissenheit werden häufig falsche Ziele propagiert.
Leider hat die Deutsche Krebsgesellschaft bislang vergeblich die Forderung erhoben, dass nur onkologisch qualifizierte und erfahrene Ärzte eine Chemotherapie durchführen dürfen.

18. Ein Bekannter von mir erhielt eine Strahlentherapie. Zuvor hatte er sehr gut und schmerzfrei gelebt. Seit der Strahlentherapie ging es ihm zunehmend schlechter; es traten sehr starke Schmerzen auf.

Sie verwechseln Ursache und Folge! Die Strahlentherapie wurde in der Vergangenheit häufig erst sehr spät eingesetzt, nämlich dann, wenn die Krankheit bereits fortgeschritten war und Beschwerden auftraten. Trotz der Therapie kam es dann noch zu einer Verschlimmerung. Dem »Ruf« der Strahlentherapie hat diese Einstellung sehr geschadet. Vieles, wofür die Strahlentherapie verantwortlich gemacht wird, ist in Wirklichkeit dem fortschreitenden Krankheitszustand zuzuschreiben.

19. Mein Onkel ist an einem Bronchialkarzinom verstorben. Schon bald nach der Operation bekam er einen Rückfall (Rezidiv) und litt dann monatelang unter furchtbaren Schmerzen. Er musste sich bis zu seinem Tode sehr quälen. Gibt es heute bessere Therapien gegen das Rezidiv? Werde ich später auch solche Schmerzen haben?

Schmerzen lassen sich heute grundsätzlich besser behandeln als früher. Dies liegt unter anderem daran, dass wir die Ursachen des Schmerzes

besser kennen und daher spezifischer behandeln können. Im Vordergrund sollte immer der Versuch einer ursächlichen Schmerzbekämpfung stehen. Ängste, Schlaflosigkeit und Verkrampfungen sowie Verspannungen können die Schmerzen verstärken.
Werden die Schmerzen durch das Tumorwachstum verursacht, so kann durch eine tumorverkleinernde Therapie auch gleichzeitig Schmerzfreiheit erzielt werden.
Hauptsymptom des übersteigerten Knochenabbaus sind Knochenschmerzen. Ist dies die Ursache der Schmerzen, so kann durch die Gabe bestimmter Medikamente – der Bisphosphonate – eine prompte und anhaltende Schmerzfreiheit erzielt werden. Die Bisphosphonate der dritten Generation (z. B. Zometa®, Bondronat®) sind wesentlich wirksamer als die Bisphosphonate der ersten und zweiten Generation (z. B. Clodronat, Pamidronat). Sie wirken nicht nur stärker schmerzstillend und verhindern Knochenbrüche, sondern können auch präventiv gegen ein Fortschreiten der Erkrankung im Skelett eingesetzt werden. Sie brauchen nur alle drei Wochen in Form einer Kurzinfusion verabreicht zu werden.
Bei einem Rückenmarkbefall oder bei einer Reizung der Nervenwurzeln lassen sich durch eine Strahlentherapie die hierdurch bedingten Schmerzen beseitigen oder zumindest lindern, ja sogar Lähmungen beseitigen bzw. verhindern.
Nicht selten treten Schmerzen als Folge einer Schonhaltung bzw. Fehlbelastung der Wirbelsäule auf. Durch eine qualifizierte Krankengymnastik und auch durch die Anpassung orthopädischer Hilfsmittel wird eine prompte Schmerzbeseitigung erreicht.
Eine sehr positive Entwicklung stellen die Schmerzpflaster dar, die eine bestimmte Dosis eines zumeist morphinhaltigen Schmerzmittels ständig an den Organismus abgeben. Sie ermöglichen Schmerzfreiheit bei weitgehender Bewegungsfreiheit und insgesamt wesentlich geringerer Schmerzmittelgabe als bei der Tabletteneinnahme. Die Pflaster müssen unter idealen Bedingungen nur alle 72 Stunden gewechselt werden. Es gibt sie in mehreren Dosierungen. Nachteilig ist, dass sie erst nach 12 bis 24 Stunden ihre volle Wirkung entfalten. Kommt es trotz Pflaster zu Schmerzen (Durchbruchschmerzen), so sollten kurz wirkende Morphine (z. B. Sevredol®-Tabletten oder Temgesic®-Sublingualtabletten oder Fentanylsticks) gegeben werden.
Wenn Ängste mit an der Schmerzursache beteiligt sind, so können mentale Behandlungen, wie z. B. das autogene Training, die progressive

Muskelrelaxation, Visualisierungsübungen, Selbsthypnose oder Psychotherapie, lindernd wirken. Unter Umständen können angstlösende Psychopharmaka (Anxiolytika) eingesetzt werden, die heute wesentlich nebenwirkungsärmer als früher sind. Bei den Schmerzmitteln kennen wir völlig unterschiedlich wirkende Substanzen, die je nach Ursache und Lokalisation der Schmerzen eingesetzt werden sollten.

An dieser Stelle sei noch etwas zu den Opiaten und Morphinpräparaten gesagt, die – obwohl sehr effektiv und nebenwirkungsarm – in Deutschland mit großer Zurückhaltung eingesetzt werden. Dies liegt an der unberechtigten Befürchtung einer Abhängigkeit und Suchtgefahr. Diesen Vorstellungen unterliegen leider nach wie vor auch einige »konservative Ärzte«. Die Befürchtung, bei einer Behandlung mit den neuartigen Morphinpräparaten in eine Abhängigkeit zu geraten, ist in keiner Weise begründet.

Ausführlicheres über die verschiedenen Schmerzbehandlungsmöglichkeiten und ihre Nebenwirkungen finden Sie in dem Ratgeber: »Delbrück: Krebsschmerz« (siehe Literaturauswahl).

20. Ich habe zwar Schmerzen, möchte jedoch ungern zu Schmerzmitteln greifen. Wer weiß, ob ich nicht später einmal notwendiger Schmerzmedikamente brauche, die nach langdauernder Anwendung und vorzeitigem Gebrauch dann nicht mehr wirken könnten.

Ihre Vorstellungen und Ängste vor einer eventuellen Gewöhnung waren noch vor einigen Jahren richtig; sie gelten heute jedoch als überholt.

Neben Physiotherapie, Entspannungsübungen und psychischen Beeinflussungsmöglichkeiten verfügen wir heute über eine Reihe völlig unterschiedlich wirkender schmerzstillender Medikamente, die wesentlich nebenwirkungsärmer als früher sind. Auch die Gefahr einer Schmerzmittelgewöhnung bei Krebspatienten wird heute wesentlich geringer als früher eingeschätzt.

Heute weiß man, je früher mit der Behandlung von Tumorschmerzen begonnen wird, desto niedrigere Schmerzmitteldosierungen sind notwendig. Seien Sie also kein »Held«! Tumorschmerzen machen Sie nicht härter, sondern zermürben Sie auf die Dauer. Es macht nicht nur keinen Sinn, die Schmerzen aushalten zu wollen, sondern es erhöht auch das Risiko, dass Sie schließlich stärkere Schmerzmittel brauchen werden.

Die Entscheidung, welches Schmerzmittel das für Sie beste ist, sollten Sie nur dem erfahrenen Arzt überlassen. Ansonsten kann es passieren, dass mit »Kanonen auf Spatzen geschossen wird« oder dass Sie auch weiterhin Schmerzen haben. Gerade die beim Lungenkarzinom auftretenden Schmerzen können auf einige Schmerzmittelkombinationen besser, auf andere schlechter ansprechen.

21. Was kann ich selbst zur Schmerzlinderung beitragen?

Ärger, Frustationen und Stress schlagen nicht nur auf den Magen, sondern erhöhen auch die Schmerzanfälligkeit. Daher sollten generell ausgeprägte Stresssituationen und längere Phasen starker seelischer Beanspruchung gemieden werden. Während einer erhöhten Belastungsphase sollten Erholungspausen eingelegt werden.

Die Schmerzempfindung und -verarbeitung werden durch Ängste, Depressionen, Isolierung und Verkrampfung negativ beeinflusst (Abbildung 11.1). Gehen Sie aktiv hiergegen an! Das Führen eines Schmerztagebuchs (Abbildung 11.2) hilft, Schmerzveränderungen im Tagesverlauf

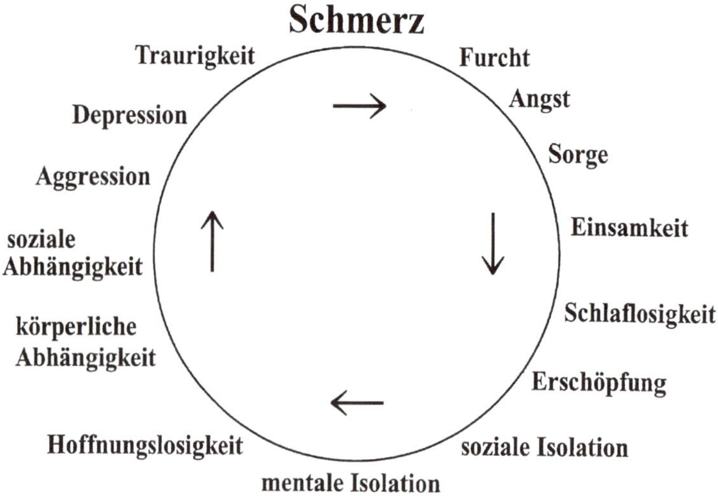

Abbildung 11.1: Nicht tumorbedingte Einflussfaktoren der Schmerzschwelle

Schmerztagebuch

Name: ______________________ Datum: ______________

Uhrzeit	Schmerzstärke	Zusatz-Medikation/ Behandlung	Bemerkungen Beobachtungen/Schlaf
6.00			
7.00	*0*		*Gut geschlafen*
8.00	*6*		*Beim Aufstehen plötzl. Schmerzen*
9.00			
10.00			
11.00			
12.00	*2*	*1 Kps. Combaren*	*Nach Spaziergang*
13.00			
14.00			
15.00	*0*		*Mittagsschlaf*
16.00			
17.00	*2*	*1 Kps. Combaren*	*Beim Gehen dumpfe Schmerzen im Rücken*
18.00			
19.00	*1*	*1 Kps. Combaren*	*Ärger beim Lesen des Schreibens vom Finanzamt*
20.00			
21.00			
22.00			
23.00	*0*	*1 Kps. Combaren*	*Zu Bett gegangen*
24.00			
1.00			
2.00			
3.00			
4.00			
5.00			

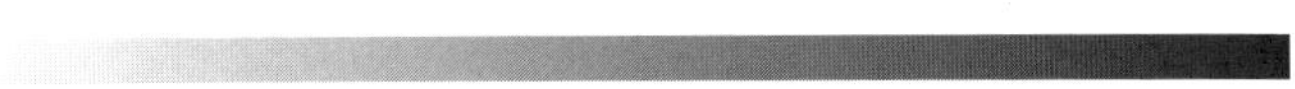

0 1 2 3 4 5 6 7 8 9 10

Abbildung 11.2: Schmerztagebuch mit Schmerzintensitätsskala von 0–10; 0 = keine Schmerzen; 10 = stärkste vorstellbare Schmerzen

bewusster zu erfassen, schmerzrelevante Einflussfaktoren zu erkennen und eventuell zu vermindern. Durch Entspannungstechniken, durch positives Denken und Optimismus können Sie diese Einflussfaktoren zumindest mildern.

Entscheidend ist das Vertrauen zu Ihrem Arzt, das jedoch eigenes Mitwirken und Mitdenken nicht ersetzen kann. Nur wer weiß, welche Einflüsse seine Schmerzen verstärken oder lindern können, wer über die Wirkungsweise und eventuell auch unerwünschte Begleiterscheinungen informiert ist, kann sich dieser Kenntnisse bewusst bedienen, um die Schmerzbelastung zu vermindern.

Wegen der häufigen Unsicherheit von Betroffenen und Angehörigen bei Schmerzen hat das deutsche Krebsforschungszentrum für diese eine telefonische Hotline eingerichtet (Telefon 08 00/ 4 20 30 40). Sie steht Ratsuchenden täglich von 8 Uhr bis 20 Uhr kostenlos zur Verfügung.

22. Kann ich nach Einnahme von Schmerzmitteln süchtig werden?

Theoretisch ja, insbesondere nach der Einnahme von morphinartigen Medikamenten. Die Verschreibung dieser Mittel fällt daher unter das Betäubungsmittelgesetz (BTMG). Sie können nur unter besonderen Sicherungsmaßnahmen vom Arzt verschrieben werden. Das Risiko ist abhängig von der Art des Medikaments, der Dosis und der Dauer der Einnahme.

Wegen der Suchtgefahr fallen einige zentrale Schmerzmittel unter das Betäubungsmittelgesetz. In der Praxis kommt es bei Tumorpatienten jedoch selbst nach Einnahme dieser »Betäubungsmittel« so gut wie nicht zu Suchtproblemen, wenn folgende Bedingungen eingehalten werden:

- Die Medikamente werden nur wegen ihrer schmerzstillenden Wirkung eingenommen.
- Die Medikamente werden in regelmäßigen Zeitabständen verabreicht.
- Die Medikamente werden nur in Form von Tabletten, Schmerzpflastern, Lösungen oder Zäpfchen und nicht in Form von Spritzen verabreicht.
- Die notwendige Schmerzmitteldosierung wird individuell bestimmt, die Dosisanpassung erfolgt kontrolliert und in kleinen Schritten.

Die zumeist unberechtigte Angst vor einer Sucht ist mit einer der Gründe dafür, dass viele Patienten keine ausreichende Schmerzmedikation erhalten und so in ihrer Lebensqualität eingeschränkt werden.

23. Ich soll regelmäßig Morphiumtabletten bzw. Pflaster zur Schmerzlinderung bekommen. Innerlich wehre ich mich sehr gegen dieses »Suchtmittel«, das man doch eigentlich erst ganz zum Schluss einsetzen sollte, wenn die Schmerzen unerträglich werden und andere Schmerzmittel nicht mehr wirken.

Sie haben Unrecht. Es gibt Morphintabletten mit einer Langzeitwirkung, die wegen ihrer guten Wirkung bei geringen Nebenwirkungen schon sehr frühzeitig eingesetzt werden sollten. Obwohl eine Sucht grundsätzlich möglich ist – diese Tabletten fallen daher auch unter das Betäubungsmittelgesetz –, ist mir bislang bei keinem Krebspatienten eine Suchtentwicklung bekannt geworden. Voraussetzung ist, dass Morphium in Form von Tabletten und in regelmäßigen Abständen eingenommen wird. Die Einnahme »nach Bedarf« ist mit einem höheren Suchtpotenzial und auch mit einem höheren Schmerzmittelbedarf verbunden, da die Schmerzschwelle sinkt.
Die häufigste Nebenwirkung morphinhaltiger Medikamente ist eine Verstopfung, weswegen Sie gleichzeitig mit den Morphintabletten stuhlgangfördernde Mittel einnehmen sollten (z. B. Laktulose). Gelegentlich kommt es – insbesondere in den ersten Tagen – zu Abgeschlagenheit und Müdigkeit. Dies legt sich häufig. Einige Patienten können die Morphintabletten wegen Gallenbeschwerden nicht vertragen.

24. Es dauert immer einige Zeit, bis die Schmerzmedikamente wirken. Was kann ich bis dahin zur Linderung der Schmerzen tun?

Es kann unterschiedlich lang dauern, bis die Wirkung der verschiedenen Schmerzmedikamente eintritt. Es gibt einige Schmerzmittel, die schon kurz nach ihrer Einnahme wirken, andere hingegen sind erst nach einer halben Stunde wirksam.
Häufig helfen Ablenkungsstrategien, so z. B. Musik hören, fernsehen, Bilder betrachten und beschreiben, ein Buch lesen, ein Puzzlespiel ma-

chen, mit einer anderen Person sprechen. Manchen Patienten verschafft eine Hautmassage Erleichterung.
Versuchen Sie es mit einer Entspannungstechnik, z. B. mit der Muskelrelaxation, dem autogenen Training, dem bewussten Atmen oder einer der Visualisierungstechniken. Tipps hierfür, ebenso wie speziellere Empfehlungen für die Schmerzbehandlung bei Krebspatienten, finden Sie in dem Ratgeber »Delbrück: Krebsschmerz« (siehe Kapitel »Literaturauswahl«).
Sollten derartige Schmerzepisoden häufiger auftreten, muss möglicherweise die Medikation geändert werden und »präventiv« entweder eine andere Dosierung oder gar ein anderes Medikament gewählt werden.

25. Welche Nebenwirkungen haben morphinhaltige Schmerzmittel?

Die wesentlichste Nebenwirkung ist die verstärkte Neigung zur Verstopfung. Deshalb sollten gleichzeitig mit den Morphintabletten stuhlgangfördernde Mittel eingenommen werden (z. B. Milchzucker bzw. Laktulose). Gelegentlich kommt es – insbesondere in den ersten Tagen – zu Abgeschlagenheit und Müdigkeit. Diese Beschwerden legen sich erfreulicherweise mit der Zeit von allein. Einige Patienten können die Morphintabletten wegen Gallenbeschwerden nicht vertragen.
Ausführlicheres zu Schmerzen bei Tumorerkrankungen finden Sie in dem Ratgeber »Delbrück: Krebsschmerz« (siehe Kapitel »Literaturauswahl«).

26. Kann Akupunktur gegen die Schmerzen helfen?

Die schmerzstillende Wirkung einer Akupunktur können selbst die größten Skeptiker heute nicht mehr bestreiten. Sie beruht auf der Freisetzung von Endorphinen auf drei Wirkebenen, nämlich dem Rückenmark, dem Mittelhirn und dem Hypothalamus.
Mit der Akupunktur allein lassen sich Schmerzen wirkungsvoll beeinflussen, nicht jedoch die Schmerzen einer Lungenkrebserkrankung.
Nach dem Leitmotiv der klassischen Akupunktur »Akupunktur heilt, was gestört ist – Akupunktur heilt nicht, was zerstört ist« lässt sich die Wirkungslosigkeit der Akupunktur bei krebsbedingten Schmerzen erklären. Die Akupunktur ist bei tumorbedingten Schmerzen also unwirk-

sam, jedoch hilft sie bei indirekt durch die Erkrankung entstehenden Verkrampfungen!

27. Wie lässt sich der Appetit verbessern?

Die Wirkung vieler appetitanregender Tropfen beruht auf deren Alkoholgehalt. Die »Magensäureproduktion« wird hierdurch angeregt. Ihre Wirkung setzt eine intakte Magenfunktion voraus. Appetitanregend wirken bitterstoffhaltige Teesorten wie z. B. Wermut, Bitterklee, Schafgarbe, Salbei und Gewürze.

Manchmal lässt sich durch eine Geschmacksveränderung der Speisen ein Widerwillen gegen das Essen überwinden. Mit Aromastoffen ist dies leicht möglich. Derartige Aromastoffe kann man in Apotheken und Drogerien kaufen. Die Akzeptanz der verschiedenen im Handel erhältlichen und von vielen Betroffenen als monoton empfundenen Zusatznahrungen wird nach Zugabe solcher Aromastoffe manchmal verbessert.

Wenn alle diätetischen Maßnahmen erfolglos waren, kann man einen Behandlungsversuch mit Hormonen (Gestagenen, Kortison oder Androgenen) unternehmen. Diese Hormonpräparate können den Appetit verbessern und zu einer Gewichtssteigerung führen. Es handelt sich hierbei um eine wünschenswerte Nebenwirkung, da diese Hormone primär andere Hauptwirkungen haben.

Auch durch Psychopharmaka lässt sich der Appetit beeinflussen. Manche Psychopharmaka verbessern den Appetit, andere können ihn hemmen. Die appetitanregende Wirkung mancher Hormone (z. B. Gestagene) beruht unter anderem auch auf der positiven Beeinflussung der Psyche. In den USA gibt man Krebspatienten gerne Cannabis zur Schmerzbekämpfung und zur Appetitsteigerung. Es ist inzwischen auch in Europa im Handel (Dronabinol = Marinol®), fällt allerdings unter das Betäubungsmittelgesetz.

In der gewohnten familiären Atmosphäre schmeckt das Essen häufig besser. Hier lassen sich auch Aversionen durch »geschicktes Arrangieren« der Mahlzeiten vermeiden oder zumindest lindern. Tumor- oder therapiebedingte Geschmacksänderungen können durch entsprechendes Würzen der Speisen beseitigt oder zumindest gelindert werden.

28. Auch wenn die Wirksamkeit vieler in der Laienpresse und von Naturheilkundigen empfohlenen Krebsmittel nicht belegt ist, so ist doch auch nicht deren Schädlichkeit bewiesen. Vielleicht ist eines dieser angepriesenen Mittel doch nützlich und heilsam. Außer dass mir Kosten entstehen und ich enttäuscht werde, kann mir doch nichts passieren, wenn ich diese angebotenen Alternativen nutze. Auch bestehen indirekt Nachteile durch den Verzicht auf eine möglicherweise wirksame Behandlung.

Der Erfolg der von Ihnen propagierten »Schrotschusstherapie« ist aus mehreren Gründen fragwürdig.
Die scheinbar harmlosen »Biomittel« können nämlich auch für böse Überraschungen gut sein. So weiß man, dass ein und dasselbe Präparat bei einer bestimmten Dosis das Tumorwachstum hemmen, bei einer anderen Dosis das Tumorwachstum hingegen beschleunigen kann. Leider gibt es eine klare Dosiswirkungskurve nur bei sehr wenigen dieser Medikamente. Neben der fraglichen Wirksamkeit dieser Präparate sind also auch die Nebenwirkungen unklar. Sie sollten sich bei Ihrem betreuenden Arzt über die eventuellen Nebenwirkungen informieren.

29. Meine Krankenkasse weigert sich, die Kosten für eine als alternativ geltende Tumortherapie zu übernehmen. Kann sie das?

Die Krankenkassen brauchen nicht für Kosten aufzukommen, die durch die Anwendung wissenschaftlich nicht allgemein anerkannter Untersuchungs- und Behandlungsmethoden sowie Arzneimittel entstehen. Andererseits können die Kosten von Behandlungsmethoden besonderer Therapieeinrichtungen von der Kasse erstattet werden, wenn keine anerkannten schulmedizinischen Behandlungsmethoden existieren oder diese im Einzelfall schon ausgeschöpft, ungeeignet oder unzumutbar sind. Entscheidend ist, dass Sie vor einer Behandlung einen entsprechenden Antrag auf Übernahme der Kosten stellen. Eine schriftliche Bescheinigung des behandelnden Arztes ist zu empfehlen. Bei einem Ablehnungsbescheid können Sie innerhalb der angegebenen Frist in einem formlosen Brief Widerspruch einlegen und das Hinzuziehen eines Gutachters beantragen.

30. Ich habe erhebliche Probleme mit dem mich behandelnden Arzt. Mit dem Verhalten meiner Krankenkasse bin ich überhaupt nicht einverstanden. Wo bekomme ich juristischen Rat?

Juristischen Rat in Sachen Medizinrecht gibt es bei der Stiftung Gesundheit in Kiel. Sie bietet bundesweit kostenfreie Erstberatungen bei Konflikten zwischen Patienten und Ärzten sowie bei Problemen mit Kranken-, Renten- oder Pflegeversicherung an.
(*www.medizinrechtsberatungsnetz.de*)

31. Gibt es Spontanheilungen?

Unter Spontanheilung versteht man, dass ein Krebspatient ohne jegliche Therapie geheilt wurde und bei ihm – unter Anwendung aller in der Schulmedizin üblichen diagnostischen Möglichkeiten – keinerlei Tumoraktivität mehr feststellbar ist.
Derartige Spontanheilungen gibt es; sie sind allerdings selten. Auf keinen Fall sollte die Hoffnung auf derartige Spontanheilungen einen Verzicht auf die schulmedizinischen Therapiemöglichkeiten begründen. Die Wahrscheinlichkeit, dass eine schulmedizinische Therapie wider Erwarten einen größeren Effekt auf das Tumorwachstum hat, als es der statistischen Wahrscheinlichkeit entspricht, ist größer als die Wahrscheinlichkeit einer Spontanheilung.

32. Wie kann ich den behandelnden Ärzten im Falle meiner Bewusstlosigkeit bzw. Unfähigkeit, über längere Zeit meinen Willen zu äußern, begreiflich machen, dass lebensverlängernde Therapien unterbleiben sollen?

Seit in der modernen Medizin vieles »machbar« geworden ist, sind die Ärzte, Patienten und Pflegenden immer häufiger gefordert, existenzielle Entscheidungen an der Grenze des Lebens zu treffen. »Patientenverfügungen«, vom Patienten vorher abgefasst, können für die Ärzte und das Pflegeteam sehr hilfreich dabei sein, etwas über den Willen des Patienten zu erfahren.

Die Verbindlichkeit derartiger Patientenverfügungen ist zwar juristisch nicht eindeutig geklärt, jedoch fühlen sich die meisten Ärzte aus ethischer Sicht daran gebunden. Die deutsche Bundesärztekammer erklärt hierzu: »Patientenverfügungen sind verbindlich, sofern sie sich auf die konkrete Behandlungssituation beziehen und keine Umstände erkennbar sind, dass der Patient sie jetzt nicht mehr gelten lassen würde.«
Sinnvoll ist, die Patientenverfügung mit einer Vorsorgevollmacht zu koppeln, d.h., eine Person zu benennen, die im Sinne des Patienten entscheidet, wenn dieser selbst hierzu nicht mehr in der Lage ist.
Es ist auch wichtig, die Patientenverfügung mit dem behandelnden Arzt zu besprechen. Auf keinen Fall sollte die schriftlich abgefasste Patientenverfügung das Gespräch mit dem Arzt ersetzen, sondern sie sollte dieses immer ergänzen.

12 Welche Nachsorgebetreuungen gibt es?

Fragen zu Rehabilitation und Nachsorgekliniken

1. Mein Arzt hat mir empfohlen, möglichst bald im Anschluss an den Klinikaufenthalt in eine Krebsrehabilitationsklinik zu gehen. Eigentlich würde ich viel lieber nach Hause fahren, wo ich mich sehr gut erholen kann und wo ich auch gut versorgt bin.

Wenn Sie ausschließlich erholungsbedürftig sind, so sollten Sie wirklich nicht in eine Nachsorge- bzw. Rehabilitationsklinik fahren, sondern ein Sanatorium oder eine Kurklinik aufsuchen, selbstständig Urlaub machen oder sogar zu Hause bleiben.
Wenn Sie jedoch von der Operation noch sehr geschwächt sind, wenn Sie Luftnot haben, wenn Sie sich wenig belastungsfähig fühlen, wenn es gilt, andere Probleme aufzuarbeiten, bzw. wenn Sie medizinischen oder anderen fachlichen Rat und Hilfe brauchen und wenn Sie lernen wollen, was Sie selber für Ihre Gesundung bzw. Gesunderhaltung tun können, ist eine Tumornachsorge- bzw. Rehabilitationsklinik vielleicht doch besser für Sie! In einem Sanatorium dürfen Sie keine spezifischen rehabilitativen Kenntnisse für Lungenoperierte, erst recht nicht für Lungenkarzinompatienten erwarten.
Mit Erholung allein ist es nach meinen Erfahrungen nur bei wenigen Krebspatienten getan; gerade Lungenkrebspatienten brauchen eine intensive, individuelle medizinische, krankengymnastische und onkologische Betreuung und eventuell auch eine soziale oder berufliche Beratung.

2. Was geschieht in der Rehaklinik während der Anschlussheilbehandlung?

Am ersten Tag wird beim Aufnahmegespräch und bei der ersten ärztlichen Untersuchung der Behandlungsplan festgelegt. Je nach individueller Erfordernis gibt es Krankengymnastik – einzeln oder in der

Gruppe –, Massagen, Atemgymnastik, Inhalationstherapien, Ergometertraining und ein isokinetisches Übungsprogramm, Elektrotherapien, Ernährungstherapien, Ergotherapien, autogenes Training, Einzel- und Gruppengespräche in der psychologischen Abteilung, Anleitungen zur allgemeinen Gesundheitsbildung, spezielle Verhaltensmaßregeln für Lungenkrebserkrankte und Operierte bzw. Bestrahlte und Beratungen durch den Berufsberater. Ist eine Chemotherapie notwendig, so kann diese parallel zu den Rehabilitationsmaßnahmen durchgeführt werden.
Die Rehabilitation kann theoretisch stationär/teilstationär oder ambulant durchgeführt werden. Ambulante Rehaeinrichtungen, in denen am gleichen Ort und in kompetenter Form medizinische, physiotherapeutische, psychische, ernährungstherapeutische, soziale, berufliche und andere wichtige Rehaangebote vorgehalten werden, gibt es nur in sehr wenigen Städten. Die vorrangig auf orthopädische Behinderungen ausgerichtete ambulante »EAP« (erweiterte ambulante Physiotherapie) ist für Lungenkrebspatienten ungeeignet. Hiervon möchte ich abraten, da in diesen Zentren nichts anderes als Krafttraining und körperliche Fitness geboten werden. Gerade bei Lungenkrebspatienten ist eine ganzheitliche Rehabilitation unter Berücksichtigung der Krankheit, der medikamentösen Therapie, der Ernährung und auch der psychosozialen Situation notwendig.
Während eines stationären Aufenthalts in einer spezialisierten Rehaklinik werden zweifellos die besten und umfassendsten Rehabilitationsmöglichkeiten geboten. Hier gibt es speziell geschultes Personal, das aus Erfahrungen heraus die Probleme von Lungenkrebspatienten kennt. Hier können die Betroffenen ihre Erfahrungen untereinander austauschen und werden rund um die Uhr betreut. Der stationäre Aufenthalt kann drei Wochen, aber – falls medizinisch erforderlich – auch vier Wochen und länger dauern.
Bei der teilstationären Rehabilitation suchen die Patienten das Rehazentrum nur während der Therapiezeiten auf, also von morgens bis nachmittags. Die Abende sowie die Wochenenden verbringen sie in der gewohnten häuslichen Umgebung. Für Patienten, die in der Nähe einer derartigen Rehaklinik wohnen und die sich körperlich relativ fit fühlen, ist dies sicherlich ein sehr attraktives Angebot, das jedoch leider nur in wenigen Regionen möglich ist.
So manche Patienten benötigen seelische Hilfen; viele wissen nicht, wie es beruflich und finanziell weitergehen soll. Sie brauchen Rat. In den

entsprechenden Rehakliniken werden auf die Probleme Lungenkrebserkrankter spezialisierte Gruppen- und Einzelberatungen angeboten. Autogenes Training, Gespräche und Anleitungen zur allgemeinen Gesundheitsbildung, zur Ernährung, Bewegung und Freizeitgestaltung sowie zu allgemeinen Nachsorge- und Vorsorgemaßnahmen und beruflichen Problemen runden das Programm ab.
Große Unsicherheit besteht häufig bei den Betroffenen und den Angehörigen. An den Gruppenberatungen können daher auch Angehörige teilnehmen. Überhaupt ist es sehr wichtig, dass Angehörige mit in die Rehabilitation einbezogen werden, denn ohne ihre Hilfe ist die psychosoziale Versorgung sehr erschwert.
Natürlich müssen die Patienten parallel zur Rehabilitation onkologisch betreut werden. Es kommen daher nur Rehabilitationsinstitutionen in Frage, in denen die Ärzte eine entsprechende onkologische Fachausbildung haben und Erfahrungen mit der Chemo- und Radiotherapie vorweisen können. Eine enge Zusammenarbeit mit dem Tumorzentrum und den Akutkliniken ist unabdingbar.
Die Betroffenen müssen übrigens den Rehaaufenthalt nicht sofort im Anschluss an die Entlassung antreten, sondern können durchaus vorher noch einige Tage bis zu maximal zwei Wochen nach Hause fahren, um dringende Angelegenheiten zu erledigen. Die stationäre Anschlussheilbehandlung sollte allerdings spätestens zwei bis drei Wochen nach der Entlassung beginnen.

3. Welches sind die Voraussetzungen für die Bewilligung eines stationären Rehabilitations- bzw. Nachsorgeaufenthalts (Anschlussheilbehandlung sowie spätere Heilverfahren und Kuren)? Gibt es auch ambulante Rehabilitationsmöglichkeiten?

Voraussetzung hierfür ist die Erwartung, dass durch die Maßnahme eine Besserung bei medizinischen, psychischen, sozialen oder beruflichen Problemen eintreten kann. Es wird eine ärztliche Bescheinigung Ihrer Rehabilitationsfähigkeit für die Rentenversicherung oder die Krankenkasse benötigt. Beide kommen nämlich als eventuelle Kostenträger in Frage. Rehabilitationsfähigkeit besteht dann, wenn durch den Aufenthalt in der Rehabilitationsklinik eine Besserung zu erwarten ist. Diese Besserung muss sich nicht nur auf das Tumorleiden beziehen oder auf Ihren körperlichen Zustand, sondern kann auch die Psyche, die soziale Versorgung oder die berufliche Problematik betreffen. Gemäß den Richtlinien der Arbeitsgemeinschaft für Rehabilitation in Nordrhein-Westfalen muss eine ausreichende Belastbarkeit vorliegen, um an der Rehabilitation mitzuwirken. Es muss eine Reisefähigkeit bestehen, d.h., der Patient muss die Rehabilitationsklinik mit öffentlichen Verkehrsmitteln aufsuchen können.

Weitere Voraussetzung ist, dass die Rehabilitationsklinik ausführlich über das Krankheitsbild und über Art und Ausmaß der bisherigen Behandlung informiert wird. Die Rehabilitationsklinik muss beispielsweise wissen, welche Tumorbehandlungen durchgeführt wurden und welche medikamentösen Therapien während des Aufenthaltes notwendig sind. Auch sollten die letzten Röntgenbilder mitgebracht werden. Geschieht dies nicht, so riskieren Sie, dass der Chefarzt der Rehabilitationsklinik Ihre Aufnahme bis zu dem Zeitpunkt verschiebt, an dem ihm ausreichende Informationen über Ihr Krankheitsbild vorliegen. Ohne diese Informationen ist nämlich eine Rehabilitation unmöglich! Sie riskieren ebenfalls teure Doppel- und Dreifachuntersuchungen, die den Beginn der notwendigen Rehabilitationstherapien unnötig verzögern würden.

Erfahrungsgemäß ist die Rehabilitations- und Beratungsbedürftigkeit im ersten Jahr nach Diagnosestellung am größten, weswegen in der Regel alle Versicherungen den ersten Rehabilitationsaufenthalt problemlos zu finanzieren bereit sind. Eine Pflegebedürftigkeit oder eine mangelnde Bereitschaft zur Rehabilitation schließen die Erfolgswahrscheinlichkeit eines stationären Heilverfahrens aus.

Notwendig ist, dass der Betroffene weiß, dass er eine bösartige Erkrankung hat. Unaufgeklärte Patienten können nicht rehabilitiert werden!

Das erste Heilverfahren, das möglichst bald im Anschluss an den Krankenhausaufenthalt stattfindet, ist das wichtigste Heilverfahren. Es wird auch Anschlussheilbehandlung genannt (AHB). Es darf nur in einer für eine AHB anerkannten Rehaklinik durchgeführt werden.

4. Kann ich auch später, d. h. nach längerer Zeit zu Hause, die Möglichkeit einer stationären Rehabilitationsmaßnahme in Anspruch nehmen?

Ja, allerdings ist dies organisatorisch schwieriger und für Sie auch finanziell mit größeren Belastungen verbunden; es sei denn, dass Sie unter die Härtefallregelung fallen.
Bei einer späteren Rehabilitation (Kur, Heilbehandlung) muss der Hausarzt den Antrag bei dem Kostenträger stellen. Die Bearbeitung kann längere Zeit in Anspruch nehmen. Also nicht Ihr Arzt bzw. Sie bestimmen Ort und Zeitpunkt der Rehabilitation – wie bei der Anschlussheilbehandlung –, sondern die Versicherung bzw. der Rentenversicherungsträger. Kostenträger können die jeweilige Rentenversicherung, die Krankenkasse oder die Beamtenbeihilfe sein, die darüber entscheiden, wann und wohin Sie in die »Reha« gehen. Leider verfügen manche Versicherungen und Behörden nicht über die notwendige Sachkenntnis und das Verständnis für die speziellen Rehabilitationsprobleme von Lungenkrebspatienten.

5. Gibt es Rehabilitationskliniken speziell für Lungenkrebserkrankte?

Es ist sinnvoll, dass Sie sich vor Antritt der stationären Rehabilitation danach erkundigen, ob besondere Erfahrungen mit Lungenkrebserkrankten vorliegen. Eine Rehabilitationsklinik auszuwählen, die keine speziellen Erfahrungen mit Lungenkrebserkrankten hat, ist nicht ratsam. Kliniken, die Krebserkrankte nur »nebenher« rehabilitativ betreuen, sind nicht geeignet!

6. Ich möchte einmal nichts mehr von Ärzten und Krankheiten und erst recht nichts von Krebs hören! In diesen Tumornachsorgekliniken treffe ich doch nur Krebspatienten, deren Hauptgesprächsthema der Krebs sein wird.

Natürlich lässt es sich nicht vermeiden, dass Sie auch mit anderen Mitbetroffenen zusammenkommen und über ihre »Erkrankung und Probleme« sprechen. Dieser Gedanken- und Erfahrungsaustausch ist im Üb-

rigen auch eines der Ziele in der onkologischen Rehabilitation. Nicht nur, dass Gleichbetroffene Ihnen viel glaubwürdiger und besser Erfahrungen vermitteln können, sondern darüber hinaus sollen Sie auch Ihre Erkrankung akzeptieren und lernen, darüber zu sprechen.
Übrigens gibt es viele Tumornachsorgekliniken, in denen nicht nur Krebskranke, sondern auch Patienten mit gutartigen Erkrankungen und Behinderungen (Mischkliniken) betreut werden. Wichtig ist jedoch, dass in solchen Mischkliniken der personelle, apparative und konzeptionelle Schwerpunkt eindeutig auf der Krebsnachsorge – und nicht etwa auf anderen Krankheiten – liegt.

7. Wer bezahlt die für eine Rehabilitation notwendigen Maßnahmen?

Leistungsträger der Rehabilitation sind die Deutsche Rentenversicherung (früher BFA, LVA), die Knappschaft, die Bundesanstalt für Arbeit und die gesetzlichen Krankenkassen. Bei Beamten kann die medizinische Rehabilitation durch die Beihilfe finanziert werden. Falls keine dieser genannten Institutionen sich finanziell für zuständig erklärt, kommt als Auffangträger auch das Sozialamt in Frage. Die Rentenversicherungsträger können sich ebenfalls an den Unkosten der Rehabilitation jener Patienten beteiligen, die nicht mehr im Erwerbsleben stehen. Obwohl dies gesetzlich eine »Kann-Bestimmung« ist, finanzieren die Rentenversicherungen derzeit die überwiegende Anzahl der Rehabilitationsmaßnahmen für krebskranke Rentner.

8. Wie lange dauert eine stationäre Rehabilitationsmaßnahme?

Sie dauert mindestens drei Wochen. Sie kann jedoch aus medizinischen Gründen um eine bis drei, ja in Sonderfällen sogar um mehrere Wochen verlängert werden. Natürlich kann sie auch verkürzt werden.
Die Möglichkeit einer Verlängerung wird besonders gerne von Patienten in der Anschlussheilbehandlung (AHB) genutzt.

9. Was muss ich tun, um ein stationäres Heilverfahren (Kur, AHB, stationäre Rehabilitation) zu beantragen?

Befinden Sie sich noch in der Klinik oder in einer ambulanten Strahlen- oder Chemotherapie und soll möglichst bald (in der Regel etwa bis 14 Tage nach der Krankenhausentlassung) ein Heilverfahren (AHB) erfolgen, so entscheidet der Arzt in Absprache mit einer AHB-Klinik seiner Wahl, wann und wo der Aufenthalt erfolgen soll. Er telefoniert mit der AHB-Klinik, bespricht mit den dortigen Ärzten die bei Ihnen vorliegende Problematik und vereinbart einen Aufnahmetermin. Die AHB-Klinik wiederum verpflichtet sich zu einer Aufnahme spätestens 14 Tage nach der Entlassung. Sie überprüft auch, ob die rechtlichen Voraussetzungen vorliegen.
Wenn Sie schon zu Hause sind, so stellt der Hausarzt den Antrag auf eine stationäre Krebsnachsorge. Er wendet sich hierzu an die zuständige gesetzliche Krankenkasse oder die jeweilige Rentenversicherung. Die Krankenkasse oder der Rentenversicherungsträger entscheidet dann, ob, wann und wo das stationäre Heilverfahren (Kur) durchgeführt wird.

10. Mein Arzt hat mir dringend zu einer Rehabilitation geraten. Aus vielerlei Gründen kann ich jedoch nicht von zu Hause weg. Gibt es die Möglichkeit einer Rehabilitation, ohne in der Rehabilitationsklinik übernachten und die Wochenenden verbringen zu müssen?

Seit kurzem bieten die Rehabilitationsträger teilstationäre und ambulante Rehabilitationsmaßnahmen an. Patienten, die nicht weiter als 30 bis 45 Minuten Fahrzeit von einer onkologischen Rehaklinik entfernt wohnen, können hier auch ambulant rehabilitativ betreut werden.
Erkundigen Sie sich bei der Kasse oder der Rentenversicherung, ob eine derartige teilstationäre oder ambulante Rehabilitationsmaßnahme in Ihrer Umgebung möglich ist.

11. Mein Arzt empfahl mir dringend einen Aufenthalt in einer Krebsrehabilitationsklinik. Ich habe mich bislang jedoch niemals von meinem Ehemann getrennt. Kann er mich begleiten?

Ein gemeinsamer Aufenthalt beider Ehepartner kann ermöglicht und organisiert werden. Der Einbezug von Angehörigen ist von modernen Rehabilitationsmedizinern gewünscht. In den meisten Kliniken können Ehe-/Lebenspartner zum Selbstkostenpreis mitaufgenommen werden. Nicht nur bei Fragen der Ernährung können die Begleitung und der Einbezug von Angehörigen in die Reha sehr vorteilhaft sein.

12. Welche Kosten entstehen für den Patienten?

Ähnlich wie bei einem Akutkrankenhausaufenthalt sind Zuzahlungen zu leisten, deren Höhe von Jahr zu Jahr variiert. Theoretisch ist eine Eigenleistung von € 10,– pro Tag zu entrichten. Es gibt jedoch zahlreiche Härtefälle (siehe Kapitel 15), um eine Befreiung von den Zuzahlungen oder eine Verminderung derselben zu erhalten.
Die Zuzahlung zur Anschlussrehabilitation (AHB) beträgt bundesweit € 10,– je Kalendertag und ist längstens 14 Tage zu leisten. (Ist nicht die Rentenversicherung, sondern die Krankenkasse der Kostenträger, so sind es nicht 14, sondern 28 Tage, für die jeweils € 10,– zu zahlen sind.) Werden die Rehamaßnahmen ambulant durchgeführt, so sind sie entweder zuzahlungsfrei (wenn sie zu Lasten der Rentenversicherung gehen), oder es müssen auch € 10,– bezahlt werden (wenn die Krankenkasse der Kostenträger ist). Eine innerhalb des Kalenderjahres an einen Träger der gesetzlichen Krankenversicherung geleistete Zuzahlung wird bei der Rentenversicherung angerechnet. Bei späteren stationären Rehamaßnahmen sind € 10,– für längstens 42 Tage innerhalb eines Kalenderjahres zu zahlen.
Meist haben die Patienten die Zuzahlungen schon während des vorangegangenen Krankenhausaufenthalts bezahlt und sind somit von den Zuzahlungen befreit. Häufig haben die Patienten auch schon mehr als die zumutbaren 1 % des Nettoeinkommens entrichtet.
Ist die Rentenversicherung der Kostenträger, so ist eine vollständige Befreiung dann möglich, wenn Sie während der Rehamaßnahme ausschließlich Übergangsgeld beziehen, wenn Sie Sozialhilfe oder Leistun-

gen zur Grundsicherung empfangen oder wenn Ihre monatlichen Nettoeinnahmen den Betrag von € 980,– nicht überschreiten (Stand 2006). Ist die Krankenkasse der Kostenträger, so gelten andere Belastungsgrenzen, die sich ebenso wie andere Kosten beinahe jährlich ändern und die Sie bei Ihrer Krankenkasse erfragen sollten. Die Krebsarbeitsgemeinschaft in Bochum empfiehlt, mit der Krebsnachsorgemaßnahme grundsätzlich auch die mögliche Befreiung bei der Krankenkasse zu beantragen.
Zumindest eine teilweise Befreiung von der Zuzahlung erhalten diejenigen Patienten, die pflegebedürftig sind, und diejenigen, die Leistungen nach dem Bundessozialhilfegesetz oder Leistungen zur Grundsicherung erhalten.
Für die teilstationäre und ambulante Rehabilitation gelten – im Gegensatz zu früher – die gleichen Regelungen.
Die wirtschaftliche Versorgung des Versicherten und seiner Familie während der Rehabilitationsmaßnahme kann durch die Gewährung von Übergangsgeld (bei Leistungen durch die Krankenkasse) erfolgen. Einen Anspruch haben diejenigen, für die durch die Maßnahmen ein finanzieller Ausfall entsteht. Arbeitnehmer erhalten von ihrem Arbeitgeber für die Dauer der Nachbehandlung mindestens sechs Wochen lang Lohnfortzahlung.

13. Wo kann ich eine Adressenliste der Tumornachsorgekliniken erhalten?

Zumeist hat Ihr Arzt oder zumindest der Sozialarbeiter eine Adressenliste von AHB- und Tumornachsorgekliniken. Wenn nicht, so ist eine derartige Adressenliste bei der Arbeitsgemeinschaft für Krebsbekämpfung in Nordrhein-Westfalen (Universitätsstraße 140, 44799 Bochum) oder über die Deutsche Rentenversicherung (Postfach, 10704 Berlin) zu erhalten.
Die Nachsorgekliniken sind über ganz Deutschland verstreut. Sie sollten sich bei der Wahl immer die Frage stellen, welche der zahlreichen Kliniken Ihren Problemen am ehesten gerecht wird. Es gibt auf der einen Seite Kliniken, die eher erholungsorientiert sind, in denen jedoch ein geringeres spezifisches medizinisch-onkologisches, psychisches, soziales oder berufliches Rehabilitations-Know-how angeboten wird. Es gibt

andererseits hochspezialisierte onkologische Rehabilitationskliniken, die auf Ihre medizinischen, psychischen, sozialen oder gar beruflichen Probleme bestens eingehen können. Nicht jede onkologische Rehabilitationsklinik verfügt über ausreichende Erfahrungen in der Rehabilitation Lungenkrebskranker. Auf keinen Fall sollten Sie in der »Nachkur« nur die Möglichkeit einer weitgehend kostenfreien Erholung bzw. eines Urlaubs (»Kurlaub«) sehen!

13 Welche Probleme können bei Reisen, in der Freizeit und beim Sport auftreten?

Empfehlungen für die Ferien- und Freizeitgestaltung

1. In welcher Gegend sollte ich meinen Urlaub verbringen? Gibt es Gebiete, die weniger günstig für mich sind?

Das hängt unter anderem davon ab, wie viel Lungengewebe bei Ihnen wegoperiert wurde (Lobektomie oder Pneumektomie) und wie viel der ausgefallenen Atemkapazität von dem verbliebenen Lungengewebe kompensiert wird; vor allem jedoch, wie belastungsfähig Sie sich selber fühlen. Ist die Funktion des verbliebenen Lungengewebes intakt? Leiden Sie unter zusätzlichem Asthma, chronischer Bronchitis, Husten oder Herzbeschwerden?

Günstig ist auf jeden Fall ein Aufenthalt in einer staubarmen und wenig verschmutzten Gegend, wo die Bronchien nicht zu sehr belastet werden und wo Ihr Organismus sich von dem Operationsstress und äußeren Stressfaktoren erholen kann. Dies kann am Meer sein, aber auch in ländlichen Gebieten und im Mittelgebirge.

Wenn Sie unter häufiger Bronchitis leiden, so sollten Sie nebelige und feuchte Regionen, aber auch Großstädte meiden. Vom Hochgebirge würde ich Pneumonektomierten abraten. Die reine Luft dort tut Ihnen zwar gut; die von der intensiven Sonnenbestrahlung ausgehenden Reize, die krassen Klima- und Temperaturänderungen und die stärkere Windgeschwindigkeit sind jedoch – zumindest in der ersten Zeit nach der Operation – Ihrer Gesundheit nicht förderlich.

Die »frisch Pneumonektomierten« werden feststellen, dass sie bei den geringsten körperlichen Belastungen Luftnot haben. Trainieren Sie Ihre Belastungsfähigkeit nicht abrupt, sondern stetig zunehmend! Mit der Zeit werden Sie eine Steigerungsfähigkeit feststellen.

Wenn Sie schon bei der Atmung atmosphärischer Luft im Flachland gelegentlich Luftnot haben, so sollten Sie das Gebirge erst recht meiden. Je höher im Gebirge man sich aufhält, desto weniger Sauerstoff steht der Lunge und dem Kreislauf zur Verfügung. Auf jeden Fall sollten Sie abrupte Änderungen des Höhenaufenthalts vermeiden. Hierzu gehört z. B.

ein plötzlicher Aufstieg in große Höhen, etwa mittels Seilbahn und Lift. Bleiben Sie in den ersten Monaten nach der Operation feuchtwarmen Regionen wie z. B. den Tropen fern. Sie belasten Herz und Lunge in ungebührlichem Maße; meiden Sie auch zu intensive Sonneneinwirkung, insbesondere den Aufenthalt am Strand bei praller Sonne! Halten Sie sich lieber im Schatten auf! Setzen Sie sich keinen abrupten Klima- und Temperaturschwankungen aus. Ihr Bronchialsystem reagiert hierauf wesentlich empfindlicher als vorher!

2. Darf ich schwimmen?

Zu den Sportarten, die ich empfehle, gehört Schwimmen. Die Atemhilfsmuskulatur wird hierdurch angeregt und gestärkt; ebenso wie beim Radfahren wird die Durchlüftung der Lunge verbessert. Insbesondere ungeübte Schwimmer werden allerdings anfangs Umgewöhnungsschwierigkeiten haben, da der Auftrieb der operierten Lungenhälfte fehlt.

Sportarten mit starker körperlicher Belastung verbieten sich von alleine. Das bedeutet jedoch nicht, dass Sie einer körperlichen Belastung aus dem Wege gehen sollten. Im Gegenteil, Sie sollten ruhig häufig bis an Ihre Belastungsgrenze gehen. Körperliche Bewegung ist gut. Durch körperliches Training werden die Bewegungsabläufe ökonomischer. Mit einer bestimmten Sauerstoffaufnahme können Sie so mehr leisten.

3. Darf ich in die Sonne gehen? Ich habe gehört, dass Sauerstoff und Sonne sich negativ auf das Tumorwachstum auswirken können.

Dies sind völlig falsche Vorstellungen, die man früher sehr häufig hörte. Sie entbehren jeglicher wissenschaftlicher Grundlage.

Frische Luft und gutes Wetter wirken sich mit Sicherheit nicht negativ aus. Allerdings leiden nicht nur Herz und Kreislauf, sondern auch das Immunsystem unter starker Sonneneinwirkung.

4. Kann ich in die Sauna gehen?

Pneumonektomierten rate ich in der ersten Zeit davon ab. Bei Lobektomierten sehe ich keinen wesentlichen Hinderungsgrund. Saunen fördert nicht nur das Wohlbefinden, sondern kann auch die Widerstandskraft stärken und so die Infektionsgefahr vermindern.
Kontraindikationen sind allerdings eine Herzschwäche sowie Störungen der Herzkranzgefäße und Bluthochdruck. Bei Blutmangel (Anämie) ist vom Saunen abzuraten!
Auch sollte man bei akuten Atemwegsinfekten sowie bei Absiedlungen in der Leber auf das Saunen verzichten.
Da bei dem anschließenden Kaltwasserbad schockartig extrem hohe Blutdruckwerte erreicht werden, ist diese Art der Abkühlung bei Patienten mit schlecht einstellbarem Bluthochdruck kontraindiziert. Der Hochdruckkranke sollte sich nur mit Wasserschlauch oder Dusche abkühlen.

5. Wie ist die Flugreisetauglichkeit?

In den ersten Monaten nach der Operation würde ich allen Pneumonektomierten von einer Flugreise abraten, danach würde ich die Entscheidung von dem Ergebnis einer Lungenfunktionsuntersuchung und der Belastungsfähigkeit abhängig machen. Solange noch Luft in der ehemaligen Wundhöhle ist, sollte man wegen der möglichen Druckveränderung besonders vorsichtig sein. Bedenken Sie, dass der Luftdruck in der Kabine eines in 11 500 Meter Höhe fliegenden Flugzeugs dem in einer Höhe von 2 500 Metern entspricht. Dieser Druck ist für Gesunde akzeptabel, nicht jedoch für Frischoperierte. Durch die Flughöhe fällt der Luftdruck (obwohl dieser in der Kabine teilweise ausgeglichen wird), was bewirkt, dass sich das Gasvolumen im Organismus erhöht. Die Luft in der Wundhöhle kann sich ausdehnen und zu erheblichen Überdrucksymptomen führen. Hat sich hingegen Narbengewebe gebildet und die Wundhöhle damit ausgefüllt (Fibrothorax), so können pneumonektomierte Patienten durchaus auch Flugreisen unternehmen, es sei denn, dass bei ihnen eine erhebliche »obstruktive Störung« des verbliebenen Lungengewebes vorliegt.

Durch den verminderten Sauerstoffpartialdruck sind Patienten mit Herzschwäche besonders gefährdet. Bei ihnen treten auch Herzrhythmusstörungen während derartiger Flüge häufiger auf.
Das Beschleunigen und Abbremsen beim Abheben und Landen hat keine Auswirkung auf den gesunden Menschen. Fluggäste mit Kreislaufproblemen können jedoch unerwünschte Begleiterscheinungen verspüren. Da sich in Folge der niedrigen Sauerstoffsättigung die Krampfschwelle im Gehirn erniedrigt, gelten Hirnmetastasen ebenfalls als eine relative Kontraindikation für eine Flugreise (Tabelle 13.1).
Bei mehrstündiger Reise in vorwiegend sitzender Position besteht ein besonderes Thromboserisiko. Lungenkrebserkrankte haben hierfür grundsätzlich ein höheres Risiko als Gesunde.
Empfohlen wird eine Thromboseprophylaxe. Hierzu gehören:

- Bewegungsübungen,
- Flüssigkeitszufuhr (kein Alkohol!),
- keine Beruhigungsmittel,
- eventuell Waden- oder Kompressionsstrümpfe,
- eventuell Injektion eines niedermolekularen Heparins nach Rücksprache mit dem Arzt.

Tabelle 13.1: Kontraindikationen für eine Flugreise

- Wenn schon bei geringen Belastungen auf Meereshöhe Beschwerden auftreten.
- Wenn eine Anämie unter 9 g/% besteht.
- Wenn der Bluthochdruck höher als 220/120 ml/Hg ist.
- Wenn eine klinisch relevante Herzschwäche und/oder eine Angina pektoris vorliegt.
- Wenn unkontrollierte Herzrhythmusstörungen bestehen.
- Wenn eine Emphysemblase, ein Pneumothorax oder Kavernen vorliegen.
- Wenn eine Disposition zu Krampfanfällen besteht.

6. Ich möchte meine in Spanien lebende Tochter und die Enkelkinder besuchen. Darf ich das?

Gegen Reisen auch in südliche Länder ist nichts einzuwenden! Einige Besonderheiten sind allerdings wegen der Hitze, der häufig schlechten hygienischen Verhältnisse und der ungewohnten Kost zu beachten, damit es nicht zu Schwierigkeiten kommt:

- Die Hitze wird von Lungenoperierten häufig schlechter als vor der Erkrankung vertragen. Blutarmut verstärkt das Herz-Kreislaufrisiko.
- Der plötzliche Übergang von Hitze zu Kühle fördert die Entstehung von Infektionen. Für Infektionen ist der Lungenkrebspatient besonders empfänglich!
- Reisen kann Stress bedeuten. Stress sollte der Krebspatient aus dem Wege gehen!
- Sie sollten besonders auf den Flüssigkeits- bzw. Elektrolytbedarf achten (mindestens 2 Liter täglich und 6 bis 9 Gramm Kochsalz täglich).

7. Ich bin meinen abendlichen Schoppen gewohnt. Kann ich Rotwein trinken?

Warum nicht? Zusammenhänge zwischen Alkoholgenuss und Lungenkrebserkrankungen sind nicht bekannt. Solange dem Alkohol nicht im Übermaße zugesprochen wird, spricht nichts dagegen. Ein abendlicher Schoppen ist gesund für Körper und Seele. Zu viel Alkohol und vor allem hochprozentige Alkoholika können allerdings die Immunabwehr schwächen und die Herzleistung beeinträchtigen.

8. Darf ich Rad fahren?

Warum nicht? Dies ist sogar eine sehr positiv zu bewertende körperliche Tätigkeit, bei der die Immunabwehr gefördert, das Herz-Kreislauf-System gestärkt, die Knochenstabilität gefördert und die Muskulatur trainiert wird. Natürlich ist bei Knochenmetastasen besondere Vorsicht geboten.

9. Meine Lendenwirbelsäule ist befallen. Darf ich mich überhaupt noch bücken? Darf ich noch Boule spielen?

Gewichte von mehr als 5 kg sollten Sie nicht heben! Wenn Sie etwas vom Boden aufheben, so sollten Sie sich nicht bücken, sondern in die Knie gehen! Die Wirbelsäule wird hierdurch weniger belastet.
Ruckartige Bewegungen und Belastungen sollten Sie auf jeden Fall meiden! Gegen Boule ist grundsätzlich nichts einzuwenden. Die hierbei durchgeführten Bewegungen erfolgen nicht ruckartig, und beim Werfen geht man in die Knie.

10. Von welchen Sportarten ist bei einem Befall der Wirbelsäule abzuraten?

Abzuraten ist vor allem von Sportarten, bei denen die Wirbelsäule stark und – was noch gefährlicher ist – abrupt beansprucht wird. Grundsätzlich kommen Tätigkeiten, bei denen abrupte Bewegungen notwendig sind und Verletzungen auftreten können, nicht mehr in Frage. Eine erhöhte Fraktur- und Querschnittgefährdung liegt bei einem Befall der Halswirbelsäule und der Lendenwirbelsäule vor. Bei einem Befall der Brustwirbelsäule sind Frakturen seltener.
Ungeeignet sind Sportarten wie:

- Segeln,
- Surfen,
- Rudern,
- Ski-Abfahrtslauf,
- Kanufahren,
- Hockey,
- Tennis (nur mit ausdrücklicher ärztlicher Erlaubnis),
- Golf (nur mit ausdrücklicher ärztlicher Erlaubnis),
- Badminton,
- Gewichtheben,
- Ringen,
- Squash.

11. Bei mir ist die Anzahl der Blutplättchen sehr stark vermindert. Darf ich Massagen bekommen?

Ich rate bei weniger als 30 000 Thrombozyten/mm^3 wegen der möglichen Einblutungen davon ab.

12. Wie ist der Versicherungsschutz bei einer Urlaubsreise ins Ausland?

Für Mitglieder der gesetzlichen Krankenkassen besteht in den EG-Ländern und Staaten, mit denen die Bundesrepublik Deutschland ein Sozialversicherungsabkommen abgeschlossen hat, ein Versicherungsschutz. Dieser ist unabhängig davon, ob es sich um eine akute oder chronische Krankheit handelt. Die anfallenden Krankheitskosten werden also von den Krankenkassen bei Vorlage der Rechnung zurückerstattet. Im übrigen Ausland, auch bei Kreuzfahrten, besteht kein Versicherungsschutz. Eine Kostenerstattung, etwa einer Arztrechnung aus dem Urlaub in diesen Ländern, ist also nicht möglich. Eine Ausnahme besteht dann, wenn Sie privat eine entsprechende Auslandsversicherung abgeschlossen haben!
Vor Antritt der Reise sollten Sie sich eine sogenannte Anspruchsbescheinigung für das betreffende Land besorgen. Trotz dieser Anspruchsbescheinigung kann es vorkommen, dass nicht alle Kosten voll abgedeckt werden. Dies liegt daran, dass der Umfang der Leistungen in den verschiedenen Ländern unterschiedlichen Regelungen und Bewertungen unterworfen ist. So ist z. B. in einigen Ländern eine Selbstbeteiligung üblich, die der deutsche Patient auch zu übernehmen hat. Auch erkennen manche Ärzte in Tourismuszentren häufig die Anspruchsbescheinigung nicht ohne vorherige Barzahlung an. Auch hier richtet sich der Versicherungsschutz nach den Rechtsvorschriften des Gastlandes, d. h., dass nur die dort geltenden Sätze nach Vorlage der Rechnung bei der Krankenkasse zu Hause erstattet werden. Auch dürfen die gesetzlichen Krankenversicherungen nicht die Kosten eines eventuell medizinisch notwendigen Rücktransportes übernehmen. Grundsätzlich sollten Sie sicherheitshalber eine private Auslandsreise-Krankenversicherung abschließen. Diese ist in der Regel nicht teuer.

14 Wie verhalte ich mich in meiner Umgebung?

Fragen zu Familie, Umfeld und Selbsthilfegruppen

1. Wie sollte ich mich meiner Ehefrau bzw. meiner Familie gegenüber verhalten?

Sprechen Sie offen über Ihre Erkrankung und die für Sie damit verbundenen Probleme. Versuchen Sie nicht, Ihre derzeitige Situation und Gemütslage gegenüber Ihrem engsten Lebenspartner zu verheimlichen. So können Sie beide offen mit Ihrer Situation umgehen. Zudem ist es erfahrungsgemäß so, dass Ängste und Probleme wesentlich leichter zu beherrschen sind, wenn man diese offen äußert.
So wichtig es für Sie derzeit auch ist, jemanden zu haben, mit dem Sie über Ihre Krebserkrankung reden können, Ihre Erkrankung ist nicht alles. Es gibt sicher noch vieles andere, an dem Sie interessiert sind. Sprechen Sie auch darüber, damit Ihre Krankheit nicht zum Dauergesprächsthema wird, was letztlich Sie und Ihre Familie eher be- als entlasten könnte. Und: Haben Sie auch ein offenes Ohr für die Probleme Ihrer Angehörigen, die ganz unabhängig von Ihrer Erkrankung auch bestehen. Denken Sie immer daran, dass auch »gesunde« Menschen Probleme haben können.
In den ersten Wochen nach der Operation werden Sie wahrscheinlich besonders auf die Hilfe und die Rücksichtnahme Ihrer Familie angewiesen sein. Lassen Sie sich ruhig helfen, und überlegen Sie, welche Hilfestellung Sie gerne von wem hätten. Überlegen Sie sich auch, was Sie jetzt auf keinen Fall haben wollen, und sagen Sie das auch den anderen. Erwarten Sie nicht, dass andere Ihnen alles abnehmen und Ihnen Ihre Wünsche von den Lippen ablesen werden. Soweit es in Ihren Kräften steht, übernehmen Sie ruhig auch wieder die eine oder andere Aufgabe. Lassen Sie sich nicht auf ein Abstellgleis schieben, weder im privaten noch im beruflichen Bereich.

2. Wie verhalte ich mich in der Öffentlichkeit? Was würden wohl meine Bekannten sagen, wenn Sie hören, dass ich Krebs habe?

Die Reaktion Ihrer Bekannten wird davon abhängen, welche eigenen Erfahrungen sie mit Krebs haben und welche Vorstellungen sie damit verbinden. Unter Umständen werden Sie die Erfahrung machen, dass auch andere in Ihrer Umgebung an Krebs erkrankt sind, ohne dass Sie es bisher wussten.
Manchmal fühlen sich Nichtbetroffene verunsichert und wissen nicht, ob und wie sie über Ihre Krebserkrankung sprechen sollen. Dann ist es hilfreich, wenn Sie auf die anderen zugehen und das Gespräch beginnen.
Entscheiden Sie jeweils von Person zu Person in Ihrem Freundes- und Bekanntenkreis, wem Sie mitteilen wollen, dass Sie Krebs haben oder hatten. Sagen Sie den betreffenden Personen dann jeweils auch, was Sie sich von Ihnen erhoffen und erwarten (z. B. dass er/sie selber Stillschweigen bewahrt; dass er/sie Sie in bestimmten Situationen unterstützen möge, dass er/sie ruhig nach Ihrem Ergehen fragen darf oder eben gerade nicht etc.).
Eine Krebserkrankung muss heutzutage keineswegs mehr als ein Todesurteil oder als ein zu meidender Makel angesehen werden. Immerhin erkrankt jeder zweite bis dritte Deutsche im Laufe seines Lebens an Krebs, was jedoch in keiner Weise bedeuten muss, dass er hieran auch stirbt.
Bei einigen »Gesunden« findet leider eine Überreaktion statt. Diese reicht von einer Isolierung bis zu überschießenden Mitleidsbezeugungen und aufgedrängter Fürsorge. Beide Verhaltensweisen sind falsch! Lassen Sie sich von diesen Reaktionen nicht anstecken, sondern gehen Sie Ihren Weg!

3. Man hört heute soviel von den Selbsthilfegruppen, in denen die Betroffenen sich gegenseitig Tipps geben und helfen sollen. Gibt es Derartiges auch für Lungenkrebserkrankte?

Es gibt viele Selbsthilfegruppen, in denen Patienten mit unterschiedlichen Tumorerkrankungen zusammenkommen. Derartige Selbsthilfegruppen sind in allen größeren Städten und auch in vielen ländlichen Regionen vertreten. Die Adressen können Sie über den Krebsinformationsdienst (KID, siehe Kapitel »Adressen«) erfahren. Spezielle Selbsthilfegruppen für Lungenkrebserkrankte gibt es nicht!

4. Mit wem kann ich über meine Probleme reden? Der Arzt hat immer so wenig Zeit.

Auch wenn sich die Ärzte der Notwendigkeit eines ausführlichen Gesprächs mit Tumorpatienten bewusst sind, so haben sie doch häufig nicht ausreichend Zeit hierfür. Sollte es Ihnen um medizinische Fragen gehen, notieren Sie sich Ihre Fragen im Voraus, damit Sie diese im Gespräch direkt bereit haben und nichts vergessen. Lassen Sie sich die Sachlage so lange erklären, bis Sie die Antwort auf Ihre Frage auch verstanden haben!
Ansonsten können Sie natürlich mit jedem reden, dem Sie vertrauen und der Ihnen ernsthaft zuhört. Das können Familienmitglieder, Verwandte, Freunde oder auch Nachbarn sein, denen es gelingt, Ihre Belange für den Moment des Gesprächs in den Mittelpunkt zu rücken. Vielleicht ist aber auch gerade das Gespräch mit einem außenstehenden Dritten für Sie hilfreich, sei es mit Ihrem Seelsorger, mit einem Psychologen oder einer ähnlich professionell ausgebildeten Person.
Wichtig ist aber vor allem, auch im Gespräch mit Menschen dieser Berufe, dass Sie sich mit dem Gegenüber in diesem Gespräch »wohlfühlen«, auch wenn das Gesprächsthema vielleicht schwierig sein mag.

5. Das Schlimmste für mich sind die Wartezimmergespräche. Hier kursieren manchmal Schauergeschichten, die sich an Schrecklichkeit zu überbieten suchen.

Sie werden nicht nur dort die unterschiedlichsten Erfahrungen und die verschiedensten Ratschläge erhalten. Einige von ihnen mögen sinnvoll sein, andere sind unsinnig und gefährlich. Viele beruhen auf persönlichen Erfahrungen oder Erlebnissen aus dem Bekanntenkreis. Sie sollten auf keinen Fall in solchen Gesprächen die Hauptquelle Ihrer Informationen sehen und im Zweifelsfall immer das Gespräch mit dem Arzt Ihres Vertrauens suchen.

15 Welche sozialen und finanziellen Hilfen gibt es?

Fragen zu sozialen und finanziellen Problemen, häuslicher Versorgung, Pflegeversicherung und Behindertenausweis

1. Durch die Erkrankung und die Therapie fühle ich mich so geschwächt, dass ich nur mit Mühe meinen Haushalt bewältigen kann. Leider kann mir niemand aus meiner Familie helfen. Sicherlich wird es einmal wieder alles besser werden, aber wissen Sie nicht kurzfristig Abhilfe? Gibt es die Möglichkeit einer häuslichen Krankenpflege?

Mehrere Abhilfemöglichkeiten bieten sich an.
So besteht die Möglichkeit einer häuslichen Krankenpflege. Ein Anspruch auf häusliche Krankenpflege besteht, wenn eine Krankenbehandlung nicht durchführbar ist oder durch häusliche Krankenpflege vermieden werden kann oder wenn eine Krankenhausbehandlung zwar weiterhin geboten ist, die Entlassung aber vorzeitig erfolgen kann, wenn sie durch häusliche Krankenpflege ersetzt wird. Wenn Krankenhauspflege dadurch nicht erforderlich wird, dass neben der häuslichen Krankenpflege Haushaltshilfe erbracht wird und eine im Haushalt lebende Person den Haushalt nicht weiterführen kann, kann Haushaltshilfe neben häuslicher Krankenpflege zur Verfügung gestellt werden.
In der Regel besteht der Anspruch auf häusliche Krankenpflege für vier Wochen und umfasst die im Einzelfall erforderliche Grund- und Behandlungspflege sowie hauswirtschaftliche Versorgung. Ihre finanzielle Zuzahlung beträgt 10 % der kalendertäglichen Kosten, jedoch maximal € 10,– pro Tag. Es ist auf jeden Fall sinnvoll, vor Beantragung Kontakt mit dem Sozialdienst der Krankenkasse aufzunehmen, um Einzelheiten abzusprechen.
Auch sollten Sie bzw. Ihr Arzt die Möglichkeit einer stationären Rehabilitations- bzw. Nachsorgemaßnahme (Anschlussheilbehandlung = AHB) in Erwägung ziehen. In den Nachsorgekliniken sind Sie vorerst gut versorgt und können sich körperlich und seelisch von der Therapie erholen. In dieser Zeit können und sollen dann die weiteren Weichen für eine spätere optimale soziale Versorgung zu Hause gestellt werden.

Es gibt zahlreiche Hilfen für den Aufenthalt zu Hause. Die Sozialarbeiter in den Akut- und Rehabilitations-/Nachsorgekliniken besprechen mit Ihnen und Ihren Angehörigen die Situation und leiten – falls notwendig – entsprechende Hilfen vor Ort ein.
Eine weitere Möglichkeit ergibt sich durch die Nutzung begleitender Beratungs- und Betreuungsinstitutionen. Einige Krankenkassen haben für ihre an Krebs erkrankten Versicherten und deren Angehörige einen hauseigenen sozialen Dienst eingerichtet, der allerdings nur Hilfe vermittelt. Das Spektrum der angebotenen sozialen Hilfen ist weit gefächert:

- häusliche Krankenpflege,
- Hilfe bei der Haushaltsführung,
- Einkaufen durch Zivildienstleistende,
- Haushaltshilfe durch Fachkräfte,
- medizinische Hilfe durch examinierte Kräfte,
- Essen auf Rädern,
- Hausnotrufdienst,
- Behindertenindividualbetreuung.

Eine weitere Möglichkeit ergibt sich durch die Pflegehilfe. Um sie in Anspruch zu nehmen, muss allerdings die Notwendigkeit einer Pflege für mindestens ein halbes Jahr vorliegen, und es muss ein Antrag bei der zuständigen Pflegekasse gestellt werden.
Die Palette möglicher Hilfen wird durch private Haus- und Krankenpflegedienste ergänzt. Informationen und eine Adressenliste der Sozialstationen können bei den jeweiligen Länderministerien für Arbeit und Gesundheit, beim Gesundheitsamt oder beim Informations- und Beratungsdienst der Deutschen Krebshilfe (Buschstraße 32, 53113 Bonn, Telefon 02 28/72 99 00) angefordert werden.
Vielen ist nicht bekannt, dass die Sozialämter nicht nur für finanzielle Notlagen zuständig sind, sondern auch den gesetzlichen Auftrag zur Information und Beratung haben. In vielen Städten und Gemeinden gibt es außerdem »Bürgerberatungsstellen«, an die man sich bei derlei Problemen wenden kann.
Häufig können auch die Selbsthilfegruppen der Region informieren und Hilfen in die Wege leiten. Auskunft über Adressen eventueller Selbsthilfegruppen in Ihrer Region können Sie vom Krebsinformationsdienst (KID, siehe Kapitel »Adressen«) oder auch vom Sozialdienst der Tumornachsorgeklinik erfahren.

2. Wo finde ich den Sozialdienst, und welche Hilfen bietet der Sozialdienst?

In den meisten großen Krankenhäusern, den Krebsberatungsstellen, den Geschäftsstellen von Krankenkassen und Gesundheitsämtern, den Einrichtungen der Wohlfahrtspflege und den onkologischen Rehabilitationskliniken gibt es Sozialdienste.
Denken Sie bei dem Wort Sozialdienst nicht an das Klischee von Fürsorgerinnen oder Sozialhilfe. Die Sozialdienste informieren über alle Hilfsmöglichkeiten, die es bei sozialen Problemen gibt. Sie kennen sich im Dschungel der Zuständigkeiten und Paragrafen aus. Sie informieren nicht nur, sondern stellen auch Kontakte her zu Ehe- und Familienberatungsstellen, Psychologen, Selbsthilfegruppen und anderen Fachleuten. Kur- und andere Anträge, z.B. für Schwerbehindertenausweise, füllen sie gemeinsam mit Ihnen aus und helfen Ihnen beim Durchsetzen Ihrer Interessen.

3. Wo muss ich die häusliche Krankenpflege beantragen?

Sie wird bei der Krankenkasse beantragt. Dem Antrag muss eine ärztliche Verordnung beigefügt sein. Wichtig ist auch, sie vor dem ersten Einsatz der Pflegeperson zu beantragen. Ausgeführt wird die häusliche Krankenpflege in der Regel durch die Sozialstation der freien Wohlfahrtsverbände oder der Stadt.

4. Ab wann wird eine Haushaltshilfe gewährt?

Versicherten kann eine Haushaltshilfe gewährt werden, wenn aufgrund einer Krankenhausbehandlung oder wegen anderer bestimmter Voraussetzungen die Weiterführung ihres Haushaltes nicht möglich ist.
Eine weitere Voraussetzung ist, dass im Haushalt mindestens ein Kind lebt, das das zwölfte Lebensjahr noch nicht vollendet hat oder aber behindert und somit auf Hilfe angewiesen ist.
Unter bestimmten Bedingungen kann die Krankenkasse von diesen Einschränkungen abweichen. Es ist sinnvoll, vor Beantragung Kontakt mit dem Sozialdienst der Krankenkasse aufzunehmen, um Einzelheiten abzusprechen.

5. Obwohl mein Mann noch krank ist und ich ihn zu Hause nicht versorgen kann, soll er aus dem Krankenhaus entlassen werden. Er sei ein »Pflegefall«, für den man medizinisch nichts mehr tun könne, hat der Oberarzt erklärt. Meinen Mann in ein Pflegeheim zu stecken wäre für mich der letzte Schritt. Welche anderen Möglichkeiten bestehen?

Als Erstes sollten Sie mindestens drei Tage bis eine Woche vor Entlassung Ihres Mannes durch den Klinikarzt oder durch Ihren Hausarzt bei der Krankenversicherung Ihres Mannes häusliche Krankenpflege beantragen. Diese wird meistens innerhalb weniger Tage genehmigt, und in dieser Zeit können die entsprechenden Vorkehrungen zu Hause getroffen werden (z. B. Beschaffung von Hilfsmitteln).

Als nächsten Schritt sollten Sie bei der zuständigen Pflegeversicherung einen Antrag auf Beurteilung der Pflegebedürftigkeit stellen. Die Pflegekasse schickt dann einen Gutachter (Arzt und/oder Pflegefachkraft), der bei Ihnen einen Hausbesuch macht oder auch den Patienten im Krankenhaus besucht und den Grad der Pflegebedürftigkeit Ihres Mannes festlegt. Maßstab für die Beurteilung der Pflegebedürftigkeit sind ausschließlich Fähigkeiten zur Ausübung der Verrichtungen des täglichen Lebens. Im häuslichen Umfeld wird u. a. festgestellt, welchen konkreten Handlungsbedarf der Antragsteller hat, wer die Pflege durchführt und inwieweit die Möglichkeiten der Rehabilitation ausgeschöpft wurden.

Pflegebedürftigkeit ist in keiner Weise identisch mit einem Heimaufenthalt. Ja, im Gegenteil, durch die Pflegeversicherung soll eine häusliche Pflege ermöglicht werden. Übernehmen Angehörige oder Ehrenamtliche die Pflege, so erhalten sie Pflegegeld (€ 205,– für Pflegestufe I, € 410,– für Pflegestufe II und € 665,– für Pflegestufe III [Stand 2006]).

Scheiden Angehörige als Pflegepersonen aus, dann übernimmt die Pflegekasse Einsätze von ambulanten Pflegediensten als sogenannte »Sachleistung« bis zur Höhe von € 384,– in Pflegestufe I bzw. € 921,– in Stufe II oder € 1432,– in Stufe III (Stand 2006). Eine Sachleistung in Form von Pflegeeinsätzen dürfen nur Personen und Dienste erbringen, die einen Versorgungsvertrag mit den Pflegekassen abgeschlossen haben. Sie sollten sich daher vorher bei der Kasse erkundigen.

Wird der Betroffene in einem Pflegeheim/Altenheim untergebracht, so beteiligt sich die Pflegekasse an den Unkosten (€ 1023,– in Pflegestufe I, € 1279,– in Pflegestufe II und € 1432,– in Pflegestufe III [Stand 2006]).

Kostenlosen und kompetenten Rat zu allen Fragen der Pflegeversicherung können Sie über das Bürgertelefon des Bundesgesundheitsministeriums (Telefon 0 18 05/99 66 03, Montag bis Donnerstag) erhalten.

6. Wann besteht ein Anspruch auf Leistungen der Pflegeversicherung?

Nicht jeder, der häusliche Pflege benötigt, kann automatisch Pflegegeld beanspruchen. Ein Anspruch auf Leistungen besteht in der Regel nur dann, wenn eine Pflegebedürftigkeit über mindestens sechs Monate vorliegt. Damit ein Antrag überhaupt Aussichten auf Erfolg hat, muss eine Versicherungszeit in der Pflegeversicherung von mindestens fünf Jahren bestehen. Die Pflege muss mindestens 45 Minuten dauern, dazu zählen beispielsweise Waschen, Kämmen, Zahnpflege oder Hilfe beim Essen. Der Betreuende muss mindestens 45 Minuten pro Tag zusätzlich im Haushalt helfen, also Wäsche waschen, kochen oder einkaufen.
Die Höhe der Leistungen richtet sich nach der Pflegestufe, die vom medizinischen Dienst der Krankenkassen bestimmt wird. Die Pflegebedürftigkeit wird in drei Pflegestufen, I bis III, eingestuft.
In der Pflegestufe I muss der Bedarf an Hilfe für Körperpflege, Ernährung, Mobilität und für die hauswirtschaftliche Versorgung täglich mindestens anderthalb Stunden betragen.

Tabelle: 15.1: Stufen der Pflegebedürftigkeit

	Körperpflege/Ernährung/ Mobilität	hauswirtschaftliche Versorgung
Stufe I	mindestens einmal täglich Hilfe notwendig bei mindestens zwei Verrichtungen	mehrfach in der Woche
Stufe II	mindestens dreimal täglich Hilfe notwendig bei mindestens zwei Verrichtungen	mehrfach in der Woche
Stufe III	täglich rund um die Uhr Hilfe notwendig	mehrfach in der Woche

In der Pflegestufe II beträgt er mindestens drei Stunden, und in der Pflegestufe III muss eine Pflegebedürftigkeit rund um die Uhr vorliegen.
Zur Vorbereitung der Begutachtung kann ein Pflegetagebuch hilfreich sein: Eine Woche lang wird in diesem »Tagebuch« genau notiert, wann, wofür und wie lange Hilfe nötig war.

7. Muss der Hausarzt die Pflegebedürftigkeit bescheinigen?

Dem Antrag auf Pflegebedürftigkeit sollte, muss jedoch nicht eine entsprechende Bescheinigung des behandelnden Arztes beigefügt werden.
Die Antragstellung erfolgt bei der zuständigen Pflegekasse. Der medizinische Dienst, der die Begutachtung der Pflegebedürftigkeit durchzuführen hat, wird – soweit der Patient einwilligt – die behandelnden Ärzte in die Begutachtung mit einbeziehen, um ärztliche Auskünfte über die Erkrankung und deren Auswirkungen auf die Hilfsbedürftigkeit einzuholen.

8. Ich benötige nicht nur eine Pflegekraft, sondern darüber hinaus auch zahlreiche Hilfsmittel. Wer ist mir bei der Auswahl dieser Hilfen behilflich, und wer bezahlt sie?

Von der Pflegeversicherung wird einerseits Pflegegeld bezahlt (für eine Pflegekraft, die man selbst beschafft), und andererseits werden Pflegesachleistungen (Hilfen von ambulanten Diensten wie Sozialstationen) bezahlt. Sach- und Geldleistungen können auch kombiniert werden.
Außerdem übernehmen die Pflegekassen einen Teil der Kosten für Pflegemittel. Bei pflegebedingten Umbaumaßnahmen – wenn z.B. Hebegeräte in die Wohnung eingebaut werden müssen – gibt es einmalige Zuschüsse.
Kostenlosen und kompetenten Rat zu allen Fragen der Pflegeversicherung können Sie über das Bürgertelefon erhalten (Telefon 01805/ 996603).

9. Welche Hilfen stehen mir zur Verfügung, falls ich plötzlich hilflos werde und vielleicht das Telefon nicht mehr benutzen kann?

Wer allein lebt, behindert ist oder einfach nur zu den Menschen gehört, die rechtzeitig »für alle Fälle« vorsorgen wollen, kann in seinem Wohnbereich einen Hausnotrufdienst installieren lassen.
Es wird ein Alarmgerät an das Telefon des Betroffenen angeschlossen. Über einen am Körper getragenen Sender kann im Notfall mit der nächsten Rettungsstelle Kontakt aufgenommen werden. Von dort werden Hilfsmaßnahmen eingeleitet.
Beantragt werden kann dieses Hausnotrufsystem bei Rettungsdiensten, wie zum Beispiel der Johanniter-Unfallhilfe, die es auch installieren. Die Kosten dieses Hausnotrufdienstes müssen selber getragen werden. Bei geringem Einkommen und bei Bezug von laufender Hilfe zum Lebensunterhalt kann ein Antrag auf Kostenbeteiligung beim Sozialamt gestellt werden.
In manchen Regionen gibt es die sehr hilfreiche Einrichtung von Telefonketten. Mit täglichen regelmäßigen Anrufen haben ältere Menschen untereinander Kontakt. Diese Initiativen werden in der Regel von sozialen Einrichtungen unterstützt. Erkundigen Sie sich bei Ihrem Sozialamt, Ihrer Sozialstation, in der Altenbegegnungsstätte, dem Seniorenzentrum oder in der Kirchengemeinde.

10. Ist ein Schwerbehinderter automatisch leistungsberechtigt in der Pflegeversicherung?

Nein, der Schwerbehindertenstatus hat nichts mit der Pflegebedürftigkeit zu tun. Zwar ist ein Pflegebedürftiger in der Regel auch gleichzeitig schwerbehindert, was jedoch nicht für den umgekehrten Fall gilt. Selbst bei einem GdB (Grad der Behinderung) von 100 % kann sich der Behinderte in der Regel noch selber versorgen. Die Art und der Schweregrad der Behinderung sagen also nichts über den pflegerischen Bedarf aus.

11. Werden die Pflegeleistungen gekürzt, wenn der Pflegebedürftige über ein gutes Einkommen oder Vermögen verfügt?

Nein, sie sind unabhängig vom Einkommen. Schließlich hat der Versicherte ja für diese Versicherungsleistungen auch Beiträge entrichtet.

12. Was versteht man unter Hospiz und Palliativstation?

Das Hospiz ist eine eigenständige Einrichtung, in der es um die Pflege und Begleitung der Menschen in ihrer letzten Lebensphase geht. Auch Angehörige finden hier Beistand. Ziel der Hospizbewegung ist es, die Lebensqualität der Patienten zu verbessern, damit sie in dieser schweren Zeit so bewusst, zufrieden, normal und insbesondere so schmerzfrei wie möglich leben können. Im Zentrum der Hospizbetreuung steht daher nicht die medizinisch-onkologische Beeinflussung des Krankheitsverlaufs, sondern der Erhalt und die Verbesserung der Lebensqualität.
Auch die Palliativstationen verfolgen dieses Ziel. Sie sind allerdings in der Regel einem Krankenhaus angegliedert und stärker ärztlich betreut. Bei ihnen liegt der Schwerpunkt häufig neben der medizinisch-pflegerischen Betreuung auf der Schmerztherapie und Symptomkontrolle.
Mit der Krankenkasse sollte vor Beginn der Hospizpflege die Kostenfrage geklärt werden. Die Krankenkassen verhalten sich hierbei sehr unterschiedlich.

13. Wo bekomme ich die richtigen Hilfsmittel für den Pflege- und Krankheitsfall?

Sanitätshäuser und orthopädisch-technische Fachbetriebe bieten ihre Dienstleistungen im Bereich der Rehabilitation und der Versorgung mit Hilfsmitteln an. Hier erhalten Sie eine persönliche Beratung, bei Bedarf auch zu Hause.
Hilfsmittel, wie zum Beispiel Prothesen, werden fachgerecht und individuell angepasst. Auch der nötige Reparatur-Service steht bereit. Das breite Angebot spezieller Artikel reicht von der Sportbandage bis zum Krankenbett, von der Schnabeltasse bis zum Rollstuhl.

14. Welche Vorteile hat der Schwerbehindertenausweis? Hat er auch Vorteile für Rentner?

Mithilfe des Schwerbehindertenausweises sollen einige der durch die Erkrankung und Behandlung entstandenen Nachteile ausgeglichen werden, also nicht etwa nur die Nachteile von Erwerbstätigen.
Dieser Ausgleich geschieht durch Vergünstigungen auf mehreren Ebenen und ist nicht zuletzt abhängig von dem festgestellten Grad der Behinderung (GdB).
Zu den Vergünstigungen zählen bei einem Grad der Behinderung von 50% und mehr:

- Erhöhter Kündigungsschutz am Arbeitsplatz.
- Hilfen zur Erhaltung bzw. Erlangung eines behindertengerechten Arbeitsplatzes, z.B. technische Hilfen oder Lohnkostenzuschüsse.
- Beschleunigung des Eintritts des Renten- bzw. Pensionsbezuges.
- Überstundenbefreiung (auf Wunsch).
- Anspruch auf Zusatzurlaub von fünf Tagen pro Jahr bei einer Fünf-Tage-Arbeitswoche.
- Anspruch auf Teilzeitbeschäftigung.
- Lehrer erhalten eine Ermäßigung der wöchentlichen Schulpflichtstunden. Die Anzahl der ermäßigten Stunden richtet sich nach der Höhe des GdB.
- Bevorzugte Abfertigung bei Behörden.
- Je nach Höhe des zuerkannten GdB diverse Steuererleichterungen. So kann ein Pauschbetrag jährlich steuermindernd geltend gemacht werden.
- Vergünstigungen bei der Benutzung öffentlicher Verkehrsmittel, Bäder, Museen etc.
- Ab 80% Behinderung gibt es Freibeträge beim Wohngeld. Davon profitieren vor allem Bezieher von kleinen Renten.
- Die Fehlbelegungsabgabe bei Sozialwohnungen kann mit Schwerbehindertenausweis ermäßigt werden.
- Die Bahncard kann für die Hälfte des Normalpreises bei mindestens 80% GdB erworben werden.
- Mitgliedsbeiträge in Verbänden und Vereinen (z.B. ADAC) sind häufig reduziert.
- Je nach zusätzlichen Merkmalen gibt es Vergünstigungen bei Rundfunk- und Fernsehgebühren, Telefon und Kfz-Steuer, Freifahrten, Reduzierung der Eintrittspreise.

Je nach Höhe des GdB und je nach Kennbuchstaben können unterschiedlich hohe steuerfreie Jahrespauschalbeträge bei der Lohn- und Einkommenssteuererklärung geltend gemacht werden. Sie gehen von € 720,– bei einem GdB von >50 und € 1420,– bei einem GdB von 95–100 bis zu einem steuerfreien Pauschalbetrag von € 3700,–. Anstelle der Pauschalbeträge können jedoch auch die tatsächlich entstandenen, durch die Behinderung bedingten Kosten geltend gemacht werden. Dies ist dann sinnvoll, wenn die tatsächlichen Kosten unter Berücksichtigung der zumutbaren Belastung höher als die Pauschbeträge sind. Neben dem Pauschalbetrag können natürlich auch alle anderen außergewöhnlichen Belastungen geltend gemacht werden, die nicht mit der Behinderung in Verbindung stehen.
Auch für die durch die Beschäftigung einer Haushaltshilfe entstandenen Aufwendungen können steuerliche Vergünstigungen bis zu jährlich € 924,– in Anspruch genommen werden.
Bei speziellen Fragen zum Behindertenrecht sollten Sie sich an das Bürgertelefon (Telefon 0 18 05/67 67 15), an das Versorgungsamt oder an die Finanzämter wenden.

15. Was muss ich tun, um einen Schwerbehindertenausweis zu erhalten?

Sie sollten den Antrag möglichst bald beim zuständigen Versorgungsamt stellen. Die Bearbeitungsdauer erfordert nämlich durchschnittlich zwei bis sechs Monate.
Vordrucke für den Antrag können beim zuständigen Versorgungsamt (im Telefonbuch unter »V« zu finden) angefordert werden. Zur Beschleunigung des Verfahrens können dem Antrag ärztliche Unterlagen beigefügt werden. Das Versorgungsamt fordert im Allgemeinen jedoch zusätzliche Unterlagen von den angegebenen Ärzten, Krankenhäusern, Tumornachsorgekliniken und Trägern der Sozialversicherung an und erstellt auf der Grundlage der mitgeteilten Befunde einen Feststellungsbescheid.

16. Mit welchem Grad der Behinderung (GdB) kann ich rechnen?

Die Einstufung wird nicht vom Hausarzt, sondern vom Versorgungsamt oder der versorgungsamtsärztlichen Untersuchungsstelle getroffen. Die Feststellung des Grades der Behinderung (GDB) ist nach Zehnergraden abgestuft und liegt zwischen 20 und 100.
Im Allgemeinen können Patienten mit einer Krebserkrankung mit einem GdB von mindestens 50 rechnen. Meistens werden Lungenkrebserkrankte wegen der erheblichen Beschwerden jedoch höher eingestuft. Hierbei werden das Ausmaß der Lungenfunktionseinschränkung, die Herz-Kreislauf-Situation und die subjektiven Beschwerden (Ausmaß von Luftnot vor allem unter Belastung, Narbenschmerzen, psychische Belastungen und Störungen der sozialen Adaption) berücksichtigt.
Natürlich kann der Grad der Behinderung im Lauf der Zeit geändert werden, und zwar nach oben genauso wie nach unten. Bei einer Verschlechterung sollte unverzüglich ein Antrag erfolgen. Im Allgemeinen gilt der Schwerbehindertenausweis für die Dauer von fünf Jahren. Die Gültigkeitsdauer kann dann auf Antrag nach erneuter Prüfung verlängert werden.

17. Wann bekommt man das Merkzeichen »G« (erhebliche Beeinträchtigung der Bewegungsfähigkeit im Straßenverkehr)?

Diese Beeinträchtigung ist gegeben, wenn Sie infolge einer Einschränkung des Gehvermögens, aber auch durch innere Leiden und infolge von Anfällen oder Störungen der Orientierungsfähigkeit nicht ohne erhebliche Schwierigkeiten oder nicht ohne Gefahren für sich oder andere Wegstrecken im Ortsverkehr zurücklegen können, die üblicherweise noch zu Fuß zurückgelegt werden. Man legt hier eine innerhalb von einer halben Stunde zurückzulegende Strecke von 2 km zugrunde.
Diese Voraussetzungen sind im Allgemeinen erfüllt bei Funktionsstörungen der Beine oder der Lendenwirbelsäule, die für sich einen GdB von wenigstens 50 bedingen, ebenso wie bei Störungen der Orientierungsfähigkeit mit erheblicher Beeinträchtigung der Bewegungsfähigkeit. Auch bei Sehbehinderung mit einem GdB ab 70, bei Schwerhörigkeit und bei hirnorganischen Anfällen, wenn die Anfälle überwiegend am Tage auftreten, kommt das Merkzeichen »G« zur Geltung.

18. Welche Behinderungen sind für das Merkzeichen »B« erforderlich?

Dieses Merkzeichen ist für diejenigen Schwerbehinderten gedacht, die wegen ihrer Behinderung zur Vermeidung von Gefahren für sich oder andere bei Benutzung öffentlicher Verkehrsmittel regelmäßig auf fremde Hilfe angewiesen sind. Hierzu gehören notwendige Hilfen beim Ein- und Aussteigen, während der Fahrt oder zum Ausgleich von Orientierungsstörungen.

19. Was ist unter dem Merkzeichen »aG« zu verstehen?

Dieses Merkzeichen ist bei Personen anzunehmen, die sich wegen der Schwere ihres Leidens dauernd nur mit fremder Hilfe oder nur mit großer Anstrengung außerhalb ihres Kraftfahrzeuges bewegen können.
Natürlich gelten diese Kriterien nicht nur für die Folgen der Tumorerkrankung oder für Einschränkungen der Mobilität, sondern auch für Krankheiten des Herzens und der Atmungsorgane, wenn die Einschränkungen der Herzleistung oder der Lungenfunktion, jeweils für sich allein, einen GdB von wenigstens 80 bedingen.

20. Aufgrund eines Unfalls hatte ich schon einen GdB von 40. Ich weiß, dass Krebspatienten allgemein ein GdB von mindestens 50 zugestanden wird. Addieren sich jetzt die GdBs?

Nein, eine Addition der Einzelgrade ist nicht statthaft. Vielmehr sind die Auswirkungen in ihrer Gesamtheit und ihre wechselseitigen Beziehungen untereinander maßgebend. Diese können voneinander unabhängig sein und verschiedene Lebensbereiche betreffen. Natürlich können Sie als maximalen GdB auch nur 100 % erhalten. Im Allgemeinen pflegt das Versorgungsamt die schwersten Behinderungen zugrunde zu legen und der Reihe nach zu prüfen, ob und gegebenenfalls inwieweit die jeweilige Behinderung das Gesamtausmaß vergrößert.
Geringwertige Gesundheitsstörungen mit einem GdB von 10 führen in der Regel nicht zu einer wesentlichen Zunahme der Gesamtbeeinträchtigung; auch dann nicht, wenn mehrere solcher geringwertigen Störun-

gen nebeneinander bestehen. Bei leichten Behinderungen, entsprechend einem GdB von 20, ist ebenfalls vielfach eine Erhöhung des Gesamt-GdB nicht berechtigt.

21. Werden die Fahrtkosten für Arztbesuche erstattet?

Bei Fahrten zur ambulanten Behandlung trägt der Versicherte – auch bei Chemo- und Strahlentherapie – im Gegensatz zu früher die Fahrtkosten selber. Wenn allerdings die Notwendigkeit der ambulanten Behandlung wegen Immobilität oder Pflegebedürftigkeit (Pflegestufe II) und/oder eine Beförderung zur Vermeidung von Schaden an Leib und Leben unerlässlich sind und dies von den behandelnden Ärzten in einer schriftlichen Bescheinigung bestätigt und vorher das Einverständnis der Krankenkasse eingeholt wird, können Ausnahmen gemacht werden. Der Patient zahlt nur beim ersten Mal den Eigenbeitrag. Danach übernehmen die Krankenkassen Fahrtkosten oberhalb von € 13,– je einfache Fahrt. Grundsätzlich gilt allerdings auch dann, dass der Versicherte einen Eigenbetrag von 10% zu leisten hat (Stand 2006).
Weitere Informationen rund um das Thema Fahrtkosten, Härtefallregelungen und viele andere Bereiche der gesetzlichen Krankenversicherung enthält die Broschüre: »Die gesetzliche Krankenversicherung«, die kostenlos beim Bundesministerium für Gesundheit, Broschürenstelle, 53108 Bonn, oder bei der »Frauenselbsthilfe nach Krebs« bestellt werden kann.
Die Höhe der Kostenerstattung ändert sich von Jahr zu Jahr. Sie sollten sich beim Sozialarbeiter, beim Bürgertelefon (Telefon 01805/ 996602) oder bei der Deutschen Krebshilfe (Buschstraße 32, 53113 Bonn, Telefon 0228/729900) erkundigen.

22. Wie viel muss ich zu den Arznei- und Verbandmitteln dazuzahlen?

Zuzahlungsregeln bestehen für nahezu alle Leistungen der gesetzlichen Krankenversicherung. Hierunter fallen die Versorgung mit Arzneimitteln, Heil- und Hilfsmitteln, Krankenhausaufenthalte, Rehabilitationsmaßnahmen, häusliche Krankenpflege, Fahrtkosten und Arztbesuche.

Die Höhe der Zuzahlungen für Arzt und Arzneikosten ändert sich von Jahr zu Jahr. Auch gibt es zahlreiche Befreiungsmöglichkeiten (z. B. Sozialklausel, Überforderungsklausel, 1%-Regel), die von Zuzahlungen befreien oder diese zumindest reduzieren. Aktuelle Auskünfte können Sie über das Bürgertelefon der gesetzlichen Krankenversicherung einholen (Telefon 0 18 05/99 66 02). Zur Zeit (2006) gelten folgende Bestimmungen:

- Die Patienten müssen 10% der Arzneimittelkosten selber tragen, mindestens € 5,– und höchstens € 10,– pro Medikament. Rezeptfreie Arzneimittel werden von den Krankenkassen nicht erstattet.
- Für viele Arzneimittel gibt es von der gesetzlichen Krankenversicherung festgelegte Höchstbeträge. Verschreibt der Arzt ein Arzneimittel, dessen Preis über diesem Festbetrag liegt, so muss der Patient diesen Differenzbetrag zusätzlich zur gesetzlichen Zuzahlung entrichten.
- Bei Heilmitteln gehen 10% der Kosten des Mittels zuzüglich € 10,– je Verordnung auf Ihr Konto. Sind im Rahmen einer Rehabilitationsmaßnahme verschiedene Heilmittel verordnet worden, sind nur einmal € 10,– pro Rezept zu zahlen.
- Bei Massagen sind € 10,– pro Verordnung zu zahlen.
- Bei Inanspruchnahme einer Arztpraxis sind € 10,– zu entrichten.
- Die Zuzahlungen pro Krankenhausaufenthalt betragen € 10,– pro Tag, begrenzt auf maximal 28 Tage pro Jahr.
- Schutzimpfungen sind kostenlos.
- Für Sozialhilfeempfänger gelten die gleichen Zuzahlungsregeln wie für alle anderen Krebspatienten. Das heißt, auch sie zahlen 1% dazu.

Lassen Sie sich die von Ihnen geleisteten Zuzahlungen immer quittieren, denn sie sind in ihrer Gesamtheit nur bis zu einem bestimmten Eigenbetrag pro Jahr zu entrichten. Sie können von Ihrer Krankenkasse ein Nachweisheft bekommen, in welches die jeweiligen Zuzahlungen dann von dem Apotheker, dem Krankengymnasten, dem Sanitätsfachhandel etc. eingetragen werden. »Heilmittel« müssen vom Arzt »auf Kassenrezept« verschrieben werden. Zu den Heilmitteln gehören z. B. die Physiotherapie wie Lymphdrainage, Fangopackungen, Krankengymnastik, Massagen, Ergotherapie etc. Zu den zu erstattenden »Hilfsmitteln« gehören neben Rollstühlen und Prothesen auch Perücken, für die die gesetzlichen Krankenkassen in der Regel einen festgesetzten Betrag übernehmen. Bei besserer und teurerer Versorgung trägt der Versicherte

den Differenzbetrag zwischen Festbetrag und tatsächlichen Anschaffungskosten. Grundsätzlich gilt, dass die Krankenkassen jedem Patienten eine seinen persönlichen Bedürfnissen entsprechende Versorgung finanzieren.
Sie sollten sich vor dem Erwerb dieser Hilfsmittel bei Ihrer Krankenkasse erkundigen, welchen Eigenbetrag Sie zu leisten haben. Leider machen insbesondere die privaten Krankenkassen immer wieder Schwierigkeiten bei der Kostenrückerstattung.
Krankheitskosten, die über der »zumutbaren Belastungsgrenze« liegen, können von der Steuer abgesetzt werden.

23. Meine Krankenkasse weigert sich, die Kosten für eine als alternativ geltende Tumortherapie zu übernehmen. Kann sie das?

Die Krankenkassen brauchen nicht für Kosten aufzukommen, die durch die Anwendung wissenschaftlich nicht allgemein anerkannter Untersuchungs- und Behandlungsmethoden sowie Arzneimittel entstehen. Andererseits können seit der Gesundheitsreform 1989 von der Kasse auch die Kosten von Behandlungsmethoden besonderer Therapieeinrichtungen dann erstattet werden, wenn keine anerkannten schulmedizinischen Behandlungsmethoden existieren oder im Einzelfall schon ausgeschöpft, ungeeignet oder unzumutbar sind.
Entscheidend ist, dass Sie vor einer Behandlung einen entsprechenden Antrag auf Übernahme der Kosten stellen. Eine schriftliche Bescheinigung des behandelnden Arztes ist zu empfehlen. Bei einem Ablehnungsbescheid können Sie innerhalb der angegebenen Frist in einem formlosen Brief Widerspruch einlegen und das Hinzuziehen eines Gutachters beantragen.

24. Ab wann liegt eine »unzumutbare finanzielle Belastung« vor (Sozialklausel)?

Eine teilweise Befreiung von vielen Zuzahlungen und Eigenbeteiligungen ist dann möglich, wenn die durch die Krankheit bedingten Kosten (auf das Jahr verteilt) einen bestimmten Grenzbetrag überschreiten. Diese »zumutbare Eigenbeteiligung« ist auf höchstens 2% der Bruttoein-

nahmen begrenzt (bzw. auf 1% für chronisch Kranke, wozu die Krebserkrankung zählt), abzüglich bestimmter Freibeträge für mitversicherte Familienangehörige.
Für chronisch Kranke wurde eine Sonderregelung geschaffen. Wer mindestens ein Kalenderjahr lang hohe Zuzahlungen leisten musste, deshalb in der Vergangenheit die persönliche Belastungsgrenze erreichte oder überschritten hat und außerdem bereits mindestens ein Jahr wegen ein und derselben Krankheit in Dauerbehandlung ist, muss im Folgejahr nur noch 1% der jährlichen Bruttoeinnahmen für Zuzahlungen oder Eigenbeteiligungen – auch für Erkrankungen anderer Familienangehöriger – aufwenden.
Die Höhe der für Sie zumutbaren finanziellen Belastung können Sie sich bei Ihrer Krankenkasse oder auch beim Sozialamt ausrechnen lassen. Um von Zuzahlungen befreit zu werden, müssen Sie einen Antrag bei Ihrer Krankenkasse stellen.
Für chronisch Kranke, die in ständiger ambulanter Behandlung sind, z.B. aufgrund von Bestrahlung, Chemotherapie oder Dialyse, kann die Belastungsgrenze schon sehr frühzeitig erreicht sein. Aus diesem Grunde ist es erforderlich, dass sich diese Versicherten umgehend mit ihrer Krankenversicherung in Verbindung setzen, um sich gegebenenfalls für den Rest des Jahres von weiteren Zuzahlungen befreien zu lassen.
Eine ausführliche Tabelle mit den nach Einkommen gestaffelten zumutbaren Eigenbelastungen sollten Sie beim Sozialarbeiter – z.B. in der Rehaklinik – oder bei Ihrer Krankenkasse anfordern.
Ausführlichere Informationen und Ratschläge in Bezug auf Härtefond, Härtefallregelungen und -hilfen können Sie über die Deutsche Krebshilfe erhalten (Telefon 02 28/7 29 90 94).

25. Die Krebserkrankung hat meine sämtlichen Planungen über den Haufen geworfen, so auch meine Finanzen. Ich stehe finanziell vor dem Nichts und weiß nicht, wie es weitergehen soll. An wen kann ich mich in meiner Not wenden?

Sie sollten sich in Ihren Nöten an einen Sozialarbeiter (Krankenhaussozialdienst, Allgemeiner Sozialdienst der Stadt, Wohlfahrtsverbände) wenden, der Ihnen möglicherweise Hilfsinstitutionen nennen kann. So ist zum Beispiel die Deutsche Krebshilfe (Adresse siehe Kapitel »Adressen«) mit einer einmaligen Unterstützung gerne behilflich, wenn Sie in eine finanzielle Notlage geraten sind, wenn sich Ihr Einkommen erheblich verringert hat oder wenn Ihre Zahlungsverpflichtungen bestehen bleiben oder gegebenenfalls zusätzliche Ausgaben infolge der Erkrankung anfallen.

Sollten Sie von vor der Erkrankung her noch finanzielle Verpflichtungen haben, wie zum Beispiel Ratenzahlungen oder Versicherungsprämien, so müssen Sie sich mit dem entsprechenden Gläubiger in Verbindung setzen. Er wird sich häufig – und muss es im Übrigen auch – mit einer »Umschuldung« zufriedengeben. Möglicherweise sollten Sie auch Sozialhilfe beanspruchen. Hierfür empfiehlt es sich, einen Antrag beim Sozialamt zu stellen, nachdem Sie entsprechende Auskunft und Beratung beim Sozialamt, bei den Wohlfahrtsverbänden oder zum Beispiel auch bei den Selbsthilfegruppen eingeholt haben.

Grundsätzlich soll die Sozialhilfe dann einsetzen, wenn alle anderen zur Hilfe Verpflichteten ihrer Pflicht nicht nachkommen. Dazu gehören auch Kinder gegenüber ihren Eltern und Ehepartner. Letzteres kann auch nach einer Scheidung der Fall sein.

Im Allgemeinen braucht die Sozialhilfe nicht zurückgezahlt zu werden. Hiervon gibt es jedoch Ausnahmen: So können zum Beispiel Geldleistungen vom Sozialamt auch als Darlehen gewährt werden. Dies geschieht vor allem dann, wenn es sich nur um vorübergehende Notlagen (bis sechs Monate) handelt. Sollte sich dann jedoch herausstellen, dass die Notsituation andauert, so kann das Sozialamt auf die Rückzahlung des Darlehens verzichten. Eine Leistung als Darlehen kommt zum Beispiel auch dann in Betracht, wenn von einer Verwertung des Vermögens deswegen abgesehen wird, weil sie unwirtschaftlich wäre.

Wenn ich sage, dass Sozialhilfe nicht zurückgezahlt werden muss, so heißt das nicht, dass Sozialhilfe gegebenenfalls nicht verrechnet werden kann; so zum Beispiel mit Rentennachzahlungen oder Unterhaltsleistungen. Wer ein halbes Jahr auf seine Rente oder auf die Unterhaltszahlungen des geschiedenen Ehepartners warten muss, in dieser Zeit Hilfe zum Lebensunterhalt vom Sozialamt bekommt und dann nach diesem halben Jahr von der Rentenanstalt bzw. vom unterhaltspflichtigen Geschiedenen eine entsprechende Nachzahlung erhält, muss diese Nachzahlung natürlich mit der Sozialhilfe verrechnen. Sonst würde er ja für dieses halbe Jahr sowohl Rente oder Unterhalt als auch Sozialhilfe beziehen.

26. Ein Bekannter von mir verstarb vor Jahren an Lungenkrebs, obwohl die Ärzte bis zuletzt optimistisch waren. Er selber hatte offensichtlich niemals mit einem tödlichen Ausgang seiner Erkrankung gerechnet, weswegen er noch nicht einmal ein Testament gemacht hatte. Auf seine Familie kamen nach seinem Tode beträchtliche menschliche und wirtschaftliche Probleme zu.

Niemand, auch kein Krebsspezialist, vermag mit Sicherheit den weiteren Verlauf einer Krebserkrankung vorherzusagen. Dies weder in positiver noch in negativer Hinsicht.
Völlig unabhängig von einer Erkrankung oder von der Gut- oder Bösartigkeit einer Erkrankung sollte jeder Verantwortliche seine Angelegenheiten soweit wie möglich zu ordnen versuchen. Dazu gehört auch die Regelung wirtschaftlicher Verhältnisse, z.B. durch die Abfassung eines Testaments.
Wie man z.B. ein Testament abfasst, erfährt man unter anderem aus solchen Ratgebern wie »Vorsorge für den Erbfall«, die bei vielen Banken kostenlos erhältlich sind.
Wichtig ist zu wissen, dass das private Testament eigenhändig geschrieben und unterschrieben werden muss; Maschinenschrift ist nicht zulässig. Dies ist anders bei einem notariellen (öffentlichen) Testament, bei dem der Notar dafür sorgt, dass sich keine Unklarheiten oder Widersprüche einschleichen. Allerdings verursacht ein öffentliches Testament Kosten (für ein Vermögen von € 50 000,– ca. € 140,– und Schreibauslagen von € 0,50 je Seite zuzüglich Mehrwertsteuer).

27. Wie wird ein Testament abgefasst?

Niemand muss sein Testament abfassen, nur weil er etwas zu vererben hat. Das Gesetz trägt dafür Sorge, dass der Nachlass auf die Nachkommen übergeht, wie es den Normen unserer Gesellschaft entspricht. Für den Fall, dass Sie keine Angehörigen haben, hieße das, dass der Staat Ihr Erbe antritt.
Nur ein Testament bietet die Gewähr dafür, dass Ihr Eigentum in Ihrem Sinne verteilt wird – wenige Sätze genügen, um viele Probleme zu vermeiden. Dabei ist die Beachtung der Formvorschriften für Testamente von größter Bedeutung.

Für das ordentliche Testament sieht das Gesetz zwei unterschiedliche Formen vor, das eigenhändige und das öffentliche Testament.

Eigenhändiges Testament:
Für das eigenhändige Testament ist wesentlich, dass der Erblasser seinen letzten Willen handschriftlich niederlegt. Der gesamte Text des Testamentes sowie die Unterschrift müssen vom Erblasser selbst handschriftlich verfasst werden.
Für ein gültiges Testament sind weiterhin die Angabe von Ort, Datum sowie Vor- und Familienname unabdingbar.

Öffentliches Testament:
Entscheidend für das öffentliche Testament ist, dass der Erblasser einem Notar gegenüber seinen letzten Willen mündlich erklärt oder aber schriftlich übergibt. Diese Form des Testaments kann infolgedessen auch maschinenschriftlich abgefasst sein.
In den meisten Fällen werden Testamente daheim in der Wohnung hinterlegt. Vertrauenspersonen werden darüber verständigt, wo sich das Dokument befindet. Besser und sicherer ist es jedoch, das Testament in amtliche Verwahrung zu geben. Für das öffentliche Testament ist dasjenige Amtsgericht zuständig, in dessen Bezirk der Notar seinen Amtssitz hat.

16 Welche Konsequenzen ergeben sich für meine berufliche Tätigkeit?

Fragen zu Beruf und Rente

1. Werde ich trotz der Krebserkrankung arbeiten können? Könnte sich die Wiederaufnahme meiner beruflichen Tätigkeit negativ auf das Wiedererkrankungsrisiko auswirken?

Es gibt keinerlei Hinweise dafür, dass Arbeit den Verlauf der Erkrankung beeinflussen könnte. Hingegen spricht manches dafür, dass eine vorzeitige Berentung und Invalidität für manche Patienten eine Minderung ihrer Leistungsfähigkeit und Lebensqualität bedeuten.

Die Arbeit bewahrt vor der Gefahr der Isolierung, sie bietet häufig die einzige Möglichkeit sozialer Kontakte und verschafft schließlich auch Selbstbestätigung. Allein die Tatsache, Krebs gehabt zu haben, stellt also keinen Grund für berufliche Untätigkeit dar.

Andererseits kann kein Zweifel daran bestehen, dass ein Großteil der an Lungenkrebs Erkrankten – und dazu gehören insbesondere körperlich Arbeitende – den gewohnten Beruf nicht wieder aufnehmen kann. Die drohende Luftnot bei körperlichen Belastungen, die nun größere Empfindlichkeit des Bronchialsystems, die Infektgefährdung, die gelegentliche körperliche Schwäche, die Folgen der Kortison- oder Chemotherapie sein können, gestatten nur wenigen eine Fortführung der bisherigen Arbeit.

Häufig kann nur noch eine leichte, bei Pneumonektomierten vorzugsweise sitzende Tätigkeit gestattet werden.

Wenn irgend möglich, so sollte der Betroffene frühzeitig den Betriebsarzt und die Personalvertretung von der eingetretenen Behinderung in Kenntnis setzen. Eine Arbeitsplatzumsetzung oder eine nur »halbschichtige« Tätigkeit muss in Erwägung gezogen werden. Tätigkeiten in sitzender Stellung ohne körperliche Belastung sowie geistige Arbeiten sind im Gegensatz zu körperlich belastenden Tätigkeiten noch lange uneingeschränkt möglich. Wichtig ist, dass keine Asbestexposition stattfindet. Asbest findet man in vielen Arbeitsstoffen des täglichen Lebens (z.B. in Asbestzement, -platten, -rohren, Kupplungsbelägen, Fußboden-

belägen, in bauchemischen Produkten wie Dichtungsbahnen, Kittmassen, Farben und Feuerschutz etc.).
Zinkchromat gilt als lungenkrebsfördernd, weswegen bei Lackierarbeiten nur schadstoffarme Lacke – besonders ist auf den Gehalt von Zinkchromat zu achten – benutzt werden dürfen.
Quarzstäube sind zu meiden (dies betrifft z. B. Tätigkeiten in Erz- und Uranbergwerken, eine Tätigkeit als Tunnelbauer, Gussputzer, Sandstrahler, Ofenmaurer und Former in der Metallindustrie oder eine Mitarbeit in Dentallabors).
Eine berufliche Tätigkeit an Tankstellen ist wegen des krebsgefährdenden Benzols abzulehnen. Beim Selbsttanken sollte man sehr geizig mit dem Benzin umgehen, d. h. kein Benzin auslaufen lassen.

Tabelle 16.1: Arbeitsbelastungen, die Pneumonektomierte meiden sollten

- schwere körperliche Belastungen (dazu gehören Hebearbeiten, Überkopfarbeiten, Arbeiten, die mit starken Erschütterungen verbunden sind)
- ungünstige Arbeitshaltung (z.B. Arbeiten in der Hocke oder im Liegen)
- keine Tätigkeiten, die mit extremen oder häufig schwankenden Temperaturen verbunden sind
- ungünstige Arbeitszeit (Schicht- und Nachtarbeit)
- taktgebundene Arbeiten; Sie müssen eine individuelle Pause einlegen können, ohne den Arbeitsfluss der Kollegen zu stören; keine Akkordarbeit
- Tätigkeiten in Staubberufen, bei starker Luftverschmutzung, Lufttrockenheit oder starker Geruchsbelastung
- keine Tätigkeiten in chemischen Laboratorien

Wenn die ehemalige berufliche Tätigkeit nicht mehr ausgeübt werden kann, keine Besserung zu erwarten ist und auch keine Arbeitserleichterungen in Frage kommen, so wird nichts anderes übrig bleiben, als eine Erwerbsunfähigkeitsrente zu beantragen.
Eine häufig praktizierte Empfehlung ist, abzuwarten, bis die körperliche Schwäche sich legt, und so lange Krankengeld zu beziehen.
Grundsätzlich wird Krankengeld wegen derselben Krankheit bis zu 18 Monate innerhalb eines Zeitraums von drei Jahren gezahlt. Sollte sich

binnen dieser 18 Monate die körperliche Leistungsfähigkeit nicht gebessert haben, so empfiehlt es sich, rechtzeitig vor Ablauf des Krankengeldanspruchs einen Rentenantrag zu stellen. Der Antrag muss mehrere Monate vor Ablauf der 18-Monats-Frist gestellt werden, da mit einer längeren Bearbeitungszeit zu rechnen ist.
Sie sollten den Aufenthalt in der Tumornachsorgeklinik dazu nutzen, Ihre berufliche Situation zu überdenken und mit den dortigen Fachkräften zu besprechen. Die in der Rehabilitationsklinik tätigen Ärzte und Sozialarbeiter werden mit Ihnen gemeinsam überlegen, ob Sie Ihren bisherigen Beruf weiter ausüben können und sollten. Sie werden möglicherweise notwendige Hilfen für Sie in die Wege leiten oder dafür sorgen, dass der Rentenantrag zügig bearbeitet wird.

2. Welche Mindestvoraussetzungen müssen erfüllt sein, um überhaupt in den Genuss der Rente zu kommen?

Ein Anspruch auf *Altersrente* besteht bei einem schwerbehinderten Menschen (GdB > 50) ohne Abschläge nach Vollendung des 63. Lebensjahres. Die Wartezeit von 35 Jahren mit allen rentenrechtlichen Zeiten muss man erfüllt haben. Wenn alle Voraussetzungen erfüllt sind, können Sie diese Altersrente (allerdings mit Abschlägen nach Vollendung des 60. Lebensjahres) in Anspruch nehmen. Es existiert eine Vertrauensschutzregelung, wenn Sie das 50. Lebensjahr vor dem 16. November 2000 vollendet haben und schwerbehindert sind. Dann dürfen Sie ab Vollendung des 60. Lebensjahres ohne Abschläge Altersrente beziehen.
Sollten Sie nicht in der Lage sein, unter den üblichen Bedingungen des allgemeinen Arbeitsmarktes mindestens drei Stunden täglich erwerbstätig zu sein, prüft Ihre Rentenversicherung, ob ein Anspruch auf Rente wegen *voller Erwerbsminderung* besteht. Wenn Sie zwar mehr als drei Stunden, aber weniger als sechs Stunden täglich unter den üblichen Bedingungen des allgemeinen Arbeitsmarktes erwerbstätig sein können, besteht gegebenenfalls ein Anspruch auf Rente wegen *teilweiser Erwerbsminderung*. Sie beträgt die Hälfte der Rente wegen voller Erwerbsminderung.
Eine Rente wegen teilweiser Erwerbsminderung bei Berufsunfähigkeit könnte für Sie in Betracht kommen, wenn Sie vor dem 2. Januar 1961 geboren sind und wegen einer gesundheitsbedingten Minderung der Er-

werbstätigkeit in Ihrem bisherigen oder einem zumutbaren anderen Beruf nicht mehr mindestens sechs Stunden täglich arbeiten können.
Wichtig für die Rentenzahlung ist eine rechtzeitige Antragstellung. Wird der Antrag nicht innerhalb von drei Monaten nach Eintritt der Berufs- oder Erwerbsunfähigkeit gestellt, beginnt die Rente erst mit dem Tag der Antragstellung.

3. Mein Arzt rät mir dazu, die Rente einzureichen. Wie viel Geld kann ich erwarten?

Dies hängt von vielen Faktoren ab, unter anderem von der Art der Rente, vom beitragspflichtigen Einkommen des einzelnen Versicherten und von der Zeit der Einzahlungen. Natürlich spielt auch die Entwicklung der Löhne, der Steuern und der Abgaben bei der Berechnung der Rentenhöhe eine Rolle.
Schwerbehinderte Berufs- und Erwerbsunfähige können nach Vollendung des 63. Lebensjahres ohne Abschläge in Rente gehen, wenn sie die Wartezeit von 35 Jahren erfüllt haben. Vorher müssen sie – im Gegensatz zu früher – Abschläge in Kauf nehmen.
Übrigens ist die Erwerbsunfähigkeitsrente im Regelfall auf drei Jahre befristet worden. Natürlich kann sie danach verlängert werden. Ist der Versicherte in der Lage, am Tage noch drei bis sechs Stunden zu arbeiten, so gibt es für ihn nur eine Teilrente.
Ein vorzeitiger Rentenbezug vor Vollendung des 63. Lebensjahres ist zwar möglich, jedoch um den Preis der Reduzierung der Rente um 0,3% für jeden Monat vor der für Sie maßgeblichen Altersgrenze, also um 3,6% pro Jahr. Wenn Sie Ihren Rentenbeginn zum Beispiel um fünf Jahre (also 60 Monate) vorziehen, ergibt sich somit ein Abschlag von maximal 18 Prozent. Dieser Abschlag wirkt sich lebenslang, auch auf die Höhe der Hinterbliebenenrente aus. Beginnt die Altersrente jedoch erst nach Vollendung des 65. Lebensjahres, wird sie im Gegenzug um einen Zuschlag von 0,5% für jeden Monat der späteren Inanspruchnahme erhöht.
Bei Renten der Deutschen Rentenversicherung, die vor dem 65. Lebensjahr in Anspruch genommen werden, darf nur eine bestimmte Geldsumme hinzuverdient werden (Stand 2006 = € 350,–). Innerhalb eines Kalenderjahres ist ein zweimaliges Überschreiten dieses Betrages bis

zum Doppelten (z. B. durch Urlaubs- oder Weihnachtsgeld) zulässig. Ein höherer Hinzuverdienst gefährdet den Anspruch auf die Auszahlung der vollen Rente. So kommt es bei einem Hinzuverdienst von € 1 011,23 zu einem Rentenabzug von 75%. Ab dem 65. Lebensjahr kann man unbegrenzt dazuverdienen. Sinnvoll ist auf jeden Fall, vor einer geringfügigen Beschäftigung beim zuständigen Rententräger Informationen einzuholen. Wer Rente wegen einer verminderten Erwerbsfähigkeit bezieht, ist verpflichtet, dem Rentenversicherungsträger jede Aufnahme einer Beschäftigung mitzuteilen.

4. Wer berät mich bei Rentenfragen, und was kostet diese Beratung?

Es gibt mehrere Anlaufstellen:

- die Rentenanstalten (Deutsche Rentenversicherung = BfA, LVA, Knappschaft),
- die Auskunfts- und Beratungsstellen der Rentenanstalten,
- das öffentliche Versicherungsamt,
- die Versicherungsältesten,
- zugelassene private Rentenberater.

Die Beratung bei den zuerst genannten Anlaufstellen ist kostenlos. Sie können sich bei ihnen die Höhe der Rente im Falle einer Erwerbsunfähigkeit ausrechnen lassen.
Bei letzteren, den staatlich geprüften, privaten Rentenexperten, muss ein Honorar nach der amtlichen Gebührenordnung bezahlt werden. Normale Beratungsfälle kosten etwa € 250,– bis € 500,– (Stand 2005, Telefon 02 21/2 40 66 42, Internet: *http://www.rentenberater.de*).
Erwähnt werden sollte noch die Auskunftsstelle des Bürgertelefons beim Bundesministerium für Arbeit und Soziales. Sie können sich hier telefonisch wochentags von 8 bis 20 Uhr bei Fragen zur Rente (Telefon 0 18 05/67 67 10), zur Pflegeversicherung (Telefon 0 18 05/99 66 03) und zur Arbeitslosenhilfe (Telefon 0 18 05/67 67 12) beraten lassen.

5. Ich wurde von meiner Krankenkasse dazu aufgefordert, einen Antrag auf Maßnahmen zur medizinischen Rehabilitation beim Rentenversicherungsträger zu stellen. Muss ich dieser Aufforderung Folge leisten? Welche Konsequenzen hat dieser Antrag?

Im Allgemeinen erhalten Sie eine derartige Aufforderung wenige Monate vor Ablauf der 78-Wochen-Frist. Sie müssen dieser Aufforderung innerhalb von zehn Wochen Folge leisten, da die Kasse sonst berechtigt ist, das Krankengeld ruhen zu lassen.

Der ärztliche Dienst des Rentenversicherungsträgers prüft nach Eingehen des Antrags, ob eine Rehabilitationsmaßnahme angezeigt ist. Kommt er zu diesem Schluss, wird er Ihnen einen mindestens dreiwöchigen stationären Aufenthalt in einer geeigneten Rehabilitationsklinik empfehlen. Diese Klinik hat nach Ihrem Aufenthalt eine Stellungnahme zu Ihrer beruflichen Einsatzfähigkeit abzugeben.

Sind Sie nach Auffassung des Rentenversicherungsträgers nicht rehabilitationsfähig oder ist nach seiner Auffassung keine Besserung durch eine medizinische Rehabilitationsmaßnahme zu erwarten, kann der Rentenversicherungsträger Ihren Antrag auf Maßnahmen zur medizinischen Rehabilitation in einen Antrag auf Rente umdeuten. Sollte dies der Fall sein, lassen Sie sich ausführlich von Ihrer Krankenkasse und dem Rentenversicherungsträger beraten.

Sofern Sie von sich aus einen Antrag auf Maßnahmen zur medizinischen Rehabilitation stellen wollen, müssen Sie nicht warten, bis die Krankenkasse Sie dazu auffordert. Sie können dies selbstverständlich auch von sich aus tun. Wenden Sie sich dazu an einen Rehabilitationsberater bei Ihrer Krankenkasse.

6. Ich möchte sobald wie möglich wieder arbeiten. Mein Arbeitgeber – mit dem ich im Übrigen ein gutes Verhältnis habe und der von meiner Erkrankung weiß – sagt, dass er mich gerne weiterbeschäftigen würde. Allerdings wird er nicht viel Rücksicht auf meine Behinderung nehmen können. Gibt es irgendwelche Hilfen, eventuell auch für den Arbeitgeber?

Mehrere Möglichkeiten bzw. Hilfen bieten sich in Ihrem Fall an:
Sie können Ihre Arbeit »stufenweise« wieder aufnehmen. Eine derartige

Wiederaufnahme der Arbeit kann zum Beispiel in der Art erfolgen, dass Sie zuerst zwei bis drei Stunden täglich arbeiten, dann nach einigen Monaten vier bis sechs Stunden, dann sechs bis acht Stunden und schließlich vollschichtig. Während dieser Zeit erhalten Sie das volle Gehalt, das in diesem Fall nicht etwa vom Arbeitgeber, sondern von der Krankenkasse bezahlt wird.
Die Dauer der Leistung ist abhängig von der Dauer des Krankengeldbezugs. In der Zeit der stufenweisen Belastung (auch Hamburger Modell genannt) bleiben Sie offiziell krankgeschrieben. Dies ist insoweit von Bedeutung, als Sie maximal ja nur 78 Wochen Krankengeld beziehen dürfen und danach ausgesteuert werden.
Lassen Sie sich vom Sozialarbeiter bzw. Berufsberater in der Rehabilitationsklinik beraten, ob andere Möglichkeiten günstiger für Sie sind, z. B. die Verrechnung Ihres Urlaubs: einen halben Tag Urlaub, einen halben Tag arbeiten. Dies hat den Vorteil, dass Sie den vollen Lohn bekommen.
Im Rahmen der Berufsförderungsmaßnahmen können dem Arbeitgeber die Kosten für technische Arbeitshilfen sowie Maßnahmen zur Einrichtung eines behindertengerechten Arbeitsplatzes erstattet werden. Die Arbeitsämter bzw. Rentenversicherungsträger sind nämlich sehr daran interessiert, dass Sie Ihren bisherigen Beruf weiter ausüben können bzw. Ihr Arbeitsplatz erhalten bleibt. Aus diesem Grunde werden bei einer erforderlichen Arbeitsplatzumsetzung innerhalb des Betriebes teilweise beträchtliche Einarbeitungszuschüsse oder weitere Eingliederungshilfen erstattet.

7. Wie lange zahlt mein Arbeitgeber das Gehalt weiter? Wann und wie lange wird Krankengeld gewährt?

Der Arbeitgeber zahlt bei Krankheit mindestens sechs Wochen den Lohn bzw. das Gehalt weiter (§ 47, SGB V). Je nach Tarifvertrag zahlen einige Arbeitgeber das Gehalt noch über diese Zeit hinaus. Nach dieser Zeit zahlt die gesetzliche Krankenkasse maximal 70 % des entgangenen regelmäßigen Arbeitsentgelts bis zu maximal 78 Wochen innerhalb von drei Jahren, gerechnet vom Tag der Arbeitsunfähigkeit an. Wenn danach eine berufliche Tätigkeit aus Krankheitsgründen immer noch nicht aufgenommen werden kann, wird eine Berentung eingeleitet, es sei denn, dass eine Rehabilitationsmaßnahme erfolgt. Sind Versicherte nach ärztlichem Gutachten in ihrer Erwerbsfähigkeit als erheblich gefährdet oder gemindert anzusehen, kann ihnen die Krankenkasse eine Frist von zehn Wochen setzen, innerhalb der ein Antrag auf Maßnahmen zur Rehabilitation gestellt werden muss. Stellt der Versicherte den Antrag nicht innerhalb der Frist, entfällt der Anspruch auf Krankengeld mit Ablauf der Frist. Ist das Beschäftigungsverhältnis gelöst, endet mit diesem Zeitpunkt auch die Mitgliedschaft. Bei späterer Antragstellung lebt der Anspruch auf Krankengeld, nicht jedoch die Versicherung wieder auf.

Für Beamte gelten insofern andere Regelungen, als die Dienstbezüge in voller Höhe und zeitlich unbefristet weitergezahlt werden. Wenn längerfristig eine Dienstunfähigkeit zu erwarten ist, wird man allerdings in der Regel in den Ruhestand versetzt; man bekommt also eine Pension.

Wird ein Arbeitnehmer innerhalb eines Jahres wiederholt wegen derselben Krankheit arbeitsunfähig, so verliert er nach sechs Wochen den Anspruch auf Entgelt. Er ist verpflichtet, dem Arbeitgeber die Arbeitsunfähigkeit und die Dauer der Erkrankung unverzüglich (vor Ablauf des dritten Tages) durch eine ärztliche Bescheinigung nachzuweisen.

Seit dem Gesundheitsreformgesetz (GRG) 1989 ist eine erneute Zahlung von Krankengeld nach Ablauf von drei Jahren wegen derselben Krankheit nur möglich, wenn der Versicherte zwischendurch sechs Monate nicht wegen dieser Krankheit arbeitsunfähig war und wenn er als arbeitstätig oder arbeitssuchend gemeldet war. Tritt während der Arbeitsunfähigkeit eine weitere Krankheit hinzu, so wird die Leistungsdauer nicht verlängert.

Bei Privatversicherten ist das Krankengeld bzw. die Lohnfortzahlung vom individuellen Vertrag abhängig.

Nach Ablauf von drei Jahren lebt der Anspruch auf Krankengeld wieder auf, wenn bei Beginn des neuen Drei-Jahres-Zeitraumes eine Versicherung mit Anspruch auf Krankengeld besteht und der Versicherte in der Zwischenzeit mindestens sechs Monate wegen derselben Krankheit nicht arbeitsunfähig war und er mindestens sechs Monate einer Erwerbstätigkeit nachgegangen ist bzw. der Arbeitsvermittlung zur Verfügung gestanden hat.

8. Was passiert, wenn ich kein Krankengeld mehr erhalte?

Steht das Ende des Krankengeldbezugs, also die sogenannte Aussteuerung bevor, so müssen Sie einen Rentenantrag stellen oder Arbeitslosengeld beantragen!
Ihre Krankenversicherung wird Sie ca. sechs bis neun Wochen vor der bevorstehenden »Aussteuerung« hierüber informieren. Dann muss übrigens, bei bestehender Arbeitsunfähigkeit, dafür gesorgt werden, dass weiterhin Krankenversicherungsschutz besteht. Dies kann auf dreierlei Weise erfolgen:

1. durch freiwillige Weiterversicherung,
2. durch Familienversicherung,
3. indem Sie Arbeitslosengeld nach § 125 SGB III beantragen.

Wichtig: Sie behalten Ihren Arbeitsplatz (nicht kündigen), sind aber nach der Aussteuerung nicht auf Erspartes oder auf Sozialhilfe angewiesen und weiter pflichtversichert in der gesetzlichen Kranken- und Rentenversicherung.

9. Kann mir mein Arbeitgeber kündigen, obwohl ich Schwerbehinderter bin?

Anerkannt Schwerbehinderte sind gegen Kündigung durch das Kündigungsschutzgesetz besonders geschützt. Der Arbeitgeber muss vor dem Aussprechen der Kündigung die Zustimmung des Integrationsamtes (früher Hauptfürsorgestelle genannt) beantragen.
Die in dem Kündigungsschutzgesetz festgelegten Schutzbestimmungen bedeuten nicht, dass Ihnen als »gesetzlich anerkanntem Schwerbehinderten« nicht gekündigt werden kann. Die Kündigung ist lediglich nicht so leicht vollziehbar, da die Mitarbeiter des Integrationsamtes (früher Hauptfürsorgestelle genannt) die vom Arbeitgeber angegebenen Kündigungsgründe genau und kritisch überprüfen. Bei dieser Überprüfung werden die Interessen des Arbeitgebers und die des Arbeitnehmers gegeneinander abgewogen. Die Mitarbeiter des Integrationsamtes werden jedoch einem Kündigungsantrag von kleineren Betrieben möglicherweise eher zustimmen als einem Kündigungsantrag eines Großunternehmens. Dies gilt vor allem dann, wenn ein kleinerer Betrieb nachweisen

kann, dass seine wirtschaftliche Situation und seine Ertragslage durch die Weiterbeschäftigung eines anerkannt Schwerbehinderten dauerhaft gefährdet werden würde.
Bei einer Weiterbeschäftigung im gleichen Betrieb, aber auf einem anderen Arbeitsplatz (»Umsetzung«) ist zu beachten, dass es keinen Berufsschutz mehr gibt. Einbußen bei der Art der Arbeit und beim Einkommen müssen also bis zu einem bestimmten Prozentsatz des bisherigen Nettoentgelts hingenommen werden, wenn man nicht arbeitslos werden möchte.

10. Mir wurde ein GdB von 100 zugestanden, und trotzdem gelte ich als arbeitsfähig. Wie ist das möglich?

Der GdB (Grad der Behinderung) hat nichts mit der Berufs- oder Erwerbsfähigkeit zu tun. Aus dem GdB kann nicht auf das Ausmaß der beruflichen Leistungsfähigkeit geschlossen werden. Dies gilt auch für die anders definierten Begriffe der BU (Berufsunfähigkeit) oder EU (Erwerbsunfähigkeit) in der Rentenversicherung oder der »Arbeitsunfähigkeit« oder »Dienstunfähigkeit«.

11. Was ist unter einer »Rente auf Zeit« zu verstehen?

Wenn Aussicht bestand, dass die Erwerbsminderung z. B. durch Rehabilitationsmaßnahmen in absehbarer Zeit behoben werden kann, hat der Rentenversicherungsträger früher die Rente befristet auf Zeit gewährt. Seit dem 1. Januar 2002 werden grundsätzlich alle Renten zeitlich befristet, d. h., sie werden alle drei Jahre erneut überprüft.
Eine Rente auf unbestimmte Zeit – eine Dauerrente – ist dann zu zahlen, wenn der Versicherte innerhalb von zwei Jahren nach dem Rentenbeginn 60 wird.

12. Muss ich von meiner Rente Steuern zahlen?

Anstelle des bisherigen, je nach Renteneinstiegsalter unterschiedlichen Ertragsanteils werden seit 2005 zunächst 50 % der Bruttorente als steuerpflichtiges Einkommen angesetzt. Dieser Anteil steigert sich jährlich

um 2%. Der steuerliche Anteil gilt für alle Renten der gesetzlichen Rentenversicherung, der landwirtschaftlichen Alterskassen und der Berufsständigen Versorgungswerke.
Ob es aber überhaupt zu einer Veranlagung durch das Finanzamt kommt, hängt maßgeblich von den Gesamteinkünften ab. Sie sollten sich an Ihr zuständiges Finanzamt wenden.

13. Meine Rente ist so niedrig, dass ich hiermit kaum meinen Lebensunterhalt bestreiten kann. Ab wann kann ich eigentlich die Sozialhilfe in Anspruch nehmen?

Auf Hilfe hat man einen Rechtsanspruch. Die in Frage kommenden Hilfen unterscheiden sich allerdings je nach Art der Rente.
Bei über 65 Jahre alten Betroffenen würde die Grundsicherung im Alter in Frage kommen, bei Jüngeren finanzielle Leistungen entsprechend dem SGB II, SGB XII bzw. der Arbeitslosenhilfe. Ausführlichere Informationen finden Sie in der vom Bundesministerium für Arbeit und Soziales kostenlos zur Verfügung gestellten Broschüre A 207 »Sozialhilfe und Grundsicherung«.

14. Wie ist meine Familie nach meinem Ableben versorgt? Wie hoch ist die Hinterbliebenenrente?

Nach dem Gesetz werden Mann und Frau gleich behandelt, d.h., Witwer und Witwen erhalten 60% Hinterbliebenenrente des Verstorbenen allerdings unter 40%iger Anrechnung des Betrages, der den dynamischen Freibetrag übersteigt.
Die Höhe der Waisenrente beträgt bei Halbwaisen 10%, bei Vollwaisen 20% der Rente.

15. Ich habe jahrelang in einem Betrieb gearbeitet, der möglicherweise krebsfördernde Stoffe verarbeitet. Wann liegt der Verdacht auf eine Berufserkrankung vor?

Tumoren des Atemtrakts stehen hinsichtlich ihrer Häufigkeit an der Spitze aller beruflich bedingten Krebserkrankungen. Lässt sich eine langjährige Einwirkung der in Tabelle 16.2 aufgeführten Substanzen am ehemaligen oder jetzigen Arbeitsplatz eruieren, so sollte der Arzt unverzüglich Anzeige auf Verdacht einer Berufserkrankung erstatten. Beim Mesothelium ist auch ohne Verdachtshinweise grundsätzlich eine ärztliche Anzeige obligat.

Tabelle 16.2: Berufliche Risikofaktoren für das Bronchialkarzinom mit gesichertem Kausalzusammenhang

Karzinogene Stoffgruppe
• Asbest (Bauberufe, Isolierer, Textilberufe, Asbestverarbeitung)
• Arsenverbindungen (Abbau und Schmelzen von Kupfer, Blei, Zink, Pestizidherstellung, Glasherstellung)
• Braunkohlen- und Kohledestillate, Kokereiabgase (Verkokung von Kohle)
• Nickel (Chemieberufe, Nickelherstellung, Nickelkupferhütten)
• Ionisierende Strahlen (Uranbergbau, Nuklearindustrie)

17 Wie verhalte ich mich dem Betroffenen gegenüber?

Fragen und Ratschläge zu Verhaltensweisen von Angehörigen

Sowohl in der Krankheitsphase als auch danach sind Ihr Verständnis, Ihre Besuche und Ihre Hilfe sehr wichtig. Klinische Beobachtungen in Bezug auf Krisenbewältigungen weisen darauf hin, dass Menschen in akuten Lebenskrisen aufgrund ihrer psychischen Belastung und Orientierungslosigkeit für die Hilfe der Angehörigen und des unmittelbaren sozialen Umfeldes besonders dankbar sind. Emotionale Unterstützung, Fürsorge, Anwesenheit, Gesellschaft leisten, erhöhte Aufmerksamkeit, Bereitschaft, die andere Person reden zu lassen, zuzuhören und der direkte Ausdruck von Liebe und Zuneigung sind ein wichtiger Bestandteil der ganzheitlichen Versorgung. Dabei wird das nähere Umfeld des Betroffenen oft bis an die Grenze der Kräfte gefordert und ist möglicherweise selber hilfsbedürftig.

Auch wenn es Ihnen schwerfallen mag, das viele Leid in der Klinik zu sehen, ohne direkt helfen zu können, sollten Sie sich trotzdem die Zeit für Besuche nehmen. Auch wenn Sie glauben, nicht die richtigen Worte und den richtigen Ton im Gespräch mit dem Patienten finden zu können, so versuchen Sie, doch ein Gespräch aufzubauen. Fragen Sie den Betroffenen, worüber er sprechen möchte und wie lange Ihr Besuch dauern darf. Häufig reicht es schon, wenn Sie »nur« zuhören, ja schon allein Ihre Anwesenheit ist für den Betroffenen wichtig.

Scheuen Sie sich nicht, auch selber Hilfe in Anspruch zu nehmen, wenn Sie Ängste verspüren oder traurig sind, weil Ihr Angehöriger an Krebs erkrankt ist. Nicht nur der Arzt, sondern auch ein Psychologe (insbesondere Psycho-Onkologe) oder Seelsorger (Krankenhausseelsorger) kann Sie unterstützen.

1. Was kann ich selber tun, um die Erkrankung meines Partners positiv zu beeinflussen?

- Sie sollten auf keinen Fall in Gegenwart des Erkrankten rauchen. Auch wenn der Krebs vollständig entfernt wurde, so schädigt der Rauch doch den Heilungserfolg erheblich und erhöht das Risiko von Therapiekomplikationen.
- Unterstützen Sie Ihren Partner bei seinen Bemühungen, das Rauchen aufzugeben.
- Wenn Sie offen mit Ihrem Mann sprechen, wird er Ihnen seine Sorgen und Probleme anvertrauen. Wenn Sie sich aber verschließen, wird er nicht offen sprechen. Er glaubt, Ihnen die Sorgen nicht mitteilen zu dürfen, da er Sie nicht belasten will.
- Achten Sie darauf, dass sich Ihr Mann regelmäßig und richtig ernährt. Achten Sie darauf, dass er die Medikamente regelmäßig einnimmt und dass er die Atemgymnastik und die Inhalationen regelmäßig durchführt.
- Stärken Sie das Vertrauen des Patienten zur Medizin. Versuchen Sie, zwischen dem Arzt und dem Patienten zu vermitteln, schildern Sie dem Arzt auch Ihre Eindrücke.

2. Ist Krebs ansteckend? Insgeheim habe ich doch etwas Angst, dass ich auch erkranken könnte.

In dieser Hinsicht können Sie ganz beruhigt sein. Krebs ist nicht ansteckend. Dies ist eindeutig erwiesen!

3. Als uns der Arzt die Krebsdiagnose meiner Ehefrau mitteilte, war das ein großer Schock. Ich weiß nicht, wie alles weitergehen soll; dies nicht nur in menschlicher, sondern auch in wirtschaftlicher Hinsicht. Bislang hat meine Frau den Haushalt immer allein geregelt. Ich wage nicht, mit ihr die durch die Krebserkrankung entstandenen bzw. entstehenden Probleme zu besprechen.

Die Krebserkrankung als solche sollte kein Hindernis sein, mit Ihrer Frau die Probleme offen zu besprechen. Wägen Sie ab, welche Gründe

dafür und dagegen sprechen! Wichtig ist, dass Ihr Handeln immer konstruktiv und nicht resignativ ausgerichtet ist.
Ihre Frau weiß doch von der Krebserkrankung. Wenn Sie ihr alle Probleme vorenthalten und nicht wagen, darüber miteinander zu sprechen, so kann das nicht nur wirtschaftliche Nachteile, sondern auch menschliche Probleme aufwerfen. Ihre Frau, die wahrscheinlich doch etwas davon erfahren würde, könnte dann ihre Situation noch hoffnungsloser sehen, als sie tatsächlich ist.
Ihre Frau sollte das Gefühl haben, ernst genommen und noch gebraucht zu werden.

4. Wie kann ich überhaupt meinem Angehörigen helfen, ohne dem Arzt ins Handwerk zu pfuschen?

Sie können dem Arzt natürlich nicht die Entscheidung und die Verantwortung dafür abnehmen, welche diagnostischen und therapeutischen Maßnahmen er für sinnvoll erachtet und welche nicht. Der Arzt allein ist für die medizinische Behandlung des Tumorleidens zuständig, denn nur er hat die nötige fachliche Erfahrung und Kenntnisse, die man erst nach langjährigem Studium und langjähriger Praxis gewinnt. Sie können jedoch durch Ihre Verhaltensweise die vielen anderen Faktoren beeinflussen, die zum einen für den Verlauf der Tumorerkrankung und zum anderen auch für die Befindlichkeit (wie z. B. für die Schmerzen) von Bedeutung sind. So können vom Arzt häufig die schmerzauslösenden und schmerzbeeinflussenden psychischen und seelischen Probleme nicht gelöst werden. Die Befindlichkeit des Patienten kann aber durch Ihr Verhalten durchaus entscheidend zum Positiven hin beeinflusst werden. Gleiches trifft auch auf andere psychosoziale Einflüsse zu.

5. Mein erkrankter Freund fragt mich häufig um Rat, obwohl ich über die medizinischen Probleme kaum Bescheid weiß.

Hören Sie sich die Überlegungen und Bedenken Ihres Freundes an. Es tut ihm schon gut, einem anderen gegenüber all diese Probleme und Fragen zum Ausdruck zu bringen. Oft hilft das dabei, die Dinge deutlicher zu sehen und klare Entscheidungen zu treffen. Wichtig ist, dass Sie

Ihren Freund davor bewahren, notwendige therapeutische Entscheidungen zu unterlassen oder zu verzögern.
Damit Sie die neue Situation besser verstehen können, holen Sie sich Informationen über die Krankheit, über Behandlungsmöglichkeiten usw. Suchen Sie das gemeinsame Gespräch mit dem behandelnden Arzt, wenn Ihr Freund wünscht, dass Sie einbezogen werden. Es wird Ihnen zu mehr Klarheit verhelfen, und Sie können mit dem Betroffenen dann auch in Ruhe über die anstehenden Maßnahmen sprechen.
Achten Sie darauf, dass Ihr Freund sich nicht von Quacksalbern, Geldmachern oder Wirrköpfen in seinen Entscheidungen beeinflussen lässt.

6. Mein Freund möchte, dass ich mich um die Beschaffung einer sehr wirksamen medikamentösen Zusatztherapie bemühe, die nur in China angeboten wird und unseren Ärzten noch nicht zur Verfügung steht.

Viele Betroffene suchen als Ergänzung zu den klassischen schulmedizinischen Behandlungsmethoden nach zusätzlichen (additiven) Therapien. Viele dieser unkonventionellen Therapien sind in ihrer Wirkung und Sicherheit nicht oder nur unzureichend wissenschaftlich untersucht. Auch gibt es so manche Scharlatane oder verantwortungslose Geschäftemacher, die mit der Angst der Betroffenen Geschäfte machen wollen. Deswegen ist immer Vorsicht bei Behandlungsmethoden geboten, die von der etablierten Schulmedizin abgelehnt werden bzw. die als absolut heilsam angepriesen werden. Zögern Sie nicht, eine zweite unabhängige Meinung (gegebenenfalls die des behandelnden Arztes) zu dem angepriesenen Verfahren einzuholen. Eine unabhängige, der aktuellen wissenschaftlichen Erkenntnis entsprechende Zweitmeinung zu Diagnostik, Therapie oder Nachsorge einer Krebserkrankung können Sie bei der Deutschen Krebsgesellschaft, bei der Deutschen Krebshilfe, dem Krebsinformationsdienst in Heidelberg und in den verschiedenen Tumorzentren einholen.

7. Meinem Mann wurden vom Arzt alle Therapiemöglichkeiten mit ihren Vor- und Nachteilen erklärt. Er soll nun selber entscheiden, ob und wenn ja, welche der möglichen Therapien durchgeführt werden sollten. Er ist allerdings sehr unsicher und fragt mich dauernd, für welche Therapie (Operation, Strahlentherapie, Chemotherapie oder Immuntherapie) er sich denn entscheiden soll. Ich habe keinerlei medizinische Kenntnisse. Mein Mann hat jedoch großes Vertrauen zu mir und möchte seine Entscheidung von meiner Meinung abhängig machen.

Wichtig ist, dass Sie sich die Überlegungen und Bedenken Ihres Partners anhören und dass Sie ihn davor bewahren, wichtige therapeutische Entscheidungen zu unterlassen oder zu verzögern bzw. vor der Entscheidung zu fliehen. Achten Sie darauf, dass sich Ihr Mann nicht von Quacksalbern, Geldmachern oder Wirrköpfen in seinen Entscheidungen beeinflussen lässt. Wenn Sie sich über die Seriosität der angebotenen Therapien nicht sicher sind, so rufen Sie doch den Krebsinformationsdienst (KID) in Heidelberg an (Telefon 08 00/4 20 30 40).
Sicherlich ist es sinnvoll, wenn Sie sich selber auch über die verschiedenen Therapiemöglichkeiten informieren. Wichtig ist, dass Sie sich hierfür nicht allzu lange Zeit nehmen; die Therapieentscheidungen dürfen häufig nicht zu lange herausgezögert werden. Auch ersetzt Ihre Information nicht etwa die jahrzehntelangen Erfahrungen und Kenntnisse der Krebsärzte. Sie sollten Vertrauen in den behandelnden Arzt haben. Lassen Sie sich einen Gesprächstermin beim Arzt geben. Zwischen »Tür und Angel« oder während der Visite auf der Station bleibt häufig nicht genügend Zeit. Bevor Sie zum Arzt gehen, sollten Sie sich Notizen machen, was Sie im Einzelnen fragen wollen. Dann brauchen Sie den Arzt nicht mit weitschweifigen Erklärungen aufzuhalten.
Verwendet der Arzt medizinische Fachausdrücke, die Sie nicht verstehen, so fragen Sie ihn ruhig nach deren Bedeutung. Auch dem Arzt ist sehr an Ihrem Verständnis und Ihrer Mitarbeit gelegen. »Es gibt keine dummen Fragen, sondern nur dumme Antworten!« Erwarten Sie jedoch nicht, dass Ihnen der Arzt in der kurzen Zeit einen Vortrag über »Krebs im Allgemeinen und Speziellen« hält. Wichtiger als Fragen zur Vergangenheit sind Fragen zur Zukunft.
Sie sollten keine Wundertherapien erwarten. Auch wenn die Krebsmedizin in den letzten Jahren große Fortschritte in der Behandlung gemacht

hat, so stehen auch wir Ärzte nach wie vor häufig hilflos und unfassbar vor Krankheitsentwicklungen.

8. Mein Mann muss sehr viele Medikamente einnehmen. Ich bin mir nicht sicher, ob er auch tatsächlich alle Schmerzmittel regelmäßig einnimmt.

Achten Sie vor allem darauf, dass er die Schmerzmedikamente regelmäßig und nicht erst bei Bedarf einnimmt! Machen Sie einen Zeitplan, legen Sie ihm gegebenenfalls die Medikamente selbst hin. Bei regelmäßiger Einnahme von Schmerzmitteln sind deren Nebenwirkungen geringer und die Wirkung effektiver.

9. Wie verhalte ich mich bei plötzlicher Atemnot meines erkrankten Partners?

Versuchen Sie, Ihren Partner zu beruhigen, fordern Sie ihn jedoch nicht zum Sprechen auf!
Erinnern Sie ihn an die Lippenbremse, an die Atemschonhaltungen, die Zwerchfellatmung etc. (siehe Kapitel 7). Unterstützen Sie diese physiotherapeutischen Maßnahmen mit beruhigenden, langsamen Streichungen über Schulter und Rücken.
Wichtig ist, dass Sie Ruhe ausstrahlen und nicht etwa Ihre Hilflosigkeit demonstrieren. Selbstverständlich sollten Sie den Hausarzt anrufen, wenn die Beschwerden nicht besser werden. Lassen Sie den Erkrankten nicht alleine!

10. Erstaunlich ist, dass mein Mann seit der Schmerztherapie nicht nur völlig schmerzfrei geworden ist, sondern zunehmend unternehmungslustig wird und alle möglichen Verwandten und Freunde besuchen will. Vergeblich versuche ich, ihm zur Schonung zu raten.

Schmerzfreiheit aktiviert und schafft Lebensfreude! Darum versuchen Sie nicht, den Betroffenen von seinen Aktivitäten abzuhalten! Durch solche Aktivitäten und die dadurch gegebene Ablenkung kann die

Schmerzschwelle erhöht und der Schmerzmittelbedarf eher gesenkt werden. Wenn der körperliche Zustand es zulässt, an gesellschaftlichen Aktivitäten teilzunehmen, sollten Sie den Betroffenen nicht daran hindern. Zu große Rücksichtnahme und Vorsichtsmaßnahmen (Overprotection) können negative Auswirkungen haben. Sie führen zwangsläufig zu Isolierung, Resignation, zu einer Verminderung des Selbstwertgefühls, zu Depressionen und im Übrigen auch zu einer erniedrigten Schmerzschwelle mit erhöhtem Schmerzmittelbedarf.
Die heute zur Verfügung stehenden Schmerzmittel und die verschiedenen Darreichungsformen erlauben eine wesentlich bessere Aktivität, als das früher der Fall war. Es ist eine längst überholte Vorstellung, dass diese neuen Schmerzbehandlungen in einen tranceähnlichen Zustand versetzen oder abhängig machen. Vielmehr ist es der unbehandelte Schmerz, der den Patienten depressiv und immobil macht.

11. Mein Mann »ertränkt« seine Angst und seine Sorgen in Alkohol.

Eine solche Situation ist sicherlich nicht nur für den Patienten problematisch, bei dem der Alkohol den Krankheitsprozess beschleunigen kann. Streit, Launen und Ärger belasten die Beziehung. Wenn der Alkohol zum Problem wird, gleichgültig, ob Sie selbst davon betroffen sind oder ob Sie sich Sorgen um Ihren Angehörigen machen, sollten Sie auf Beschönigungs- oder Verleugnungsversuche, auf verständnisheischende, vernünftig klingende Erklärungen, aber auch auf aggressive Reaktionen, Selbstmitleid und Schuldgefühle gefasst sein. Welche Anlaufstelle (Selbsthilfegruppe) sich in der Nähe Ihres Wohnortes befindet, erfahren Sie im Kapitel »Adressen«.

12. Ich wehre mich gegen den Rat des Arztes, meinem Mann zu bestätigen, dass die Schmerzen Folgen der Krebserkrankung bzw. einer Wiedererkrankung sind. Ich befürchte, dass er bei einer Aufklärung möglicherweise seinem Leben ein Ende setzen würde.

Statistiken zeigen, dass die Suizidrate bei über ihre Krebserkrankung aufgeklärten Patienten nicht über der des Bevölkerungsdurchschnitts liegt.

Meist ist das Problem nicht, ob man den Betroffenen informiert, sondern wie man es tut. Die Aufklärung sollte immer sehr individuell vorgenommen werden, wobei die Primärpersönlichkeit des Kranken zu berücksichtigen ist. Wenn Sie etwas Negatives mitteilen müssen, so tun Sie dies immer nur mit gleichzeitigen Lösungsvorschlägen. Die »nackte Wahrheit« kann in der Tat sonst vernichtend sein. In der Regel teilt der behandelnde Arzt dem Betroffenen die Befundergebnisse mit und bespricht sie mit ihm. Suchen Sie selbst auch das Gespräch mit dem Arzt und informieren Sie sich, was er gesagt und welche Perspektiven er eröffnet hat. Viele Betroffenen verdrängen nämlich Unangenehmes und behaupten gar nicht selten später, über die Erkrankung überhaupt nicht aufgeklärt worden zu sein. Widersprüche wären aber weder für Sie noch für den Betroffenen bzw. für dessen Verhältnis zum behandelnden Arzt förderlich. Offene und von gegenseitigem Vertrauen geprägte Gespräche zwischen allen Beteiligten tragen mit dazu bei, dass sich die Beziehung untereinander entspannt und hilfreich gestaltet.

13. Es fällt mir sehr schwer, mit dem Betroffenen über Krebs, über erkrankte und verstorbene Bekannte zu sprechen.

Nicht jeder Mensch ist in der Lage, heikle Themen und Situationen anzusprechen. Wenn es eben geht, überwinden Sie Ihre Angst, über die Krebserkrankung zu reden. Lassen Sie sich erzählen, wie der Betroffene selbst sich fühlt, wie er seine Situation erlebt und was die Behandlung für ihn bedeutet. Das Wichtigste ist, »einfach« zuzuhören!
Es ist auch gar nicht schlimm, wenn Sie Ihre eigene Unsicherheit dem Betroffenen gegenüber eingestehen. Es kann in seinen Augen Ihre Glaubwürdigkeit und das Vertrauen zu Ihnen erhöhen. Zudem kann es beide Seiten von falschen Vorstellungen und von dem Druck befreien, immer stark sein zu müssen.

14. Bei meinem Mann ist es zu einem unheilbaren Rezidiv gekommen. Er hat große Angst. Was kann ich tun? Wie soll ich mich verhalten? Wie kann ich ihm helfen?

Sie sollten die auftretenden Ängste ernst nehmen, intensiv zuhören und die Situation gemeinsam besprechen. Das Falscheste wäre, dem allem

auszuweichen. Im Gegenteil, Ihr Mann braucht jetzt Ihre Gegenwart sowie die Gewissheit, nicht ausgeliefert und isoliert zu sein. Wichtig sind gerade jetzt das Gespräch und die persönliche Zuwendung. Manchmal hilft es, Probleme zu versachlichen, indem man Informationen über Therapiemöglichkeiten und andere Hilfen einholt. Auch bei einem nicht operablen Rezidiv gibt es noch Therapieansätze, die die Überlebenszeit verlängern und den Zustand des Patienten verbessern helfen.
Häufig besteht bei den Betroffenen auch die unausgesprochene Angst vor dem Sterben, wobei manchmal weniger der Tod als solcher, sondern vielmehr die Qualen und Schmerzen gefürchtet werden. In dieser Situation haben viele besonders vor der Einsamkeit und dem Alleinsein Angst. Diese Angst kann durch Gespräche gemindert werden.
Fragen Sie sich selbst, ob und auf welche der möglichen Ängste (Angst vor dem Ausgeliefertsein gegenüber der Erkrankung, Angst vor unverstandenen Symptomen, Angst vor der bevorstehenden Untersuchung/ Therapie) Sie eingehen könnten! Aber auch schon das einfache Gespräch, das nicht etwa die Tumorerkrankung oder die Schmerzen zum Thema haben muss, kann helfen, ja sogar angstbefreiend wirken. Scheuen Sie sich aber auch nicht, gegebenenfalls zu einem Psychologen (Psycho-Onkologen) zu gehen, der auch weitere Methoden zur Angstbewältigung anbieten kann (z. B. Entspannungsverfahren).

15. Mein Bekannter ist neuerdings so aggressiv und abweisend, dass ich das Gefühl habe, dass er keinen Wert auf meinen Besuch im Krankenhaus legt.

Es ist durchaus normal, dass Kranke Phasen haben, in denen sie müde, gereizt und abweisend sind und ihre Ruhe haben möchten. Gereiztheit und aggressives Verhalten sind kein böser Wille, sondern eine Form der Auseinandersetzung mit Angst und Sorge. Häufig fühlt sich der Kranke unverstanden und nicht angenommen, was den Zustand noch verschlimmert.
Darum, auch wenn es Ihnen nicht leicht fällt, ein Gespür für die Stimmungen und Wünsche des Kranken zu entwickeln, sollten Sie versuchen, ihm seine Privatsphäre zu lassen. Das darf aber nicht bedeuten, dass Sie sich ihm entziehen. Auch wenn Ihnen die Verhaltensweisen des Patienten manchmal abweisend vorkommen, er sich manchmal sogar

beleidigend und aggressiv verhält, brechen Sie den Kontakt nicht ab! Für den Betroffenen ist es extrem wichtig, dass die bestehenden Kontakte und Freundschaften erhalten bleiben, dass er seine Sorgen, Gefühle und Ängste aussprechen und äußern kann, sodass er sich mit seinen Problemen nicht alleingelassen fühlt.

16. Irgendwie komme ich mit all den Problemen nicht mehr zurecht. Ich habe das Gefühl, dass mich die Pflege meines todkranken Ehemannes, die Angst, die vielen organisatorischen Probleme, der ständige Ärger mit der Krankenkasse und »nebenher« meine Berufstätigkeit sowie die Familie überfordern. Was soll ich machen?

Diese Zeit verlangt viel von Ihnen: Zögern Sie darum nicht, Hilfe anzufordern und anzunehmen. Hier leisten Krebsberatungsstellen wertvolle Arbeit. Ein Psychologe oder ein Seelsorger und auch so manche Selbsthilfegruppe kann Ihnen ebenfalls dabei helfen, einen Überblick über Ihre Lage zu gewinnen. Ihre Hilfe beschränkt sich häufig nicht »nur« auf Zuhören.

Haben Sie schon einmal an die Möglichkeit eines Hospizes zur Versorgung des Angehörigen gedacht? In Nordrhein-Westfalen gibt es Anlaufstellen, die Rat und Hilfe in solchen Situationen vermitteln (Alpha = **An**sprechstellen im **L**and Nordrhein-Westfalen zur **P**flege Sterbender, **H**ospizarbeit und **A**ngehörigenbegleitung). Der Hausarzt, die Krebsberatungsstellen, die Sozialarbeiter, die Krankenkassen, die Caritas, die Selbsthilfegruppen und die Deutsche Krebshilfe können Ihnen sicherlich Adressen von Hospizen geben.

Manchmal kommt es vor, dass die Familie durch die Krebserkrankung in eine finanzielle Notlage gerät. Hier hilft u. U. der Härtefonds der Deutschen Krebshilfe (Telefon 02 28/7 29 90-94) schnell und unbürokratisch.

17. Wie verhalte ich mich dem Sterbenden gegenüber?

Wichtig ist, dem Sterbenden das Gefühl zu geben, nicht alleingelassen zu werden. Die Hand halten, ihm Hautkontakt zu geben, die Stirn kühlen; kleine Zeichen der Zuneigung und der Zärtlichkeit, das alles sind für den Betroffenen Zeichen, dass er nicht einsam ist. So leicht das auch klingt, für viele bedeuten diese »kleinen Gesten« jedoch eine Überwindung. Auf den Patienten wird Ihre aktive Gegenwart beruhigend wirken. Fragen Sie auch direkt, was der Betroffene von Ihnen erwartet. Vielleicht würde er gern etwas vorgelesen bekommen, Musik hören, Blumen am Bett haben, Bilder sehen etc.

Ihre Gegenwart hilft sowohl dem Betroffenen als auch Ihnen. Denn vieles, was der Sterbende in dieser Phase seines Lebens erlebt, wird auch von den Hinterbliebenen erlebt, sei es während der letzten Stunden, in denen sie bei dem Sterbenden verbleiben, als auch in der Zeit nach seinem Tod.

Aus vielen Befragungen von Menschen, die klinisch tot waren und wiederbelebt wurden, wissen wir, dass der Mensch, auch wenn er von uns aus gesehen nicht bei Bewusstsein ist, alles hört. Reden Sie also in der Gegenwart des Betroffenen, wie Sie auch sonst mit ihm reden würden, wenn Sie direkt mit ihm sprechen könnten. Auch wenn er sich noch so tief im Koma befindet, so hört es doch alles, was Sie sagen. Wenn Sie also meinen, ihm noch etwas Wichtiges bzw. Schönes mitteilen zu müssen, so tun Sie es!

Für viele Menschen ist ihr Glaube beim Sterben eine große Hilfe. Für gläubige Menschen bedeutet der Tod nicht das Ende, sondern eher einen Übergang. Je nach Religion kann das ganz verschieden aussehen. Aber allgemein ist dabei die Vorstellung, dass der Tod für den Glaubenden nicht das letzte Wort hat. In der Vorbereitung auf den Tod können das gemeinsame Gebet, die seelsorgerische Begleitung, das gemeinsame Abendmahl, der Segen und vieles mehr eine Hilfe dabei sein, die letzten Tage und Stunden wertvoll zu erleben. Für manchen Sterbenden ist das sehr hilfreich.

Erklärung von Fachausdrücken

Abszess: (Eitrige) Ansammlung im Gewebe.

Adenokarzinom: Besondere Gewebeform eines Lungenkarzinoms. Das Adenokarzinom gehört neben den Plattenepithelkarzinomen und dem großzelligen Karzinom zu der Gruppe der »nicht kleinzelligen« Lungentumoren.

Adenom: Gutartiger Drüsentumor.

adjuvante Therapie: Eine die Operation oder Strahlentherapie unterstützende Behandlung, wobei aufgrund der vorausgegangenen Therapie ein manifester Tumor nicht mehr nachweisbar ist. Diese Behandlung kann hormonell (adjuvante Hormontherapie), zytostatisch (adjuvante Chemotherapie), immunologisch (adjuvante Immuntherapie) oder strahlentherapeutisch (adjuvante Strahlentherapie) sein. Bei Lungenkrebs wird häufig eine adjuvante Strahlentherapie, gelegentlich auch eine adjuvante Chemotherapie und/oder Immuntherapie durchgeführt.

Aerosoltherapie: Unter Aerosolen versteht man Flüssigkeiten bzw. Medikamente, die in der Luft zerstäubt werden. Sie dienen zur Inhalation.
Der grundsätzliche Vorteil einer derartigen Aerosolinhalation mit atemwegswirksamen Medikamenten ist die Möglichkeit einer höheren Konzentration am Wirkungsort – also der Lunge – bei relativ geringeren Auswirkungen auf andere Organe.

Afterloading: Lokalisierte Strahlentherapie. Mit dem Bronchoskop wird radioaktives Material kurzzeitig in den Tumor oder in seine Nähe eingebracht. Dies ermöglicht eine hochkonzentrierte, ausschließlich auf die Tumorregion lokalisierte Bestrahlung. Das umliegende gesunde Gewebe wird weitgehend von den Strahlenauswirkungen verschont.

AHB: Siehe *Anschlussheilbehandlung* (s. auch Kap. 12).

Allergie: Überschießende Reaktion des Körpers gegen einen Fremdstoff.

alternative Medizin: Auch Außenseitermedizin oder Paramedizin genannt. In der Krebstherapie bedeutet alternativ jeden anderen als den in unserer Gesellschaft offiziell anerkannten, naturwissenschaftlich untermauerten,

auch schulmedizinisch genannten Weg. Was bei uns alternativ genannt wird, gilt unter Umständen in anderen Gesellschaften, so z. B. in China oder in Indien, als offiziell anerkannte Therapie.
Zur alternativen Krebstherapie zählen Krebsdiäten, physikalische Therapiemaßnahmen, wie z. B. die Überwärmungstherapie, die Ozontherapie, die Sauerstoff-Mehrschritt-Therapie (s. dort), aber auch andere mehr oder weniger magische Maßnahmen, wie Wasseradern, Erdstrahlen und Pendelung.

Alveolarzellkarzinom: Seltene Unterform eines Adenokarzinoms der Lunge. Dieser Tumor geht häufig mit ausgeprägter Schleimbildung und verstärktem Auswurf einher.

Alveolen: Lungenbläschen am Ende der kleinen Bronchien. Hier findet der Gasaustausch statt.

Anämie: Verminderung von roten Blutkörperchen und rotem Blutfarbstoff, sodass es zu einer verminderten Sauerstoffsättigung des Blutes und einer Schwäche des Patienten kommt.

Angiogenesehemmer: Neues Therapieprinzip, das auf einer Hemmung der Gefäßneubildung beruht und somit die Ernährung und das Wachstum des Tumors einschränkt.

Anschlussheilbehandlung (AHB): Stationärer Aufenthalt in einer Rehabilitationsklinik im Anschluss an die Behandlung im Akutkrankenhaus.

Antitussiva: Hustenhemmende Arzneimittel.

Aorta: Große Körperschlagader.

Apoptose: Ein Zelltod, der aktiv durch die Zelle selbst ausgelöst wird. Man nimmt an, dass eine fehlgesteuerte Apoptose eine ursächliche Bedeutung für die Krebsentstehung hat.

Asbestose: Eine Berufserkrankung der Lunge. Sie tritt bei Personen auf, die Umgang mit Asbest hatten. Asbest – ein natürlich vorkommendes Fasermaterial – wird anderen Materialien, wie z. B. Zement, zur Wärmedämmung zugefügt. Asbest ist darüber hinaus spinnbar und kann Textilien als Wärmeschutz zugesetzt werden.
Die Asbestose entsteht dadurch, dass Asbestfasern eingeatmet werden und tief in die Bronchien bis in das Lungengewebe, ja sogar das Brustfell, gelangen. Sie verursachen hier eine ständige Reizung mit anschließender Gewebeneubildung und – in Einzelfällen – sogar Krebs.

Astronautenkost: Hochenergetische und nährstoffreiche, mit Vitaminen angereicherte Zusatznahrung.

Atelektase: Das Lungengewebe fällt zusammen. Die Lungenbläschen enthalten keine Luft mehr. Ursache hierfür kann entweder ein Pneumothorax oder eine Verstopfung der Bronchien sein.

Atemgymnastik: Übungen zur Verbesserung der Atmung.

Auskultation: Abhorchen mittels Hörrohr (Stethoskop).

Auswurf: Auch Sputum genannt. Hiermit bezeichnet man alles das, was beim Husten ausgespuckt wird.

Autogenes Training: Übungen, die ebenso wie die progressive Muskelrelaxation bei den Betroffenen eine Entspannung und Angstbefreiung bewirken sollen.

Bevacizumab (Avastin®): Ein monoklonaler Antikörper, der zu den zielgerichtet wirkenden Therapien zählt. Bevacizumab hemmt die Blutgefäßbildung am Tumor und schränkt somit das Tumorwachstum ein. Bevacizumab wird bislang erst in Studien in der Kombination mit anderen Zytostatika beim nicht kleinzelligen Bronchialkarzinom eingesetzt.

Bilobektomie: Die operative Entfernung von zwei Lungenlappen.

Biological response modifiers: Substanzen, deren Gabe im Körper eine biologische Antwort auslöst, verstärkt oder verändert. Durch sie sollen die Abwehrkräfte mobilisiert werden. Bei der Therapie mit biological response modifiers handelt es sich um eine Immuntherapie.

Biopsie: Untersuchung von Gewebe, das dem lebenden Körper entnommen wird.

Bisphosphonate: Eine neuartige Medikamentenklasse, die auf die Knochenfresszellen einwirkt und ihre Aktivität bremst, sodass es zu einer Schmerzlinderung, zu einer Verringerung des Frakturrisikos und zur Beseitigung einer lebensgefährdenden Kalziumvergiftung kommt.

Blutgasanalyse: Messung von Sauerstoff und Kohlendioxid im Blut.

Bodyplethysmographie: Bestimmung von Atemwerten in einer Ganzkörpermesskammer.

Bronchialkarzinom: Synonym für Lungenkrebs.

Bronchiektasen: Erweiterungen von Bronchialästen.

Bronchien: Verzweigung der Luftröhre, Teil der Atemwege.

Bronchiolen: Allerkleinste Abzweigungen der Bronchien.

Bronchitis: Entzündung der Bronchien. Man unterscheidet Bronchitiden, die mit oder ohne schleimigen Auswurf und Husten einhergehen. Auch unterscheidet man eine akute von einer chronischen Bronchitis. Man spricht von chronischer Bronchitis, wenn innerhalb von zwei aufeinanderfolgenden Jahren wenigstens drei Monate lang an den meisten Tagen Husten und Auswurf besteht.
Manche Bronchitiden sind infektionsbedingt, andere hingegen Folgen anderer Ursachen. Je nachdem, ob die Bronchitis virus- oder bakteriell bedingt ist, gibt man Antibiotika. Bei einem Virusinfekt ist der Husten eher »trocken«, bei einer bakteriellen Bronchitis hingegen kommt zum Husten häufiger eitriger Auswurf hinzu.

Bronchographie: Röntgenkontrastdarstellung der Bronchien. Dabei wird, entweder in Narkose oder in örtlicher Betäubung, ein Katheter über den Mund und die Luftröhre in die Bronchien eingeführt, durch den ein Röntgenkontrastmittel eingespritzt wird.

Broncholytika: Bronchialschleimlösende Medikamente.

Bronchoskop, Bronchoskopie: Ausspiegelung der Bronchien mit einem starren oder flexiblen Gerät. Heute benutzt man vorwiegend flexible, aus zahlreichen Glasfaserbündeln bestehende Geräte. Gleichzeitig mit der Spiegelung lassen sich Zellen oder Gewebe zur Untersuchung entnehmen (Bronchiallavage, Nadelaspiration, Bürstenabstrich, endobronchiale Zangenbiopsie). Auch können kleinere Blutungen gestillt, verschlossene Atemwege mechanisch geöffnet und gleichzeitig mit Laser, Kryosonden, Hochfrequenzdiathermie und Endoprothesen dauerhaft durchgängig gemacht werden.

Bronchospasmolytika: Stoffe, die einen Bronchialkrampf lösen sollen.

Carcinoid: Sehr langsam und – wenn überhaupt – erst sehr spät metastasierender Tumor. Er macht ca. 0,5–2% aller Lungentumoren aus und kann durch eine alleinige Operation geheilt werden.
Eine Besonderheit dieses Tumors ist, dass er hormonähnliche Substanzen in die Blutbahn abgeben und entsprechende Beschwerden verursachen kann.

Chemotherapie: Anderer Ausdruck für zytotoxische bzw. zytostatische Therapien. Sie soll die Vermehrung der Tumorzellen verhindern sowie eine Verkleinerung oder gar Beseitigung des Tumors bewirken.

Computertomographie: Im Gegensatz zur konventionellen Röntgenaufnahme Möglichkeit der zweidimensionalen Darstellung der jeweils untersuchten Organe. Die Computertomographie »zerschneidet« den Körper gewissermaßen scheibchenweise, jeweils von unterschiedlichen Aufnahmepunkten aus gesehen. Es findet eine Strahlenbelastung statt, die sich allerdings in Grenzen hält.

CR (komplette Remission): Man spricht von einer kompletten Remission, wenn keinerlei Krankheitszeichen mehr feststellbar sind.

CYFRA: Ein in der Lungenkrebsdiagnostik und Nachsorge benutzter Tumormarker.

dendritische Zellen: Hochspezialisierte weiße Immunzellen, die in der Tumorabwehr eine Rolle spielen.

Dermatitis: Hautentzündung.

Dosieraerosol: Inhalationsgerät, mit dem Medikamente mit der Einatmungsluft direkt in die Bronchien gebracht werden. Hier werden häufig bronchialkrampflösende Medikamente inhaliert, die schon nach ganz kurzer Zeit wirken.

Dyspnoe: Atemnot.

ECOG-Index: Ähnlich dem Karnofsky-Index eine Klassifizierung des jeweiligen Allgemein- und Kräftezustandes.

Emphysem: Erweiterung der Lungenbläschen, die zu einem vermehrten Luftgehalt der Lunge führt. Zur Komplikation des Lungenemphysems zählen nicht nur Atemnot, sondern auch die Folgen einer verstärkten Rechtsherzbelastung.

endogen: Im Körper selbst, im Körperinneren entstehend.

Endoskopie: Ausleuchtung und Ausspiegelung von Hohlorganen oder Körperhöhlen mit Hilfe des Endoskops. Die Ausspiegelung der Bronchien heißt Bronchoskopie. Die hierfür benutzten Endoskope nennt man Bronchoskope.

Epidemiologie: Lehre von der Häufigkeit und der Verteilung von Krankheiten, deren Ursache und deren soziale Folgen in der Bevölkerung.

Ergometer: Instrument zur Messung der Muskelkraft.

Ergotherapie: Heilbehandlung durch Beschäftigung. Fließende Übergänge von der Beschäftigungs- zur Kunsttherapie sind möglich. Eine Ergotherapie kann besonders für Krebspatienten mit psychischen Problemen sinnvoll sein. Sie kann zwar ambulant durchgeführt werden, ist jedoch eine Domäne der meisten Nachsorgekliniken.

Erlotinib (Tarceva®): Ein seit Ende 2005 zugelassenes Medikament, das zu der Substanzklasse der Tyrosinkinasehemmer zählt. Erlotinib wirkt zielgerichtet auf den sogenannten »epidermalen Wachstumsfaktor-Rezeptor« EGFR (oder auch HER-1), der beim nicht kleinzelligen Lungenkrebs auf der Oberfläche von Krebszellen häufiger vorkommt und/oder fehlreguliert ist. Der Rezeptor sendet Wachstumssignale in den Zellkern, wodurch sich die Krebszelle verstärkt teilt und der Tumor sich ausbreitet. Das Medikament dringt in die Krebszelle ein und besetzt zielgerichtet den innerhalb der Zelle gelegenen Teil des Rezeptors. Die Weiterleitung der Wachstumssignale wird so gestoppt. Die Krebszellen hören auf, sich zu teilen, und das Wachstum des Tumors wird gehemmt.

Erythropoetin: Ein Hormon, das die Bildung von roten Blutkörperchen anregt und bei Blutmangel statt einer Bluttransfusion gegeben werden kann. Es lässt sich auch künstlich herstellen und als Medikament bei Blutarmut einsetzen.

Eutonie: Zustand größtmöglicher Ausgeglichenheit. Durch Übungen der Eutonie soll eine bewusstseinserweiternde Einstellung gewonnen werden. Die Beziehung zu sich selbst und der Umwelt soll hierdurch verbessert werden.

Expektoranzien: Mittel, die das Abhusten fördern.

Exspiration: Ausatmung.

Fatigue: Bezeichnung für eine besonders quälende Form der Müdigkeit und Erschöpfung, unter der manche Krebskranke noch lange nach der Erkrankung leiden.

Fistel: Abnormer, röhrenförmiger Gang, der von einem Hohlorgan oder einem Hohlraum ausgeht und an der Körperoberfläche ausmündet oder nur im Körperinneren verläuft und eventuell mehrere Organe verbindet. Eine Bronchialfistel geht von einem defekten Bronchus aus.

Frischzellentherapie: Unspezifische Immuntherapie, die die Abwehrzellen im Körper anregen soll. Bei der Frischzellentherapie werden gerne tierische Organzellen (z. B. von Thymus) gegeben. Sie können gespritzt, aber auch in

Tablettenform genommen werden. Besonders beliebt ist die Gabe von Zellen ungeborener Lämmer. Diese Zellen sollen eine revitalisierende Wirkung haben.
Der Nutzen dieser Frischzellentherapie konnte bislang – außer für die sie vertreibende Pharmaindustrie – niemals eindeutig belegt werden.

Ganzkörperplethysmographie: Ganzkörperdruckmesser. Eine geschlossene Kabine, in der bei dem in dieser Kabine sitzenden Patienten die gesamte Ein- und Ausatmung gemessen wird. Sie dient u.a. zum Nachweis eines Emphysems.

Gefitinib (Iressa®): Ein signalhemmendes Medikament, das ähnlich wie Erlotinib (Tarceva®) die Wirkung von EGFR durch Inhibition der Tyrosinkinase hemmt. In Deutschland ist Gefitinib im Gegensatz zu Erlotinib für die Behandlung des nicht kleinzelligen Lungenkarzinoms noch nicht zugelassen.

Gesprächstherapie: Eine hilfreiche Methode zur Entspannung und zur Bewältigung von Problemen. Sie wird einzeln oder in Gruppen mit einem Psychologen oder Arzt durchgeführt und soll den Betroffenen dazu anleiten, sich mit seiner Krankheit und seinen Problemen bewusst auseinanderzusetzen und sie anzunehmen. Im Gespräch werden Ängste und Auswege artikuliert und diskutiert. So können auch unbewusste Zusammenhänge einsichtig gemacht werden. Die Gesprächstherapie kann helfen, besser mit Ängsten umzugehen und mit ihnen zu leben.

Grading: Abstufung der Bösartigkeit von Tumorgewebe. Man unterscheidet G1 bis G4, d.h. vier unterschiedliche Stadien der Ausreifung (Differenzierung).

Hämatologe-Onkologe: Facharztbezeichnung für diejenigen Ärzte, die sich mit bösartigen Bluterkrankungen und Tumoren befassen.

Hämoptoe, Hämoptyse: Blut im Auswurf. Sie kann bedingt sein durch blutende Entzündungen, verbliebene Fadengranulome, durch die Bronchoskopie oder Tumoren an den Bronchien.

Hamartom: Gutartiger Lungentumor.

hepatisch: Die Leber betreffend.

HER-1 (humaner Wachstumsfaktor-Rezeptor 1, EGFR): Ein bei der Tumorbildung und Metastasierung von nicht kleinzelligen Bronchialkarzinomen wichtiger Zelloberflächenrezeptor, der durch eine neue Medikamentenklasse (Tyrosinkinasehemmer) blockiert werden kann.

Hilus: Lungenpforte, in der viele Bronchien und Gefäße des Lungenstiels liegen. Man unterscheidet einen linken Hilus und einen rechten Hilus.

Hochdosistherapie: Eine sehr hochdosierte Chemotherapie, die in der Regel mit einer autologen Stammzellentransplantation einhergeht, um die Blutbildung zu gewährleisten.

Hospiz: Einrichtung mit dem Schwerpunkt der Betreuung unheilbar chronisch Erkrankter.

Immunsystem: Körpereigenes Abwehrsystem gegen körperfremde Stoffe. Es ist ein äußerst kompliziertes, aus vielen Bausteinen bestehendes System zellulärer und nicht zellulärer (humoraler) Elemente. Seine Rolle bei der Krebs-»Abwehr« ist noch nicht ganz geklärt.

Immuntherapie: Behandlung einer Erkrankung durch Eingriff in das Immunsystem. Man unterscheidet eine unspezifische von einer spezifischen Immuntherapie. Erstere soll alle Immunabläufe anregen, Letztere nur ganz spezifische Schritte in der Immunabwehr beeinflussen.

Inhalation: Einatmung von Dämpfen oder Aerosolen.

Inhalator: Gerät, mit dem Medikamente eingeatmet werden können. Es wird auch Dosieraerosol genannt. Der Vorteil gegenüber Tabletten ist, dass durch die Inhalationen der Medikamente die Wirkung schneller – bei geringeren Nebenwirkungen – eintritt.

Inspiration: Einatmung.

intravenös: Einbringen von Medikamenten oder Flüssigkeiten in eine Vene.

Iscador®: Ein spezielles Mistelpräparat, das ursprünglich vorwiegend von den Anthroposophen in die Krebsmedizin eingeführt wurde. Es nimmt unter den vielen Naturheilmitteln insofern eine Sonderstellung ein, als die Wirksamkeit dieses Präparates weltanschaulich begründet wird.

Karnofsky-Index: Ein Index, der den Allgemein- und Kräftezustand des Patienten beschreibt. Er reicht von 100% (normal) bis unter 50% (ständige Unterstützung und Pflege notwendig).

Karzinoid: Siehe *Carcinoid.*

Kernspintomographie (NMR): Bildgebendes Untersuchungsverfahren, das – im Gegensatz zur Röntgen- und computertomographischen Untersuchung – nicht mit einer Strahlenbelastung verbunden ist. Dabei senden die Wasserstoffatome im Körper als Antwort auf ein von außen erzeugtes hohes Magnetfeld messbare Signale aus, woraus sich wiederum Bilder des Körpers zusammensetzen lassen. Die Kernspintomographie ist in einigen Bereichen den anderen Untersuchungsverfahren überlegen, in anderen Bereichen unterlegen.

Killerzellen: Bestimmte, bei der spezifischen Immunabwehr beteiligte Zellen, die in der Krebsabwehr eine besondere Rolle spielen sollen.

Kinasen: Entscheidende Mediatoren für Tumorwachtum und Metastasierung. Sie an wichtigen Schaltstellen zu hemmen ist der therapeutische Ansatz einer neuen Medikamentenklasse, der Tyrosinkinasehemmer.

Kortison: Ein in der Nebennierenrinde gebildetes Hormon, das viele wichtige Aufgaben im menschlichen Organismus erfüllt. Bei Lungenkranken, besonders bei Asthmakranken, wird es gerne wegen seiner entzündungshemmenden und schleimhautabschwellenden sowie antiallergischen Wirkung eingesetzt. Die Kortikoide können als Tabletten, Spritzen, Aerosole, Zäpfchen oder Salben genommen werden. Die bei der Inhalation verwendeten Kortikoide wirken vor allem topisch. Hierunter versteht man, dass ihre Wirkung vorwiegend auf die Lunge beschränkt ist und es nicht zu den gefürchteten Kortisonnebenwirkungen kommt.

Kur: Früher häufig benutzter Ausdruck für stationäre Rehabilitation oder stationäre Nachsorgemaßnahmen.

kurative Therapie: Auch potenziell kurative Therapie genannt. Im Gegensatz zur palliativen Therapie oder zur symptomatischen Therapie steht bei ihr als Ziel die Heilung im Vordergrund der Maßnahmen.
Bei ihr werden gelegentlich sehr aggressive, d.h. belastende Behandlungen eingesetzt, um alle Krebszellen zu vernichten und eine Heilung zu erzielen. Für den Patienten kann das bedeuten, dass er erhebliche akute oder auch chronische Nebenwirkungen in Kauf nehmen muss.

Lasertherapie: Mit Laserstrahlen werden Verschlüsse der zentralen Atemwege beseitigt, sodass eine bessere Atmung ermöglicht wird.

Leberperfusion: Spezielle Chemotherapie zur Behandlung von Lebermetastasen. In die zur Leber führenden Blutgefäße werden Zytostatika gespritzt, die so in hoher Konzentration in das vom Tumor befallene Lebergewebe gelangen.

Leukopenie: Verminderung der Zahl der weißen Blutkörperchen (Leukozyten) im Blut.

Limited disease: Bezeichnung, die neben der TNM-Klassifikation zur Stadieneinteilung von kleinzelligen Bronchialkarzinomen dient. Sie besagt, dass der Befall auf einen Lungenflügel begrenzt ist. Im Gegensatz dazu steht *extensive disease,* d.h., es existiert ein zusätzlicher Befall außerhalb der Lunge.

Lobektomie: Entfernung eines Lungenlappens. Werden zwei Lungenlappen entfernt, so spricht man auch von Bilobektomie.

lokal: Örtlich, auf bestimmte Abschnitte des Körpers beschränkt. Der Gegensatz hierzu lautet systemisch oder disseminiert.

Lokalrezidiv: Erneutes Auftreten eines Tumors an der – schon ehemals – behandelten Stelle. Der Gegensatz hierzu ist das Fernrezidiv, auch Metastase genannt.

Lymphangiosis carcinomatosa: Diffuser Befall der Lymphwege mit Tumorzellen.

Lymphknoten: Die Lymphknoten sind ein wichtiger Teil der Lymphwege. In diesem System stellen sie eine Art Filter für den Lymphabfluss dar.

Lymphozyten: Blutzellen, die die Abwehr von Krankheiten und Fremdstoffen – wozu auch Tumorgewebe gehört – zur Aufgabe haben. Es gibt zahlreiche, teilweise sehr unterschiedliche Aufgaben in der Immunabwehr, die von unterschiedlichen lymphozytären Untergruppen (lymphozytäre Subpopulationen) erfüllt werden.

Magnetresonanztomographie (NMR oder MRT): Siehe *Kernspintomographie.*

Makrophagen: Auch Fresszellen genannt. Es handelt sich um eine besondere Form der weißen Blutkörperchen, die in der spezifischen Immunabwehr eine besondere Rolle haben.

maligne: Anderer Ausdruck für bösartig.

MDR-Gen (Multi-Drug-Resistance-Gen): Erbmaterial, das die Tumoren unempfindlich gegen Medikamente macht.

Mediastinoskopie: Untersuchung, die zur Beurteilung der Tumorausbreitung im Mittelfellraum dient. Dank der Computertomographie und der Magnetresonanztomographie kann heute zunehmend auf eine Mediastinoskopie verzichtet werden.

Das Endoskop, mit dem das Mediastinum ausgespiegelt wird, nennt man Mediastinoskop.

Mediastinum: (»quod in medio stat«, was in der Mitte liegt) Mittelfellraum, mittlerer Teil der Brusthöhle, d.h. der zwischen linker und rechter Lunge liegende Raum. Man unterscheidet je nach Lage zum Herzen vorderes, mittleres und hinteres bzw. oberes und unteres Mediastinum.

Mesotheliom: Bösartiger Tumor, der vorwiegend vom Brustfell ausgeht und häufig mit gesteigerter Flüssigkeitsbildung einhergeht. Nicht selten liegt eine ehemalige Asbestexposition der Erkrankten vor.

Metastasen: Tochtergeschwülste, die durch Verschleppung von Geschwulstzellen fern vom Ursprungsherd an einer anderen Körperstelle entstehen. Die Ausbreitung von Zellen (Metastasierung) erfolgt vorwiegend über Blut- und Lymphbahnen.

monoklonale Antikörper: Mithilfe der Gentechnologie hergestellte, hochspezifische identische Antikörper. Diese können sowohl in der Erkennung als auch neuerdings in der Tumortherapie benutzt werden. Bevacizumab (Avastin®) ist ein solches bei Krebserkrankungen eingesetztes Medikament. Bevacizumab ist beim nicht kleinzelligen Lungenkarzinom bislang noch nicht in Deutschland zugelassen.

Nachsorge: Unter Nachsorge versteht man alle diejenigen diagnostischen und therapeutischen Maßnahmen, die im Anschluss an die abgeschlossene Primärbehandlung durchgeführt werden.

neoadjuvante Therapie: Eine Chemo- und/oder Strahlentherapie, die vor der Operation durchgeführt wird. Sie hat häufig zum Ziel, die operative Entfernung des Tumors zu erleichtern und »Mikrometastasen« zu vernichten.

Neoplasma: Viele Ärzte gebrauchen diesen Begriff gleichbedeutend mit malignem Tumor (auch Karzinom oder Malignom genannt).

Neuronspezifische Enolase (NSE): Tumormarker, der häufig für den Verlauf und die Nachsorge kleinzelliger Bronchialkarzinome hinzugezogen wird.

Neutropenie: Mangel an weißen Blutkörperchen.

nicht kleinzellige Bronchialkarzinome (non small cell lung cancer): Bezeichnung für alle Lungenkarzinome, die keine kleinzellige Gewebestruktur aufweisen. Es sind vorwiegend Adenokarzinome, Plattenepithelkarzinome und großzellige Karzinome.

NMR: Siehe Kernspintomographie.

nuklearmedizinische Untersuchungen: Untersuchungsverfahren zur Feststellung krankhafter Veränderungen der unterschiedlichsten Körpergewebe. Hierbei werden radioaktive Mittel gespritzt, die sich in dem untersuchten Gewebe anreichern. Die Strahlenbelastung ist im Allgemeinen gering, häufig sogar noch geringer als bei Röntgenuntersuchungen.

Obstruktion: Verengung der Atemwege.

obstruktive Lungenfunktionsstörungen: Verminderung der Sauerstoffaufnahme in der Lunge, obwohl das Lungenvolumen im Gegensatz zur restriktiven Ventilationsstörung nicht vermindert ist. Die Verminderung kommt durch Hindernisse bei der Atmung zustande (z. B. Asthma, chronische Bronchitis mit Schleimbildung).

Ödem: Schwellung durch Flüssigkeitsansammlung.

Onkologen: Bezeichnung für Ärzte, die sich auf die Behandlung von Krebserkrankungen spezialisiert haben. Manche unterscheiden den internistischen, den chirurgischen, den gynäkologischen und den strahlentherapeutischen Onkologen.

Onkologie: Lehre von den Geschwülsten und deren Therapiemöglichkeiten mit Medikamenten, Operation, Strahlentherapie oder physikalischen Maßnahmen.

Osteoporose: Lateinische Bezeichnung für Knochenentkalkung.

Osteosynthese: Chirurgische Intervention mit dem Ziel, zwei gebrochene oder bruchgefährdete Knochenteile zu verbinden.

palliative Therapie: Eine krebshemmende Therapie, die vorrangig auf die Erhaltung bzw. Verbesserung der Lebensqualität abzielt. Sie ist zu unterscheiden von der kurativen Therapie, die primär die Heilung zum Ziel hat.

Pancoast Tumor: »Ausbrechertumor« außerhalb des Brustfells. Er befällt häufig die Schlüsselbeinregion und die dort entlanglaufenden Nerven.

Paramedizin: Im Gegensatz zur Schulmedizin offiziell nicht anerkannte medizinische Maßnahme, da ihre Wirksamkeit mit naturwissenschaftlichen Methoden nicht nachzuweisen ist. Siehe *Alternative Medizin.*

paraneoplastisch: Insbesondere die kleinzelligen Bronchialkarzinome geben häufig Hormone und andere Substanzen in das Blut ab. Hierdurch können Veränderungen im Stoffwechsel entstehen. Diese Veränderungen nennt man paraneoplastisch.

partielle Remission (Teilremission): Zustand, wenn der Tumor auf die Therapie angesprochen hat und hierdurch mindestens 50% des sichtbaren Tumors vernichtet wurden.

pathologische Fraktur: Ein Knochenbruch aufgrund einer verminderten Knochenstabilität bzw. Metastasierung.

Peak-flow-Meter: Messgerät zur Selbstkontrolle der Lungenfunktion. Es wird hiermit die Spitze (Peak) des Atemflusses (flow) bestimmt. Es wird also der Wert für den größten anfänglichen Atemstrom – der Spitzenfluss – gemessen. Dies hat insbesondere bei der Asthmatherapiekontrolle eine Bedeutung.

Pemetrexed (Alimta®): Beim Mesotheliom und nicht kleinzelligen Bronchialkarzinomen eingesetztes Medikament, das gleichzeitig drei getrennte Enzyme hemmt, die für die Bildung und das Wachstum von Krebszellen bedeutsam sind.

Perfusionsszintigraphie: Lungenszintigraphie und Ventilationsszintigraphie. Sie wird häufig vor der Operation durchgeführt, um das Ausmaß der eingeschränkten Lungenfunktion nach der Operation zu schätzen.

Phytotherapie: Behandlung mit Medikamenten pflanzlicher Herkunft.

Plattenepithelkarzinom: Auch epidermoidales Karzinom oder Spindelzellkarzinom genannt. Häufigste bösartige Gewebeform der Lungenkarzinome.

Pleura: Lungenfell, Brustfell. Man unterscheidet ein inneres (Pleura visceralis) von einem äußeren (Pleura parietalis) Brustfell bzw. Lungenfell.

Pleuritis: Rippenfellentzündung.

Pleurapunktion: Sie wird dann durchgeführt, wenn sich vermehrt Flüssigkeit zwischen der Brustwand und der Lunge gebildet hat. Sie dient dazu, diese die Atmung einschränkende Flüssigkeit abzulassen und eventuell zu untersuchen. Die Flüssigkeit, die gewonnen wird, heißt Pleuraexsudat oder -transsudat oder vereinfachend Pleuraerguss.

Pneumektomie: Auch Pneumonektomie genannt. Hiermit bezeichnet man den Zustand, wenn eine Lungenhälfte komplett operativ entfernt wurde.

Pneumothorax: Luftansammlung zwischen Lunge und Brustwand. Ein Pneumothorax birgt die Gefahr, dass der Lungenflügel kollabiert und sich bei der Einatmung nicht mehr ausdehnen kann. Dann resultiert eine Minderbeatmung.

Pneumonie: Lungenentzündung.

Pneumonitis: Reaktion des Lungenkrebses auf eine Strahlentherapie oder auf einer Chemotherapie.

Polychemotherapie: Eine Chemotherapie, bei der – im Gegensatz zur Monotherapie – mehrere Substanzen miteinander kombiniert werden.

Positronenemissionstomographie (PET): Bildgebendes Verfahren, das eine Unterscheidung zwischen (vitalem) Tumorgewebe und Narben bzw. abgestorbenem Tumorgewebe ermöglicht.

Prognose: Zukunftsaussichten; voraussichtlicher Krankheitsverlauf.

Prognosekriterien: Faktoren, die eine ungefähre Einschätzung des weiteren Krankheitsverlaufs erlauben.

Progression: Fortschreiten der Krankheit.

Prophylaxe: Verhütung von Krankheiten; Vorbeugung gegen Krankheiten.

Psychosomatik: Beziehung zwischen seelischen Vorgängen und körperlichen Funktionen.

Radikaloperation: Totale Entfernung einer Krebsgeschwulst.

Rehabilitation: Zusammenfassung aller medizinischen, psychischen, sozialen und beruflichen Maßnahmen, die eine Eingliederung der Krebserkrankten in Familie, Gesellschaft, Arbeit und Beruf zum Ziel haben. Die Rehabilitationsmaßnahmen sollen dem Rehabilitanden dabei behilflich sein, mit den infolge der Krebserkrankung und der Therapie entstehenden neuen Problemen besser zurechtzukommen (rehabilitare = wieder fähig machen).

Remission: Verhinderung der Tumorzellen nach einer Therapie. Von kompletter Remission spricht man, wenn alle Symptome und Hinweise auf den Tumor verschwunden sind. Der Arzt kann mit seinen Untersuchungsmethoden den Tumor bei einer kompletten Remission nicht mehr nachweisen. Bei einer teilweisen (partiellen) Remission sind nicht alle, aber viele Beschwerden und Tumorzeichen nach der Therapie beseitigt.

Resektion: Operative Entfernung.

R0-Resektion: Zustand nach vollständiger Entfernung des Tumors.

R1-Resektion: Zustand nach unvollständiger Entfernung des Tumors.

Resistance: Maß für den Strömungswiderstand in den Atemwegen.

Resistenzentwicklung: Nichtansprechen der Erkrankung auf Medikamente, auf die die Erkrankung vorher gut angesprochen hat.

Restriktion: Minderung des blähungsfähigen Lungengewebes bzw. Minderung des Hubvolumens.

restriktive Lungenfunktionsstörung: Im Gegensatz zur obstruktiven Lungenfunktionsstörung ist das Lungenhubvolumen bei dieser Störung eher vermindert. Die Atemnot ist in erster Linie durch einen Sauerstoffmangel – also nach der Operation infolge eines Verlusts von Lungengewebe – bedingt. Auch andere Veränderungen, wie z. B. Lungenentzündungen, Lungenembolien, Lungengefäßveränderungen, Lungenfibrosen, Vernarbung wie z. B. nach Tuberkulose, können eine Lungenrestriktion bewirken.

reversibel: Umkehrbar im Gegensatz zu irreversibel (nicht mehr umkehrbar bzw. reparabel).

Rezidiv: Erneutes Auftreten einer Krebsgeschwulst. Das Rezidiv kann auf die Bronchien beschränkt sein (Lokalrezidiv), aber auch in den umgebenden Lymphknoten (lokoregionär) oder an einer anderen Körperstelle lokalisiert sein. Im letzteren Falle spricht man von Metastasen.

Sarkom: Bösartige Geschwulst, die vom Bindegewebe ausgeht.

Sauerstoff-Mehrschritt-Therapie: Von Anhängern der »biologischen Therapien« empfohlene Behandlung, die auf einem Überangebot an Sauerstoff beruht.
Die ursprünglich von dem Physiker Manfred von Ardenne entwickelte und auf naturwissenschaftlichen Überlegungen von Warburg basierende Therapie gibt es inzwischen in zahlreichen Varianten. Ein lebensverlängernder Effekt konnte bislang nicht bewiesen werden.

SCC: Ein in der Tumornachsorge nicht kleinzelliger Lungenkarzinome früher häufig benutzter Tumormarker. Heute wird er gerne durch den Tumormarker CYFRA ersetzt.

second look operation: Kommt es zu einem Anstieg oder zu einer anhaltenden Erhöhung von Tumormarkern, ohne dass der Arzt mit Röntgen, Endoskopie, Ultraschall und Computertomographie ein Rezidiv ausmachen konnte, so empfehlen manche Ärzte die Durchführung einer erneuten Operation. Hierdurch soll ein Rezidiv ausgeschlossen werden.

second opinion: Zweite Stellungnahme eines Spezialisten zu einem diagnostischen oder therapeutischen Problem.

Sekretion: Absonderung von Flüssigkeit.

Sekretolyse: Schleimlösung.

Sekretolytika: Schleimlösende Medikamente, die man gerne bei einer Bronchitis – gelegentlich gleichzeitig mit Antibiotika – gibt.

signalhemmende Therapien: Sie zählen zu den zielgerichteten Therapien (targeted therapies). Diese Medikamente hemmen auf molekularer Ebene gezielt die Signalwirkung von Wachstumsfaktoren, die für das Tumorwachstum und die Metastasenbildung notwendig sind. Der signalhemmende Wirkstoff Erlotinib ist seit 2005 in Deutschland für die Behandlung des nicht kleinzelligen Lungenkarzinoms zugelassen.

Simonton-Methode: Von dem amerikanischen Arzt SIMONTON für Krebspatienten entwickelte Methode zur Entspannung, Angstbekämpfung und »Steigerung der körpereigenen Abwehrkräfte«. Die Betroffenen sollen sich im Zustand tiefer Entspannung bildhaft vorstellen, wie sich die Abwehrzellen auf den Tumor stürzen. Durch diese mentale Vorstellung sollen die Wechselwirkungen zwischen Seele, Geist und Körper positiv beeinflusst werden.

Smog: Feinstaub von Schwefeldioxid, der sich ab einer bestimmten Konzentration mit den anderen Luftgasen zu einer schleimhautreizenden Mischung vermischt. Besonders schlimm ist die Kombination von Smog-Luft-Belastung mit Schadstoffen und Kälte, da Letztere noch zusätzlich die Bronchialreinigung erschwert und zur Obstruktion führt (siehe *obstruktive Lungenfunktionsstörung*).

Sonographie: Untersuchungsmethode mithilfe energiereicher Schallwellen. Durch sie können Veränderungen von z. B. Leber, Bauchspeicheldrüse, Nieren und Milz festgestellt werden. Es handelt sich um eine weitgehend schmerzlose und komplikationslose Untersuchungsmethode, die sehr aussagekräftig ist.

Spirometer: Messgerät, mit dem der Lungeninhalt in verschiedenen Phasen der Atmung gemessen werden kann.

Spirometrie: Messung der Atmung.

Sputum: Spucke, Auswurf.

squamous cell carcinoma marker: Tumormarker, der im Verlauf und der Nachsorge von Plattenepithelkarzinomen eingesetzt werden kann.

Stadieneinteilung (Staging): Mit der Stadieneinteilung bestimmt man die Größe und die Ausbreitung des Tumors in andere Organe und Lymphknoten. Die Stadieneinteilung erfolgt in Europa weitgehend nach dem TNM-System (siehe *TNM-System*).

Stenose: Verengung.

Stent: Prothese, die eine Rekanalisation durch Tumorgewebe verschlossener Bronchien oder Gefäße ermöglicht. Die Stents bestehen aus Silikon, aus Draht oder Metallmaschengeflecht.

Strahlenfibrose: Krankhafte Bindegewebsvermehrung in der Lunge. Sie stellt häufig das Endstadium einer Strahlenpneumonitis dar.

Strahlentherapie: Anwendung von energiereichen Strahlen zur Behandlung von Krankheiten, z. B. zur Geschwulstbehandlung. Man unterscheidet mehrere Arten von Strahlentherapie, so die Röntgentherapie, die Telekobalttherapie, die Neutronentherapie.

Stützkorsett: Korsett, das zur Abstützung und zur Stabilisierung der (tumorbefallenen) Wirbelsäule dient.

Symbioselenkung: Von Anhängern der »biologischen Therapien« geprägter Begriff, der eine »Reharmonisierung der Lebensgemeinschaft zwischen dem Menschen und den Bakterien seines Magen-Darm-Traktes« beinhaltet. Die Abwehrkräfte des Körpers sollen hierdurch angeblich angeregt und verbessert werden. Die Symbioselenkung wird durch eine Änderung der Lebensweise, die Vermeidung von Umweltbelastungen und den geringeren Verbrauch von Medikamenten und Genussmitteln, die das harmonische Gleichgewicht zwischen Mensch und Mikroben im Darm zerstören könnten, erreicht.

systemisch: Gegensatz zu lokal.

Szintigraphie: Die Szintigraphie gibt die räumliche Verteilung einer radioaktiven Substanz an, die z. B. von der Leber (Leberszintigraphie), vom Knochen (Skelettszintigraphie) oder vom Lungengewebe (Lungenperfusions- und Ventilationsszintigraphie) aufgenommen und gespeichert wurde. Die Art und Dichte der Verteilung gibt Aufschluss über krankhafte Veränderungen der jeweiligen Organe.
Szintigraphische Untersuchungen können einerseits zur Krankheitssuche dienen (z. B. Skelettszintigraphie) und andererseits auch zur Überprüfung der Leistungsfähigkeit (z. B. Lungenperfusionsszintigraphie) eingesetzt werden.

Tachycardie: Schneller Herzschlag bzw. schneller Puls.

Theophylline: Substanzklasse von Medikamenten, die gerne bei obstruktiven Atemwegserkrankungen wie z. B. Asthma eingesetzt werden. Sie sollen den Bronchialkrampf lösen, wirken antiallergisch, entzündungshemmend und verbessern die Wirkung der Flimmerhärchen. Mögliche Nebenwirkungen sind Übelkeit, innere Unruhe, Schlafstörungen, Kopfschmerzen und schneller Pulsschlag. Bei hohen Dosierungen können auch Herzrhythmusstörungen auftreten. Wegen der möglichen Nebenwirkungen lassen manche Ärzte den Theophyllinspiegel im Blut bestimmen, da die Nebenwirkungen von der Höhe des Blutspiegels abhängen.

Thorakoskopie: Spiegelung der Brusthöhle. Sie wird dann durchgeführt, wenn Klarheit über mögliche Veränderungen in der Brusthöhle erzielt werden soll.

Thorax: Brusthöhle.

Thoraxchirurgie, Thoraxchirurgen: Operateure, die sich auf chirurgische Probleme der im Brustkorb liegenden Organe spezialisiert haben.

Thrombopenie: Ein verminderter Blutplättchenspiegel. Bei einer Verminderung von weniger als 100 000/Mikroliter drohen Blutungsprobleme.

Tiffeneau-Test: Einsekundenwert oder Atemstoßtest. Er wird zur Feststellung und zur Verlaufsbeurteilung einer obstruktiven Atemwegserkrankung benutzt.

T-Lymphozyten: Zusammen mit den B-Lymphozyten für die Immunabwehr wichtige Zellen. Es gibt mehrere Arten von T-Lymphozyten.

TNM-System: Klassifikation der Tumoren je nach Größe und Ausdehnung des Tumors (T), der befallenen oder nicht befallenen Lymphknoten (N) und anderer Organe (M).

Trommelschlegelfinger: Auftreibung der Fingerendglieder mit Weichwerden des Nagelbetts. Trommelschlegelfinger treten gehäuft bei Plattenepithelkarzinomen der Lungen auf.

Tumormarker: Im Blut oder Gewebe nachweisbare Eiweißstoffe, die bei Tumorwachstum erhöht sein können. Eine Erhöhung der Tumormarker kann, muss aber nicht auf Tumorwachstum hinweisen. Auch sind die Tumormarker häufig erst ab einer bestimmten Tumorgröße im Blut nachweisbar. Normale Tumormarkerwerte schließen eine Wiedererkrankung also nicht aus.

Tumornachsorge: Maßnahmen im Anschluss an die Primärbehandlung (Operation oder Strahlen- oder Chemotherapie). Sie bestehen sowohl aus Hilfen, um besser mit den Folgen der Erkrankung zurechtzukommen, als auch aus vorsorgenden Maßnahmen zur Verhinderung der Wiedererkrankung und schließlich auch aus Maßnahmen zur Früherkennung einer Wiedererkrankung.

Ultraschalluntersuchung: Siehe auch *Sonographie*. Man unterscheidet eine Abdomen-, Leber-, Schilddrüsen-, Mamma-, Dopplerultraschalluntersuchung. Es handelt sich um Untersuchungen, die die in den Organen und Geweben unterschiedlichen Reflexionen elektromagnetischer Wellen ausnutzen und in der Tumornachsorge vorrangig zur Früherkennung von Rezidiven eingesetzt werden.

vascular endothelial growth factor (VEGF): Signal mit entscheidender Bedeutung für die Gefäßversorgung (Ernährung) des Tumors. Es signalisiert den umliegenden Blutgefäßen, dass eine »Sonderleitung« gelegt werden muss, die den schnell wachsenden Tumor mit ausreichend Blut und damit mit Nährstoffen versorgt. Die Blutgefäße wachsen daraufhin zum Tumor hin und ermöglichen seine Ausbreitung. Das Tumormedikament Bevacizumab (Avastin®) unterdrückt die Aussendung der Botenstoffe und führt damit zu einer Abkopplung des Tumors von der Blutversorgung. Der Tumor »verhungert«.

Vinorelbin (Navelbine®): Ein häufig bei nicht kleinzelligen Karzinomen eingesetztes Zytostatikum, das sowohl als Tablette als auch über eine Spritze verabreicht werden kann.

Vitalkapazität: Die maximal ausgeatmete Luft. Um sie zu bestimmen, atmet man so tief wie möglich ein und misst, wie viel bei langsamer Ausatmung insgesamt ausgeatmet wird.

Vitamine: Lebenswichtige Spurenelemente. Es gibt Hinweise dafür, dass insbesondere Vitamin C und die Vorstufe des Vitamin A (Karotin) vor einer bösartigen Entartung der Körperzellen schützen helfen.

Wachstumsfaktoren: Gentechnologisch hergestellte Zytokine (s. dort), die – wie z. B. der Granulocyte colony stimulating factor = GCSF oder GMCSF – zur Verminderung des Mangels an weißen Blutkörperchen eingesetzt werden.

Zyanose: Blausucht, da häufig erkennbar an blauen Lippen. Sie kann ein Hinweis dafür sein, dass das Blut nicht genügend mit Sauerstoff angereichert ist.

Zylindrome: Seltener bösartiger Drüsentumor der Lunge. Ausgangspunkt des Tumors ist häufig die Luftröhre oder ein großer Bronchus.

Zytokine: Polypeptide mit hormonähnlichem Charakter, die der interzellulären Kommunikation und Aktivierung einer Vielzahl verschiedener Zellen des blutbildenden oder immunbildenden Systems dienen. Zu den Zytokinen zählen z. B. die Interferone, das Interleukin, der Tumor-Nekrosefaktor, Erythropoetin und die Wachstumsfaktoren.

Zyste: Ein- oder mehrkammerige, durch eine Kapsel abgeschlossene, sackartige Geschwulst mit dünn- oder dickflüssigem Inhalt. Eine Zyste kann gutartig, aber auch bösartig sein.

Zytologie: Zelluntersuchung, meist aus dem Auswurf (Sputumzytologie), zum Nachweis bösartiger Zellen.

Zytostatika: Chemische Mittel zur Hemmung des Tumorwachstums. Einige Zytostatika greifen die Tumorzellen direkt an, andere verhindern nur deren Vermehrung. Zytostatika, die nur die Tumorzellen angreifen und gesunde Zellen schonen, gibt es noch nicht.

Adressen

Arbeiterwohlfahrt Bundesverband e.V., Marie-Juchacz-Haus, Oppelner Str. 130, 53119 Bonn, Telefon 02 28/6 68 50

Arbeitsgemeinschaft für Krebsbekämpfung im Lande Nordrhein-Westfalen, Universitätsstr. 140, 44799 Bochum, Telefon 0234/89 02-0, Fax 0234/ 89 02-555, Internet: http://www.argekrebsnw.de, E-Mail: mail@arge krebsnw.de

Bayerische Krebsgesellschaft e.V., Nymphenburger Str. 21a, 80335 München, Telefon 0 89/54 88 40-45

Bundesarbeitsgemeinschaft »SELBSTHILFE« e.V., Kirchfeldstr. 149, 40215 Düsseldorf, Telefon 02 11/3 10 06-0, Fax 02 11/3 10 06-48, Internet: http:// www.bag-selbsthilfe.de

Bundesverband »Selbsthilfe Körperbehinderter« e.V., Altkrautheimer Str. 20, 74238 Krautheim, Telefon 0 62 94/42 81-0, Fax 0 62 94/42 81-79

Bundeszentrale für gesundheitliche Aufklärung, Ostmerheimerstr. 220, 51109 Köln, Telefon 02 21/89 92-0

Deutsche Arbeitsgemeinschaft Selbsthilfegruppen, Friedrichstr. 28, 35392 Gießen, Telefon 06 41/9 94 56 12, Fax 06 41/9 94 56 19, E-Mail: dagshg@ gmx.de, Internet: http://www.dag-shg.de

Deutsche Krebsgesellschaft e.V., Geschäftsstelle: Steinlestr. 6, 60596 Frankfurt a.M., Telefon 0 69/63 00 96-0, Fax 0 69/63 00 96-66, E-Mail: service@ krebsgesellschaft.de, Internet: http://www.krebsgesellschaft.de

Deutsche Krebshilfe e.V., Buschstr. 32, 53113 Bonn, Telefon 02 28/7 29 90-0, Fax 02 28/7 29 90-11, E-Mail: deutsche@krebshilfe.de, Internet: http:// www.krebshilfe.de

Deutsche Schmerzhilfe e.V. – Bundesverband, Sietwende 20, 21720 Grünendeich, Telefon 0 41 42/81 04 34, Fax 0 41 42/81 04 35

Deutsches Krebsforschungszentrum (DKFZ), Im Neuenheimer Feld 280, 69120 Heidelberg, Telefon 0 62 21/42-0, Fax 0 62 21/42 29 95, Internet: http://www.dkfz.de

Fatigue-Hotline, Telefon 0 62 21/42 43 44

Genesendenhilfe e.V., Steindamm 87, 20099 Hamburg, Telefon 0 40/24 69 76

»Gesamtprogramm zur Krebsbekämpfung« des Bundes, Postfach 20 02 20, 53132 Bonn, Telefon 02 28/9 30-0

Gesellschaft für Biologische Krebsabwehr, Postfach 10 25 49, 69015 Heidelberg, Telefon 0 62 21/1 38 02-0

Informationsdienst Krebsschmerz, Telefon 08 00/4 20 30 40

Interessengemeinschaft der Krebsnachsorge des Landes Bremen e.V., Landwehrstr. 60, 28217 Bremen, Telefon 04 21/3 96 30 66

Krebsinformationsdienst (KID), Deutsches Krebsforschungszentrum, Postfach 10 19 49, Im Neuenheimer Feld 280, 69120 Heidelberg, Telefon 0 62 21/41 01 21 (Büro), Telefon 08 00/4 20 30 40 (Informationsdienst für krebsbezogene Anfragen), Fax 0 62 21/40 18 06, E-Mail: krebsinformationsdienst@dkfz.de, Internet: http://www.krebsinformationsdienst.de

Krebsnachsorgegruppen im Landessportbund Nordrhein-Westfalen e.V.
Anschriften der Vereine und der Übungsleiterinnen sind zu erfragen über den Landessportbund Nordrhein-Westfalen e.V.

Landessportbund Nordrhein-Westfalen e.V., Friedrich-Alfred-Str. 25, Sportpark Wedau, 47055 Duisburg, Telefon 02 03/73 81-0

Malteser-Telefon, Telefon 0 18 05/62 58 37 37

Österreichische Krebshilfe, Wolfengasse 4, A-1010 Wien, Telefon 00 43-1-7 96 64-50, Internet: http://www.krebshilfe.net

Psychosoziale Beratungsstelle für Krebskranke und Angehörige, Selbsthilfe Krebs e.V., Albrecht-Achillesstr. 65, 10709 Berlin, Telefon 0 30/89 40 90 40, Fax 0 30/89 40 90 44, Angehörigenberatung: Telefon 0 30/89 40 90 42

Psychosoziale Beratungs- und Betreuungsstelle von Tumorpatienten des Westdeutschen Tumorzentrums (WTZ), Hufelandstr. 55, 45122 Essen, Telefon 02 01/7 23-0

Psychosoziale Beratungsstellen der Deutschen Krebsgesellschaft:
Die Deutsche Krebsgesellschaft hat ein Netz von Beratungsstellen in ganz Deutschland aufgebaut. Die genauen Adressen werden auf der Internetseite der Deutschen Krebsgesellschaft aufgeführt (http://www.krebsgesellschaft.de/wub_sektiona_beratung,10352.html).

Psychosoziale Nachsorgeeinrichtung und Fortbildungsseminar an der Chirurgischen Universitätsklinik Heidelberg, Im Neuenheimer Feld 155, 69120 Heidelberg, Telefon 0 62 21/56 27 27

Schweizerische Krebsliga, Effingerstr. 40, Postfach 8219, 3001 Bern, Telefon 0 31/3 89 91 00, E-Mail: info@swisscancer.ch

Internetadressen

Informationen können irreführend sein und den Betroffenen zu falschem oder gesundheitsschädigendem Verhalten verleiten. Einige Internetprogramme verfolgen sehr geschickt wirtschaftliche Interessen zuungunsten der Betroffenen und der behandelnden Ärzte. Manche Informationen können zu Angst, Depressionen und Verzweiflung führen, und sie bedürfen zumindest der weiteren Erklärung und individuellen Wertung.

Die Entscheidung, ob eine Quelle im Internet seriös ist, ist nicht immer leicht. Die in Tabelle 1 aufgeführten Minimalanforderungen lassen grob die Seriosität beurteilen.

Tabelle 1: Minimalanforderungen an seriöse Internetinformationsquellen (modifiziert nach Preiß, J.: Onkologie 2002/3. Empfehlungen zur Therapie. Zuckschwerdt, München [2002])

- Die Autoren, ihre Herkunft, relevante Referenzen sowie Ziel und Zweck der vermittelten Informationen sollten erkennbar sein.
- Verweise und Quellen für den gesamten Inhalt sowie relevante Urheberrechtshinweise sollten mitgeteilt werden.
- Der »Eigentümer« sowie alle Sponsoren der Website, einschließlich potenzieller Interessenkonflikte, sollten deutlich und vollständig genannt werden. Es muss eine strikte Trennung von Werbung und redaktionellem Beitrag bestehen.
- Das Datum, an dem die Daten ins Netz gestellt und letztmalig aktualisiert wurden, sollte erkennbar sein.

Suchmaschinen und Linklisten

Ausgangspunkt für die meisten Internetrecherchen können die gängigen Suchmaschinen sein wie

http://www.google.de,

http://www.yahoo.de,

http://www.lycos.de,

http://www.fireball.de,

http://www.hotbot.com,

http://www.infoseek.de,

http://www.aladin.de,

http://www.northernlight.com (englisch) oder

http://www.altavista.de.

Die wichtigsten Suchmaschinen zum Thema Krebs sind:

http://www.suchmaschine.krebs-kompass.de,

http://www.medimeta.de,

http://www.medivista.de,

http://www.dr-antonius.de.

Darüber hinaus gibt es einige spezielle Quellen, die nicht nur von onkologisch tätigen Ärzten, sondern auch gerne von Betroffenen und deren Angehörigen genutzt werden. Hierzu gehören:

http://www.imse.med.tu-muenchen.de/krebs/index.htm (Informationsdienst zum Thema Krebs für Patienten und Angehörige)

http://www.dr-antonius.de (Projekt der Universität Frankfurt. Ein Web-Robot durchsucht alle deutschsprachigen medizinischen Ressourcen. Grundlage der erweiterten Suchbegriffe sind die ICD-10 sowie ein in Frankfurt entwickelter Thesaurus; X-Med)

http://www.networks-of-excellence.com (Informationen über Kompetenznetzwerke, deren Erstellung und Förderungsmöglichkeiten)

http://www.ksid.de (Informationsdienst Krebsschmerz)

http://www.dkfz.de/patienteninfo/lung.htm (Patienteninformationen des Deutschen Krebsforschungszentrums zum Lungenkrebs)

http://www.kompetenznetze-medizin.de (Informationen über bisher bestehende Kompetenznetzwerke)

http://www.cancernet.nci.nih.gov/ (vom NCI veröffentlichte »Physician Data Queries« mit aktuellen Informationen zu Epidemiologie, Prävention, Diagnostik, Therapie und Nachsorge von Krebserkrankungen)

http://www.awmf-leitlinien.de (Leitlinien der verschiedenen medizinischen Fachgesellschaften, so auch der Deutschen Krebsgesellschaft über die Arbeitsgemeinschaft der wissenschaftlichen Fachgesellschaften [AWMF])

http://www.neuropsychiater.org/quackw.htm (Informationsquelle für alternative Heilmethoden und alle Formen von Quacksalberei und Scharlatanerie)

http://www.sph.uth.tmc.edu:8052/utcam (Center for Alternative Medicine, Übersicht über alternative Heilmethoden)

http://www.krebs-webweiser.de (Zusammenstellung von ca. 500 Internetadressen zum Thema Krebs, zusammengestellt und ständig aktualisiert vom Tumorzentrum Freiburg)

http://www.meb.uni-bonn.de/cancernet/cancernet.html
(Informationen des National Cancer Institute in Deutsch, Datenbank mit neuester Literatur, zum Teil auch Abstracts)

http://www.agbkt.de (Arbeitsgruppe Biologische Krebstherapie [Informationen der Deutschen Krebshilfe und des Klinikums Nürnberg zum Thema »Biologische Krebstherapien«])

http://www.krebsinformationsdienst.de (Krebsinformationsdienst [KID] für Patienten und Angehörige)

http://www.quackwatch.com (unkonventionelle Heilmethoden)

http://www.inkanet.de (Informationsnetz für Krebspatienten und ihre Angehörigen [INKA], Seminare für krebskranke Frauen)

http://www.studien.de (Deutsches Krebsstudienregister)

http://www.cancertrials.nci.nih.gov (Cancer Trials des NCI)

http://www.krebsregister.saarland.de/
(Epidemiologisches Krebsregister Saarland)

http://www.medweb.uni-muenster.de/institute/epikrebs/
(Epidemiologisches Krebsregister Münster)

http://www.rki.de/GBE/KREBS/ABKD/ABKD.HTM (Arbeitsgemeinschaft bevölkerungsbezogener Krebsregister in Deutschland [ABKD])

http://www-dep.iarc.fr/iacr.htm (International Association of Cancer Registries)

http://www.ikr.nl/canregs.htm (Cancer Registries)

http://www.med.uni-muenchen.de/trm/homepage.html
(Tumorregister München)

http://www.gbe-bund.de (Gesundheitsbericht Deutschland)

http://www.oncolink.org/disease/small_cell_lung/
(Informationsdienst »Onkolink« der Universität von Pennsylvania für Patienten mit kleinzelligen Bronchialkarzinomen)

http://www.med.uni-giessen.de/-akkk/spez/Lunge/lunge17a.htm (Arbeitsgruppe zur Koordination Klinischer Krebsregister für das kleinzellige Bronchialkarzinom)

http://www.krebsinfo.de/ki/daten/lunge/bas1lun.html
(Krebsregister des Tumorzentrums München)

http://www.krebshilfe.de/bronchial/ (Broschüre »Bronchialkarzinom« der Deutschen Krebshilfe)

http://www.krebsgesellschaft.de/ISTO/Standards/kl-lunge.PD (Leitlinien der Deutschen Krebsgesellschaft für kleinzellige Bronchialkarzinome)

http://www.krebsgesellschaft.de/ISTO/Standards/Nkl-lunge.PDF (Leitlinien der Deutschen Krebsgesellschaft für die Behandlung nicht kleinzelliger Bronchialkarzinome)

http://www.uni-duesseldorf.de/WWW/AWMF/II/chth0001.htm (Leitlinien für die Behandlung des Bronchialkarzinoms)

http://www.selbsthilfe-lungenkrebs.net/

http://www.hospize.de (Adressen von Hospizen)

http://www.krebs-kliniken.de (Auswahl und Adressen von Krebskliniken in Deutschland)

http://www.krebsarztpraxen.de (Adressenliste niedergelassener Onkologen und onkologisch tätiger Fachärzte) http://www.stiftung-gesundheit.de (Stiftung Gesundheit)

http://www.cancer.gov/cancerinfo (Informationen des amerikanischen National Cancer Institute [nur in englischer Sprache])

http://www.vereinlebenswert.de (psychosoziale Beratung und Informationen)

http://www.psychoonkologie.org (psychosoziale Beratung und Informationen)

http://www.psb-zest.de (psychosoziale Beratung und Informationen)

http://www.uni-kiel.de (psychosoziale Beratung und Informationen)

http://www.medizinrechts-beratungsnetz.de (juristischer Rat bei Konflikten zwischen Ärzten bzw. Krankenkassen und Patienten)

http://www.tabakkontrolle.de

http://www.kinder-krebskranker-eltern.de (Hilfen im Umgang mit Kindern krebskranker Eltern)

Patientenforen

Viele Patienten schöpfen neue Kraft durch den aktiven Erfahrungs- und Informationsaustausch mit anderen Betroffenen. Im Internet bieten Foren und sogenannte Chats die Möglichkeit dazu an.

http://www.krebs-kompass.de (Krebs-Forum)

http://www.medizin-forum.de (Gesundheits-Forum)

http://www.medizin-forum.de/agk/ (englischsprachiger Chat für Patienten und Angehörige)

http://www.oncochat.org (Frauenselbsthilfe nach Krebs)

Organisationen/Adressen

http://www.rehaklinik.com (Verzeichnis Rehabilitationskliniken)

http://www.medizin.uni-halle.de/tumorzentrum/index.html (Tumorzentrum Halle mit Links auf weitere Tumorzentren in Deutschland)

http://www.bar-frankfurt.de/Arbeit/krebsadressen.htm (Bundesarbeitsgemeinschaft für Rehabilitation, Adressenliste der Krebsberatungsstellen in Deutschland)

http://www.tumorzentren.de
(Arbeitsgemeinschaft deutscher Tumorzentren e.V.)

http://www.krebsgesellschaft.de (Deutsche Krebsgesellschaft e.V.)

http://www.krebshilfe.de (Deutsche Krebshilfe e.V.)

http://www.swisscancer.ch (Schweizerische Krebsliga)

http://www.krebshilfe.net (Österreichische Krebshilfe)

http://www.bzga.de (Bundesministerium für Gesundheit)

http://www.bfa-berlin.de (Bundesanstalt für Angestellte [BfA])

http://www.siak.ch (Schweizerische Arbeitsgruppe für Klinische Krebsforschung)

http://www.aacr.org (American Association for Cancer Research [AACR])

http://www.ama-assn.org (American Medical Association)

http://www.asco.org (American Society of Clinical Oncology [ASCO])

http://www.cancer.org (American Cancer Society)

http://www.ons.org (Oncology Nursing Society)

http://www.uni-jena.de/aio (Arbeitsgemeinschaft für internistische Onkologie der deutschen Krebsgesellschaft [AIO])

http://www.dkfz.-heidelberg.de (Deutsches Krebsforschungszentrum Heidelberg)

http://www.eortc.be (European Organization for the Research and Treatment of Cancer [EORTC])

http://www.medizin.uni-koeln.de/projekte/dgss (Deutsche Gesellschaft zum Studium des Schmerzes e.V.)

http://www.dimdi.de (Deutsches Institut für medizinische Dokumentation, Medline – Recherche, teilweise kostenpflichtig, Literaturbestellung online)

http://www.uni-koeln.de/zentral/zbib-med/ (Deutsche Zentralbibliothek, gebührenpflichtige Bestellmöglichkeit von Aufsatzkopien)

http://www.uni-duesseldorf.de/WWW/ulb/med.html (Düsseldorfer virtuelle Bibliothek Medizin, sehr ausführliche Linklisten zu Datenbanken, medizinischen Fakultäten, Institutionen und Organisationen, medizinischen Lernprogrammen, medizinischen Fachbüchern, Handbüchern und Zeitschriften)

Literaturauswahl

Ärztlicher Arbeitskreis Sterbebegleitung bei der Ärztekammer Westfalen-Lippe in Zusammenarbeit mit der Hospizbewegung Münster e.V.: Patientenverfügung und Vorsorgevollmacht – Ein Leitfaden für Patienten und Angehörige; kostenlos zu beziehen über die Ärztekammer Westfalen-Lippe, Gartenstraße 210–214, 48147 Münster

Bayerisches Staatsministerium für Arbeit und Sozialordnung, Familie, Frauen und Gesundheit: Zuhause pflegen – Zuhause gepflegt werden. Ein Ratgeber; kostenlos zu beziehen über Bayerisches Landesamt für Versorgung und Familienförderung, Sachgebiet III 3, Postfach 40 11 40, 80711 München

Bohnhorst, B.: Lass mich los – aber nicht allein. Ein Ratgeber zur Sterbebegleitung. Fischer Taschenbuch, Frankfurt (1997)

Bundesministerium für Arbeit und Soziales: Die Pflegeversicherung; kostenlos zu beziehen über das Bundesministerium für Arbeit und Soziales, Referat Information, Publikation, Redaktion, Postfach 500, 53105 Bonn

Bundesministerium für Arbeit und Soziales: Ratgeber für Behinderte; kostenlos zu beziehen über das Bundesministerium für Arbeit und Soziales, Referat Information, Publikation, Redaktion, Postfach 500, 53105 Bonn

Bundesministerium für Gesundheit: Ihr gutes Recht; kostenlos zu beziehen über das Bundesministerium für Gesundheit, Referat Öffentlichkeitsarbeit, Am Propsthof 78a, 53121 Bonn

Delbrück, H.: Ernährung für Krebserkrankte. Rat und Hilfe für Betroffene und Angehörige. Kohlhammer, Stuttgart (2006)

Delbrück, H.: Krebsschmerz. Rat und Hilfe für Betroffene und Angehörige. Kohlhammer, Stuttgart (2004)

Delbrück, H.: Palliation and Rehabilitation of Cancer Patients. Springer, Paris (2007)

Deutsche Angestellten-Krankenkasse: Ihre Rechte als Patient; kostenlos zu beziehen über die Deutsche Angestellten-Krankenkasse, Postfach 10 14 44, 20009 Hamburg

Deutsche Gesellschaft für Palliativmedizin/Bundesarbeitsgemeinschaft Hospiz/ Deutsche Gesellschaft zum Studium des Schmerzes: Palliativmedizin 2004 –

Stationäre und ambulante Palliativ- und Hospizeinrichtungen in Deutschland; kostenlos zu beziehen über Mundipharma GmbH, Mundipharma Straße 2, 65549 Limburg (Lahn)

Deutsche Krebsgesellschaft: Alternative Behandlungsmethoden; kostenlos zu beziehen über die Deutsche Krebsgesellschaft e.V., Steinlestraße 6, 60596 Frankfurt am Main

Deutsche Krebsgesellschaft: Fatigue – so können Sie mit Müdigkeit bei Krebs umgehen; kostenlos zu beziehen über die Deutsche Krebsgesellschaft e.V., Steinlestraße 6, 60596 Frankfurt am Main

Deutsche Krebsgesellschaft: Nebenwirkungen der Krebstherapie – so kann man sie lindern; kostenlos zu beziehen über die Deutsche Krebsgesellschaft e.V., Steinlestraße 6, 60596 Frankfurt am Main

Deutsche Krebsgesellschaft: Therapie-Studien – dafür sind sie gut; kostenlos zu beziehen über die Deutsche Krebsgesellschaft e.V., Steinlestraße 6, 60596 Frankfurt am Main

Deutsche Krebshilfe: Ernährung bei Krebs; kostenlos zu beziehen über die Deutsche Krebshilfe e.V., Buschstr. 32, 53113 Bonn

Deutsche Krebshilfe: Hilfen für Angehörige; kostenlos zu beziehen über die Deutsche Krebshilfe e.V., Buschstraße 32, 53113 Bonn

Deutsche Krebshilfe: Krebsschmerzen wirksam bekämpfen; kostenlos zu beziehen über die Deutsche Krebshilfe e.V., Buschstraße 32, 53113 Bonn

Deutsche Krebshilfe: Wegweiser zu Sozialleistungen; kostenlos zu beziehen über die Deutsche Krebshilfe e.V., Buschstraße 32, 53113 Bonn

Deutsche Leukämie- und Lymphom-Hilfe/Hoffmann-LaRoche (Hrsg.): Soll ich bei einer Therapiestudie mitmachen? – Therapiestudien in der Hämatoonkologie. Broschüre kostenlos zu beziehen über die Deutsche Leukämie- und Lymphom-Hilfe e.V., Thomas-Mann-Straße 40, 53111 Bonn

Freudenberg, E.: Der Krebskranke und seine Familie. TRIAS – Thieme Hippokrates Enke, Stuttgart (1990)

Hanseatische Krankenkasse: Ihr Recht als Patient; kostenlos zu beziehen über die HEK-Hanseatische Krankenkasse, Wandsbeker Zollstraße 82–90, 22041 Hamburg

Kastner, W., C. G. Ross: Sterben und Steuern, Leitfaden durch das Erbschafts-, Steuer- und Schenkungssteuerrecht; zu beziehen über DGE-Geschäftsstelle, Simrockallee 27, 53173 Bonn

Kübler-Ross, E.: Was können wir noch tun? Antworten auf Fragen nach Sterben und Tod. Droemer Knaur, München (2003)

Leroi, R. (Hrsg.): Misteltherapie. Eine Antwort auf die Herausforderung Krebs. Die Pioniertat Rudolf Steiners und Ita Wigmans. Verlag Freies Geistesleben, Stuttgart (1987)

LeShan, L.: Psychotherapie gegen den Krebs. Über die Bedeutung emotionaler Faktoren bei der Entstehung und Heilung von Krebs. Klett-Cotta, Stuttgart (2001)

Lukas, E.: Psychotherapie in Würde. Sinnorientierte Lebenshilfe nach Viktor E. Frankl. Beltz, Weinheim (2003)

Mensen, H.: Das Autogene Training. Goldmann, München (2000)

Münstedt, K. (Hrsg.): Ratgeber Unkonventionelle Krebstherapien. Ecomed Verlagsgesellschaft, Landsberg (2005)

Oehlrich, M., N. Stroh: Internetkompass Krebs. Springer, Heidelberg (2001)

Olschewski, A.: Progressive Muskelentspannung. Gondrom, Bindlach (2005)

Prang, M. D.: Ärztelatein im Klartext – Was Ärzte ihren Patienten nicht sagen. Der Ratgeberverlag, Hamburg (2000)

Schmoll, H. J., K. Höffken, K. Possinger: Kompendium Internistische Onkologie. Springer, Heidelberg, 4. Auflage (2006)

Schweizerische Krebsliga: Die Radioonkologie. Eine Broschüre für Patientinnen und Patienten; kostenlos zu beziehen über die Schweizerische Krebsliga, Postfach 8219, CH-3001 Bern

Simonton, O. C., S. Matthews, J. Creighton: Wieder gesund werden: Eine Anleitung zur Aktivierung der Selbstheilungskräfte für Krebspatienten und ihre Angehörigen. Rowohlt, Reinbek b. Hamburg (2001)

Stangl, M.-L., A. Stangl: Hoffnung auf Heilung. Seelisches Gleichgewicht bei schwerer Krankheit. Econ-Verlag, Düsseldorf (1999)

Stiftung Warentest (Hrsg.): Die andere Medizin. Handbuch. »Alternative Heilmethoden« für Sie bewertet. Stiftung Warentest, Postfach 304141, 10724 Berlin (2006)

Stiftung Warentest (Hrsg.): Vererben und erben. Stiftung Warentest, Postfach 304141, 10724 Berlin (2002)

Tausch, A.-M.: Gespräche gegen die Angst. Rowohlt, Reinbek b. Hamburg (1997)

Sachregister

Kohlhammer

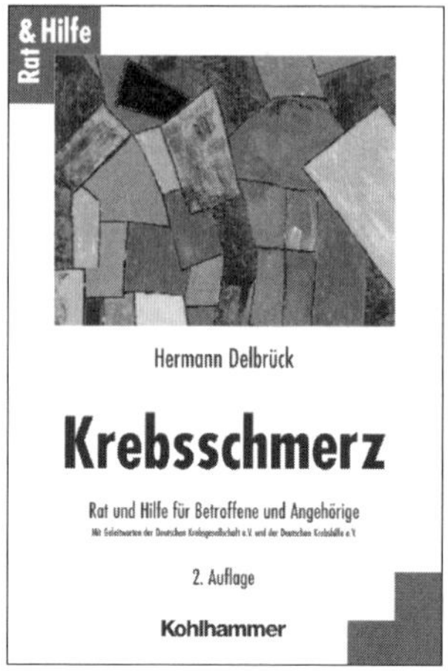

Hermann Delbrück

Krebsschmerz

Rat und Hilfe für Betroffene und Angehörige

2., überarb. und erw. Auflage 2004
314 Seiten mit 15 Abb. und 14 Tab. Kart.
€ 22,–
ISBN 978-3-17-018537-1

Welche Möglichkeiten der Schmerzbehandlung gibt es? Welche Nebenwirkungen können nach der Einnahme von Schmerzmedikamenten auftreten? Welche Vor- und Nachteile haben Schmerzpflaster? Wie lassen sich Schmerzen durch die Psyche beeinflussen? Wie können Schmerzen durch Massagen und Bäder gelindert werden? Was kann ich selbst zur Schmerzlinderung tun? Wo gibt es Schmerzspezialisten für Tumorpatienten?

Diese und zahlreiche andere häufig gestellte Fragen werden in dem vorliegenden Buch klar und verständlich nach dem neuesten Stand der Medizin beantwortet. Es soll allen Krebspatienten mit Schmerzen sowie den Mitbetroffenen aus Familie und Freundeskreis eine wertvolle Hilfe im Umgang mit der Krankheit sein.

W. Kohlhammer GmbH · 70549 Stuttgart
Tel. 0711/7863 - 7280 · Fax 0711/7863 - 8430